U0302138

Alzheimer's disease

阿尔茨海默病血管基础

主 编 ◎ 蔡志友

副主编 ◎ 马璟曦 樊海霞 赵 宇

科学技术文献出版社

SCIENTIFIC AND TECHNICAL DOCUMENTATION PRESS

·北京·

图书在版编目（CIP）数据

阿尔茨海默病血管基础 / 蔡志友主编. —北京：科学技术文献出版社，2021.1（2022.11重印）

ISBN 978-7-5189-7609-6

Ⅰ.①阿… Ⅱ.①蔡… Ⅲ.①阿尔茨海默病—诊疗 Ⅳ.① R749.1

中国版本图书馆 CIP 数据核字（2020）第 267954 号

阿尔茨海默病血管基础

策划编辑：帅莎莎　　责任编辑：帅莎莎　　责任校对：张吲哚　　责任出版：张志平

出　版　者	科学技术文献出版社
地　　　址	北京市复兴路15号　邮编　100038
编　务　部	（010）58882938，58882087（传真）
发　行　部	（010）58882868，58882870（传真）
邮　购　部	（010）58882873
官方网址	www.stdp.com.cn
发　行　者	科学技术文献出版社发行　全国各地新华书店经销
印　刷　者	北京虎彩文化传播有限公司
版　　　次	2021 年 1 月第 1 版　2022 年 11 月第 3 次印刷
开　　　本	880×1230　1/32
字　　　数	217千
印　　　张	9.75　彩插10面
书　　　号	ISBN 978-7-5189-7609-6
定　　　价	48.80元

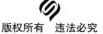

前　言

　　自从德国神经病理学家阿罗伊斯·阿尔茨海默（Alois Alzheimer）医生接诊、探究并公布第一例阿尔茨海默病（Alzheimer's disease，AD）病例以来，对于 AD 的研究已经度过了一个世纪的漫长岁月。AD 是一种进行性发展的神经退行性疾病，其临床表现为认知和记忆功能不断恶化，日常生活能力进行性减退，并有各种神经精神症状和行为障碍。随着我国经济的快速发展和人民生活水平的提高，人均寿命逐年延长，社会老龄化的问题日趋显著，AD 的患病率也逐渐升高。AD 的致残率和致死率居肿瘤和心脑血管病之后，列第 3 位，这种以进行性认知障碍为特征的疾病将会给家庭和社会带来沉重的负担。

　　多年来，AD 都是基础医学与临床医学研究的热点之一。截至目前，AD 发病的分子机制尚未完全明确，但是提出的假说已有很多，如 Aβ 学说、tau 蛋白代谢异常学说、神经细胞轴突转运障碍学说、代谢综合征学说、自由基损伤学说、钙离子通道受损学说、炎症反应学说和胆碱能损害学说等。但是，随着研究的不断深入，由来已久的有关"血管因素"对 AD 病程影响的讨论逐渐引起更多学者的关注。然而，国内未见有系统介绍有关 AD 血管基础的专著，因此，本书的出版不仅具有重要的学术价值，而且对于 AD 的防治等具有重要的社会意义。

　　本书以 AD 血管基础为核心，多角度、较全面论述了 AD 的流行病学、发病机制、临床诊断、鉴别诊断、预防、治疗等基本知识，可以为从事衰老研究、神经病学、精神病学等相关学科领域的医学同行及学生认识 AD 发病机制和诊治 AD 提供前沿参考。

　　在本书编写及出版过程中得到了广大同仁的大力支持，由于作者水平有限，本书难免有不足之处，恳望同仁给予指正和批评，在此先致谢意。

蔡志友

目　录

第一章

阿尔茨海默病概述

阿尔茨海默病（Alzheimer's disease，AD）是一种进行性发展的致死性神经退行性疾病，临床表现为认知和记忆功能不断恶化，日常生活能力进行性减退，并有各种神经精神症状和行为障碍。AD是老年人中最常见的神经系统退行性疾病，其临床特点是隐袭起病，逐渐出现记忆力减退、认知功能障碍、行为异常和社交障碍，通常病情呈进行性加重，逐渐丧失独立生活能力，发病后10～20年因并发症而死亡。AD是最常见的成年痴呆症，其发病率随年龄增长急剧增高。在欧美国家，其发病率在65岁的人群中为5%左右，而在85岁的老年人中，其发病率则高达50%。由于AD患者伴有不同程度的记忆缺失、认知障碍，生活不能自理，不但严重影响患者本身的生活质量，还给家庭和社会带来沉重的负担，因此AD是当今公认的医学和社会学难题，已引起各国政府和许多研究人员的广泛重视。

第一节　阿尔茨海默病的发现与命名

历史发展至今天，回首百余年的历程，AD研究已经从早期简单的临床观察和单一的病理染色发展到目前运用包括分子神经病理学、神经生物学、分子遗传学、神经影像学、神经流行病学等在内的多种研究手段，进入了针对其病因、病理学特征、发病机制、临床表现、生物学标志和治疗进行全面研究的崭新阶段，并在上述领域取得了一系列重要的研究进展，极大地推进了临床医师对 AD 发病机制的认识，临床诊断与治疗水平也得到了提高。

在 1906 年 11 月 3 日的第 37 届德国西南精神病学年会上，来自德国的病理学家 Alois Alzheimer 公布了一位 1901 年由家人陪同前来就诊的 51 岁已婚妇女 Auguste Deter 的病历。Auguste Deter 患有严重的记忆障碍，毫无根据地怀疑丈夫的忠诚，讲话困难并且很难理解别人对她说的话。她的症状迅速恶化，短短几年就卧床不起，最后于 1906 年春天因为压疮和肺炎导致重度感染而去世。4 年后，Alois Alzheimer 首次在她的脑组织中发现小血管里布满了脂肪沉积物，坏死的脑细胞和异常的沉积物充满了四周，大脑严重萎缩，尤其是大脑皮层部分。Alois Alzheimer 医生发表了他对 Auguste Deter 的研究结果，并于 1907 年被收录进了医学文献。1910 年，以命名和分类大脑疾病著称的精神病学家 Emil Kraepelin 提议将此病命名为 AD（图 1-1）。

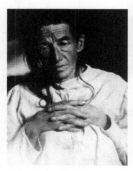 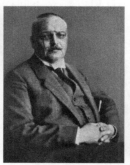 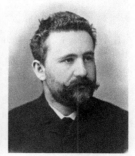

Auguste Deter　　　　　Alois Alzheimer　　　　　Emil Kraepelin

图 1-1　AD 第一例患者、发现者及命名者
（https://www.wikipedia.org/，彩图见彩插 1）

由于早期 "AD" 概念的模糊和研究方法的局限，近年一些有趣的再研究发现，当时报道的一些 AD 病例中可能混入了额颞叶痴呆(frontotemporal dementia, FTD)、克雅病(Creutzfeldt-Jakob disease, CJD) 等其他痴呆类型。

第二节　阿尔茨海默病流行病学

据估算，有 540 万美国人患有 AD，其中包括 20 万小于 65 岁的年轻患者。预计到 2050 年，AD 新发病例为每秒 33 人，或每年有 100 万人的新发病例，AD 的发病人数将达到 1100 万人到 1600 万人。估计有 80 万 AD 患者（1/7）独自居住，高达一半的患者无人照顾。美国人口中非高加索人种的患病百分率增加迅速。到 2050 年为止，大于 65 岁的美国人的患病率将会从现在的 16% 增加到 34%。非洲裔美国人和西班牙裔美国人可能比白种人有更高的患病风险，因此不能低估美国 AD 的前景。

有关中国的 AD 患病率在报道上差别较大。20 世纪 80 年代末，在上海近 50 万人群中以整群抽样的方法，对其中 55 岁以上 5055 人进行的调查结果表明，55 岁以上和 65 岁以上 AD 的患病率分别为 1% 和 2%。对广州市区 75 岁以上人群的调查表明 AD 患病率为 7.49%，女性的患病率约为男性的 5 倍。张振馨等对中国东北、西北、东南、西南 4 个地区 3960 万人群进行分层、多级、整群抽样研究，经加权调整抽样误差后的结果显示，55 岁以上人群 AD 患病粗率合计为 2%，65 岁以上为 3.5%。

我国流行病学资料表明：我国目前已有痴呆患者 400 万～ 500 万，其中南方地区 65 岁以上老年痴呆患病率为 3.9%，北方地区为 6.9%，其中，北京地区第四次人口普查数字表明其痴呆患病率为 8.7%。我国 60 ～ 69 岁人群中老年痴呆病的发病率为

2.3%，70～79 岁为 3.97%，80 岁以上为 20%～32%，即每 3
人当中就有一位 AD 患者。我国的 AD 患者比世界任何一个国
家都多，伴随的社会问题也更为突出。

第三节　阿尔茨海默病病因学

从现有的流行病学资料来看，AD 可能是一组异质性疾病，
在多种因素（包括生物和社会心理因素）的作用下才发病。虽
然 AD 神经病理学，特别是分子生物学研究有了很大进展，为
AD 病理生理和病因学研究奠定了基础，但仍处于探索阶段，
AD 的病因尚远未阐明。

流行病学研究分析 AD 的危险因素，为寻找病因提供了线索，
但危险因素并非病因。从目前研究来看，AD 的可能因素和假说
多达 30 余种，如年龄、家族史、性别（女性比男性发病率高）、
头部外伤、低教育水平、甲状腺病、母亲育龄过高或过低、感染等，
都是对同一个问题不同侧面的探讨，可能都是正确的，并不互
相排斥。从目前研究来看，AD 可能存在不同原因，下列因素与
本病发病相关。

年龄：AD 是最常见的与年龄相关的痴呆性疾病。随着人
类平均寿命的增长，AD 患者不断增多。早发型只占 AD 患者
2%～7%，通常是由遗传性基因突变引起。晚发型主要影响 60 岁
以上的人群，其发病率随年龄的增长而增高。年龄是 AD 最危险
的因素。

遗传：绝大部分的流行病学研究都提示，家族史是 AD 的
危险因素。某些 AD 患者的家属成员中患同样疾病者多于一般
人群，此外还发现先天愚型患病危险性增加。进一步的遗传学
研究证实，AD 可能是常染色体显性基因所致。痴呆与遗传有关

是比较肯定的，但遗传的作用到底有多大还很难肯定。多数报道提示 AD 存在家族聚集现象，AD 与一级亲属阳性家族史的关系也比较肯定。对载脂蛋白 E（ApoE）基因型在人群中分布频率的研究，进一步支持遗传因素对 AD 的发病作用。已经证明 *ApoE* 等位基因 *ε4* 是 AD 的重要危险因素。*ApoEε4* 基因的频率在家族性和散发性 AD 中都明显增高。*ApoEε4* 基因在尸解证实的 AD 患者中的出现概率为 40% 左右，而在正常对照人群中约为 16%，带 1 个 ε4 等位基因患 AD 的危险是普通人群的 2～3 倍，而携 2 个 ε4 等位基因的患病危险约为普通人群的 8 倍。现在已经清楚 *ApoEε4* 等位基因并不是 AD 发病的必备因素，它对 AD 发病的预测作用还有待前瞻性的研究来证实。

饮酒、吸烟：饮酒、吸烟可以使 AD 早发。在 AD 发病危险因素中，饮酒、吸烟是最重要且可以预防控制的危险因子。大量饮酒和吸烟相互协同，起到加强的作用，促进 AD 的早期发病。若能降低饮酒量和吸烟量或戒除烟酒，便可以明显地推迟 AD 的发病，从而降低烟酒摄入量大年龄阶段发病的患者人数。大量饮酒者与饮酒量较少者相比，发病年龄早 4.8 年。大量吸烟者与吸烟量较少者相比，发病年龄早 2.3 年。携带危险基因者发病年龄早 3 年。同时有这三种危险因子的患者发病年龄早 8.5 年。

女性：目前，女性 AD 患病率高于男性，但女性的平均寿命长于男性，而 AD 的发生与年龄密切相关，故这种现象可能与女性的平均寿命相对较长有部分关系。

血管性因素：有研究表明，高血压、高血胆固醇水平、动脉粥样硬化、心脑血管疾病、糖尿病都可能与 AD 的发生有关。

躯体疾病：如甲状腺疾病、免疫系统疾病、癫痫、偏头痛等，曾被作为 AD 的危险因素去研究。有甲状腺功能减退史者，患 AD 的相对危险度为 2.3。AD 发病前有癫痫发作史较多，偏头痛或严重头痛史与 AD 无关。不少研究发现抑郁症史，特别是老年期抑郁症史是 AD 的危险因素。最近的一项病例对照研究认为，除抑郁症外其他功能性精神障碍，如精神分裂症和偏执性精神病也与 AD 的发生有关。

重金属：铝在 AD 中的作用一直令人关注，因为动物实验显示铝盐对学习和记忆有影响；流行病学研究提示痴呆的患病率与饮水中铝的含量有关。法国一项痴呆患病率研究的初步结果报道，铝是 AD 的患病危险因素，但进一步分析后又否认了此结果。此后有多项研究未能证实铝是 AD 的危险因素。对重金属接触史包括接触铝的人进行病例对照研究也没有发现哪一种重金属与 AD 有关。可能由于铝或硅等神经毒素在体内的蓄积，加速了衰老过程。铝虽然是一种神经毒性物质，但就已有的研究来看，它还不能作为 AD 的患病危险因素。

头部外伤：头部外伤指伴有意识障碍的头部外伤，脑外伤作为 AD 危险因素已有较多报道。临床和流行病学研究提示严重脑外伤可能是某些 AD 的病因之一。就目前资料来看，头部外伤可能是 AD 的一个危险因素，但还不能肯定。

文化程度：文化程度越低，AD 发病的可能性越高。低文化程度多指文盲与受教育年限低于 6 ～ 8 年者。这可能与早期的文化教育增加了大脑的功能性储备有关，因为功能性储备的增加可能延缓 AD 的出现。低教育水平与痴呆患病率增高有关的报道越来越多。上海报道痴呆和 AD 的患病率中，文盲为 6.9%，学龄大于 6 年者为 1.2%。意大利一篇流行病学调查也有类似发现。由于多数流行病学研究都是采用二阶段筛查检查法，对筛查阳性的患者再进行诊断性检查，这样文盲或文化程度低的人可能在筛查阶段认知测验得分低，容易进入诊断性检查阶段并诊断为痴呆，使患病率增高，而实际上这些人可能根本就没有认知功能下降。有学者认为这是由文盲本身的生物学特征所决定的，而并非教育问题，而且教育与社会经济状况有关，进一步导致了这个问题的复杂化。然而，张明园等在筛查时根据筛查对象的文化程度不同，采用不同的筛查分界值，避免了这种系统误差，结果低教育水平者痴呆的患病率仍较高。此后有数项研究证实了这一结果。低教育水平与 AD 的病因联系仍不太清楚，可能的解释是早年的教育训练促进了皮质突触的发育，使突触数量增加和"脑贮备"增加，因而推迟了痴呆的诊断时间。这一假说得到了一些临床观察的支持，例如，高教育水平的 AD 患者，即使在 AD 晚期仍可保留一些认知功能，他们从确定诊断到病死的病程相对较短。低教育水平与血管性痴呆（vascular dementia，VaD）及其他继发性痴呆也有相似的关系。

生活方式：不良生活方式是 AD 发生的重要原因，饮茶、参加社会活动可能对 AD 的发病起保护作用，重大不良生活事件可能是危险因素。

其他：免疫系统的进行性衰竭、机体解毒功能削弱与慢性病毒感染，丧偶、独居、经济困难、生活颠簸等社会心理因素，工作环境常接触到的工业溶剂、铅、铝、杀虫剂、除草剂、油漆、电磁场、营养成分缺乏、血清维生素 B_{12} 和叶酸缺乏、母亲怀孕时的年龄等均可成为发病诱因。

第四节　阿尔茨海默病病理生理学

到目前为止，AD 发病的分子机制依然不清楚，根据实验研究提出了很多学说，如 Aβ 学说、tau 蛋白代谢异常学说、神经细胞轴突转运障碍学说、代谢综合征学说、自由基损伤学说、钙离子通道受损学说、炎症反应学说和胆碱能损害学说等。随着研究的不断深入，有的学说得到了许多科学家的认同。下面主要介绍下列几种学说。

一、Aβ 学说

AD 之病因和发病机制迄今尚不十分明确，其中最重要的机制是 Aβ 学说，即 Aβ 的生成和沉积是 AD 发病机制的中心环节。该学说认为，Aβ 在大脑皮质和海马神经元外沉积并缓慢形成老年斑（senile plaques，SP），引起神经胶质细胞炎症反应、突触功能异常和大量神经细胞消失，导致脑萎缩、神经结构和功能严重破坏。

Aβ 是由淀粉样前体蛋白（amyloid precursor protein，APP）经过一系列蛋白水解过程产生的。Aβ 是 APP 连续水解产生的约 4kDa 的 β 皱褶层结构的含 36 ～ 43 个氨基酸的多肽。APP 由 21 号染色体上的 APP 基因编码、含有多个功能区的复杂的 I 型跨膜糖蛋白组成，广泛存在于全身各组织细胞膜上，在脑组织中表达最高。APP 是 AD 脑内主要病理标志性蛋白之一，它的形成、沉积、降解启动和贯穿了 AD 的整个病理过程。APP 可以被至少 3 种酶加工，其切割途径可分为 α- 分泌酶途径和 β- 分泌酶途径。APP 在分泌酶途径中首先被 β- 分泌酶裂解，然后在 γ- 分泌酶的作用下，切割丙氨酸 713 和苏氨酸 714 之间位点产生 $Aβ_{42}$。$Aβ_{42}$ 是由 42 ～ 43 个氨基酸组成的蛋白质片断，主要位于 AD 患者脑内；若在缬氨酸 711 和异亮氨酸 712 之间进行酶切割则形成 $Aβ_{40}$。$Aβ_{40}$ 是由 40 个氨基酸组成的蛋白片断，正常老年人和 AD 患者脑内均存在。$Aβ_{42}$ 和 $Aβ_{40}$ 为 Aβ 的 2 种成分，虽然细胞产生的 $Aβ_{40}$ 远比 $Aβ_{42}$ 多，但 $Aβ_{42}$ 更易聚集形成淀粉样蛋白，是形成 SP 的主要成分，提示它在 AD 发病机制中占有更重要的作用（图 1-2）。

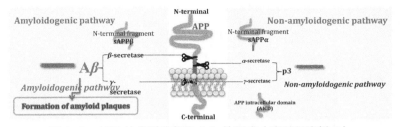

图 1-2　APP 的代谢途径及 Aβ 的形成（彩图见彩插 2）

图片来源：CAI Z Y，XIAO M，CHANG L Y，et al. Role of insulin resistance in Alzheimer's disease. Metab Brain Dis，2015，30（4）：839-851.

　　APP 的代谢途径主要分为淀粉样降解途径和非淀粉样降解途径。在淀粉样降解途径中，APP 由 β 分泌酶和 γ 分泌酶连续切割后产生 sAPPβ、APP 细胞内片段、$Aβ_{40}$ 和 $Aβ_{42}$。在非淀粉样降解途径中，APP 由 α 分泌酶和 γ 分泌酶介导水解生成 sAPPα、APP 细胞内片段和 p3（$Aβ_{17-40}$ 和 $Aβ_{17-42}$）。

　　目前证实 APP 的突变是 Aβ 沉积的原因之一，大部分 APP 突变体的突变位点集中或者靠近 α- 分泌酶、β- 分泌酶、γ- 分泌酶的正常酶切位点，这些 APP 突变体通过增强 APP 被 β- 分泌酶、γ- 分泌酶的水解过程而促进 Aβ 的产生，已克隆出 *PS1* 和 *PS2* 基因，并发现它们可以直接影响 γ- 分泌酶的活性从而改变 APP 代谢。CHF5074 则是一种 γ- 分泌酶调节器，它可以减少 $Aβ_{42}$ 和 $Aβ_{40}$ 的产生。研究表明，AD 患者脑内含野生型 tau 蛋白的神经纤维缠结（neurofibrillary tangles，NFTs）很可能是在 Aβ 代谢发生改变以后发生的，也就是说，在 AD 病理发生过程中，APP 代谢过程的改变先于 tau 的改变。越来越多的证据表明，体内降解和清除机制的遗传变异可能增加了迟发型 AD 发病的危险性，迟发型 AD 患者与 10 号染色体上一个基因位点有明显的连锁不平衡现象，10 号染色体携带该基因的迟发型 AD

患者外周血中 AN2 的水平明显升高。

1.α- 分泌酶代谢途径

α- 分泌酶代谢途径即非淀粉样蛋白形成途径，是 APP 代谢的主要途径。在 Aβ 序列的 16 ～ 17 位氨基酸之间，APP 经 α- 分泌酶水解产生 10kDa 的可溶性的 N 端片段（sAPPα）和跨膜片段（C83 或 CTFα，含 83 个氨基酸的 C 端片段），后者经 γ- 分泌酶从中间切割产生 3kDa 片段的 p3（即 $Aβ_{17-42}$）和 AICD（APP intra cellular domain）。由于分解部位在 Aβ 分子内，故产生的 2 个片段都不含完整的 Aβ，不具备形成淀粉样沉淀的能力。

sAPPα 参与神经发生、胚胎发育，具有神经保护、降低脑外伤后神经元的损害作用，并能改善认知功能；AICD 对神经发生具有负调节作用，也具有神经保护功能。关于 p3 与 CTFα 的作用目前仍不清楚，但最近有研究提示 p3 可能也有神经保护作用。

去整合素和金属蛋白酶（a disintegrin and metalloproteinase，ADAM）家族与 α- 分泌酶有着密切的关系。ADAM 家族成员包括肿瘤坏死因子 -α 转换酶（tumor necrosis factor alpha converting enzyrne，TACE 或称 ADAM17）、ADAM9 和 ADAM10，当 ADAM 作用于 APP 时，其氨基酸序列的切割位点与 α- 分泌酶一致。如应用 TACE 酶抑制剂或 *TACE* 基因敲除的小鼠对 TACE 进行研究，发现能减少 sAPPα 的生成。

2.β – 分泌酶代谢途径

β- 分泌酶代谢途径即淀粉样蛋白形成途径，是 APP 代谢的次要途径（仅占总代谢的 10%）。在 Aβ 序列的第一位氨基酸部位，APP 经 β- 淀粉样前体蛋白裂解酶（β-site amyloid precursor protein-cleaving enzyme-1，BACE-1）水解，产生 12kDa 的可溶性的 N 端片段（sAPPβ）和跨膜片段（C99 或 CTFβ）；后者与膜相连，在跨膜区 Aβ 序列的第 40/42 位氨基酸部位经 γ- 分泌酶的蛋白水解产生 Aβ 和 AICD；$Aβ_{40}$ 和 $Aβ_{42}$ 是 Aβ 的两种主要成分，细胞产生的 $Aβ_{40}$ 远远多于 $Aβ_{42}$（两者比例为 9：1），但 $Aβ_{42}$ 易于聚集形成淀粉样蛋白，对其周围的突触及神经元具有毒性作用。此外，γ- 分泌酶的活性会影响 β- 分泌酶的表达，介导氧化应激诱导 BACE-1 的表达，使 Aβ 过度生成。

因此，选择性地提高 α- 分泌酶的活性或降低 β、γ- 分泌酶的活性都可以减少 Aβ 的生成，可成为治疗 AD 的策略。但是，激活 α- 分泌酶是减少 Aβ 生成的间接途径，且它的激活需要通过激动神经递质受体系统来完成，激动 α- 分泌酶同时也会激活 β- 分泌酶途径，它引起神经递质受体激动对机体造成的影响不容忽视，在实际操作中较困难。虽然 β- 分泌酶直接参与 Aβ 形成，但目前报道的 β- 分泌酶抑制剂不多，且多为肽类，能否通过血脑屏障（blood brain barrier，BBB）发挥作用尚不清楚；另外，β- 分泌酶广泛分布于体内各种细胞，其酶解催化区域大，对体内环境影响较大，寻找特异性的抑制剂难度大。最近研究表明，抑制 γ- 分泌酶活性能降低 Aβ 产生、减少氧化应激、增强线粒体活性，使细胞凋亡易感性降低，故抑制 γ- 分泌酶被认为是治疗 AD 的重要靶点。

3. γ- 分泌酶水解途径

目前对 γ- 分泌酶的研究报道很多，其在 APP C99 或 C83 片段多肽的跨膜中间区域进行裂解，并产生 $Aβ_{40}$ 和 $Aβ_{42}$ 或 p3。γ- 分泌酶对 APP 的作用是决定 $Aβ_{40}$ 和 $Aβ_{42}$ 的生成比例，正常情况下脑组织主要生成 $Aβ_{40}$，而在 AD 时 $Aβ_{42}$ 升高。研究发现，γ- 分泌酶是一个多蛋白复合物，包括早老素（presenilin，PS）、nicastrin（NCT）、Aph-1 和 Pen-2，这些蛋白都具有水解 γ- 分泌酶底物的功能。Net 是一个大型跨膜糖蛋白，由 709 个氨基酸组成，与 PS 结合后形成一个高分子量复合蛋白质，并参与 PS

对 APP 及 Notch 信号的加工。实验证明，PS、NCT、Aph-1 和 Pen-2 共 4 个蛋白质如结合在一起，可以形成一个稳定的 PS，并能提高 γ- 分泌酶的活性，同时还能增加完整的糖基化 NCT 蛋白质的表达；反之，如以上 4 个蛋白质中只有 3 个蛋白质相结合（任意 3 个），都不能增加 γ- 分泌酶对 APP 的降解活力，这表明 PS、NCT、Aph-1 和 Pen-2 的结合有助于提高 γ- 分泌酶的活性。

4.Aβ 级联反应学说

Aβ 在脑内沉积是 AD 病理改变的中心环节，可引发一系列病理过程，这些病理过程又进一步促进 Aβ 沉积，从而形成一种级联式放大反应。Aβ 级联反应学说认为 AD 病变的发生可能是由于遗传 / 基因的突变或其他环境因素或未知因素，这些因素导致 Aβ 降解减少，或直接影响 Aβ 的清除功能；Aβ 水平增加，其结果又使 Aβ 寡聚体形成和积聚。增多的 Aβ 在脑内沉积形成 SP 的核心，这些积聚的 Aβ 启动一连串复杂的、无法停止的、多步骤的连锁反应，包括。

（1）对神经突触产生作用和影响，逐渐形成弥散的 Aβ 沉积斑，即神经炎症斑。

（2）激活小胶质细胞，激发小胶质细胞和星形胶质细胞参与炎性反应活动，出现胶质增生，引发炎性反应。

（3）损害线粒体引起能量代谢障碍，氧自由基生成过多，导致氧化应激损害。

（4）激活细胞凋亡途径，介导细胞凋亡。

（5）激活蛋白激酶，促进 tau 蛋白异常磷酸化，最终形成细胞内的以 tau 蛋白为主的 NFTs。

（6）Aβ 还可以损害胆碱能神经元，引起乙酰胆碱系统的病变。

在 AD 患者中，Aβ 对突触的损伤是显而易见的。突触和轴突的损伤可以导致认知性障碍。人类的学习和记忆需要神经元相互之间进行信息交换，因此，突触和轴突在人的学习和记忆能力中起到重要作用。在 AD 发生早期阶段，海马和新大脑皮层细胞的突触密度明显减少，突触的功能丧失就是发生在此阶段，如果这时能够很好地保护突触功能，可以减缓 AD 的恶化，也可以保护大脑的认知能力。一旦突触功能丧失，几乎没有机会可以阻止 AD 的恶化，所以保护突触的功能可能成为早期阶段治疗 AD 的关键。

因此，级联反应学说主要是指一个不断积累、不断恶化、互相链接破坏的过程。当在某种特定条件下患者大脑清除 Aβ 的能力下降，导致 Aβ 易于聚集，过多的蛋白聚集易于导致黏集沉淀，使大脑中形成更多的不溶性斑块，进一步导致广泛的神经元和突触功能异常，引起选择性的神经元死亡和神经介质丧失，所有这些病理过程一旦启动，则互相链接、不断恶化，最终导致痴呆的发生。

但 Aβ 沉积是否为 AD 发病的起始环节目前仍有争议，有研究发现淀粉样斑块出现早于 NFTs 和神经元丢失，但另有研究发现 AD 病理改变最早出现在内嗅区，在没有 Aβ 沉积的情况下，此处出现 NFTs。

二、tau 蛋白学说

NFTs 是 AD 的另一个特征性病理学改变，过度磷酸化的微管相关蛋白 tau 构成了其主要成分。tau 蛋白是一种低分子量的微管相关蛋白，它主要位于神经元的轴突。tau 蛋白的正常功能是促进并稳定微管聚合。微管是神经细胞的骨骼支架，也是细胞胞体与树突及细胞胞体与轴突之间的重要运输工具。自从发现 tau 蛋白是组成 AD 的 NFTs 成对螺旋状结构（paired helical filaments，PHF）的主要成分后，tau 蛋白即成为一个研究的热点。

　　NFTs 是 AD 的特征性病变，由异常超微结构的 PHF 和束状细丝（straight filament，SF）组成，主要成分是 PHF。蛋白化学与分子克隆研究表明，NFTs 由异常过度磷酸化的微管相关蛋白 tau 组成，以不溶性及对蛋白酶的抗性为其主要生化特点。此外还有泛蛋白（ubiquitin）的参与。Aβ 和 tau 是 AD 研究及药物开发的两个重要靶点。随着近期一些以 Aβ 为靶点的药物临床研究宣告失败，越来越多的研究组将焦点转向以 tau 为靶点。研究发现，患者脑中 NFTs 的数量与 AD 患者的痴呆严重程度呈正相关（图 1-3），因此 tau 蛋白的异常或过度磷酸化是 AD 发病机

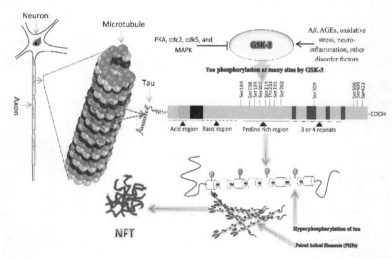

　　GSK-3：glycogen synthesis kinase-3，糖原合成激酶 -3。tau 蛋白磷酸化，磷酸化的 tau 蛋白从微管中分解分离，从而导致 tau 蛋白聚集为 PHF，最终形成 NFTs。GSK-3 参与了富含脯氨酸区域和羧基末端区域的 tau 蛋白磷酸化。

图 1-3　GSK-3 调节 tau 蛋白磷酸化示意（彩图见彩插 3）

图片来源：CAI Z Y，ZHAO Y，ZHAO B. Roles of glycogen synthase kinase 3 in Alzheimer's disease. Curr Alzheimer Res，2012，9（7）：864-879.

制中的一个核心环节。tau 蛋白学说是研究者们根据 AD 特征性病变 NFTs 提出的发病机制学说，NFTs 主要由过度磷酸化的 tau 蛋白构成，tau 蛋白对微管功能的维持具有重要意义。tau 蛋白发生异常修饰，如过度磷酸化、异常糖基化等，将造成神经元发生退行性病变甚至死亡，最终导致记忆力衰退、认知能力下降等痴呆症状。

tau 蛋白为磷蛋白，其生物活性由其磷酸化程度来调控，过磷酸化的 tau 蛋白可降低其稳定性及其与微管结合的能力。在病理状态下，tau 蛋白与微管结合的平衡被破坏，tau 蛋白过磷酸化，并从轴突微管上解离下来，形成聚集，异常的 tau 蛋白最终沉积并聚集在神经细胞的微丝中形成 NFTs。NFTs 与 AD 患者脑中海马神经元的丢失、突触退化的数量、患者认知能力的减退程度有关，NFTs 的变化反映了 AD 的严重程度。tau 蛋白过磷酸化丧失其促微管组装的生物学功能，导致细胞骨架的破坏、丝状物和神经缠结的形成及轴突运输损害，进而导致突触蛋白失去功能和神经退行性病变。

在 AD 患者脑中，最早发现的变化是 tau 蛋白的过磷酸化，tau 蛋白总量明显增高，异常过磷酸化的 tau 蛋白的增加尤为突出。根据磷酸化状态、生物学活性及是否聚合形成 PHF，将 AD 患者脑中的 tau 蛋白分为三种：AD-tau、AD-P-tau 和 PHF-tau。AD-tau 可溶于水，其磷酸化程度和生物学活性类似于正常的 tau 蛋白。AD-P-tau 是异常过磷酸化的 tau 蛋白，没有生物学活性，但未聚合成 PHF。PHF-tau 是从 NFTs 中提取的异常过磷酸化的 tau 蛋白。AD-P-tau 占异常 tau 蛋白的 40%，能阻断正常 tau 蛋白和其他微管相关蛋白的联系，一方面，引起微管解聚；另一方面，过磷酸化的 tau 蛋白自身聚集形成 PHF 和直纤维丝。这使脑中受累神经元的微管结构广泛被破坏，正常轴突转运受损，引起突触丢失和神经元功能损伤，发生神经退行性改变。AD 患者脑中 tau 蛋白的异常过磷酸化机制被广泛研究，目前认为，tau 蛋白磷酸化程度是体内多种蛋白激酶的磷酸化和蛋白磷酸酶脱磷酸化两种作用平衡的结果。由此可见，tau 蛋白以多种异常修饰参与 AD 的发病过程（图 1-4）。因此，积极干预 tau 蛋白的这些异常改变对防治 AD 及其他神经原纤维变性疾病有重要的指导意义。

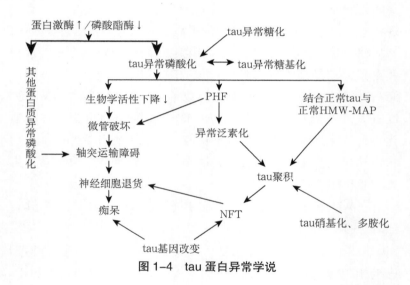

图 1-4　tau 蛋白异常学说

tau 介导 Aβ 的神经毒性：tau 水平的下降，不论是细胞水平还是转基因小鼠都可以抑制 Aβ 的神经损伤。Sofola 等在表达突变体 $Aβ_{42}$ 的 AD 模型果蝇中发现，内源性的果蝇 tau 蛋白被人为减少以后可以减轻 Aβ 的神经毒性。这些结果表明 Aβ 是 tau 的上游分子，它的神经毒性作用对于 tau 有很强的依赖性。有研究发现 APP 的突变引发了 AD 患者的 Aβ 聚集而形成 Aβ 斑块和 NFTs，但是单独的 tau 突变引发的 NFTs 却不能引起 Aβ 斑块也不能引发 AD。但是，也有不同的研究结果。李建军等应用蛋白磷酸酯酶抑制剂冈田酸在大鼠侧脑室内注射发现 tau 蛋白过度磷酸化可以增加脑部淀粉样蛋白的沉积。研究发现与分化有关的 tau 和细胞周期蛋白依赖性激酶 –5（cyclin-dependent kinase-5，CDK-5）调控了 Aβ 的毒性，分化和未分化的神经元会对 Aβ 出现截然相反的反应。所以推测可能只有含有高水平 tau 蛋白的细胞才会对 Aβ 的神经毒性具有易感性，这可能就是为什么 Aβ 对神经元的毒性比对其他细胞高的原因。研究还发现 tau 可以通过调节 Src 家族的酪氨酸激酶 Fyn 来介导 Aβ 的毒性，减少 tau 可以阻止过表达 Aβ 的 AD 转基因模型小鼠的认知障碍，而过表达 Fyn 则可以增强这种 AD 鼠的认知障碍。神经元电生理检测也证明 Aβ、tau 和 Fyn 联合抑制了神经元功能。而且 tau 基因敲除的 APP 转基因小鼠的认知功能障碍则不出现，进一步说明 Aβ 可能通过 tau 蛋白发挥其神经毒性作用。作为 AD 的两个重要致病蛋白，Aβ 和 tau 蛋白的相互作用及与其他病理过程之间的关系也会越来越多地受到关注和得到更深入的研究，神经退变过程的复杂性使对 AD 的治疗及研究显得尤为棘手。

总而言之，NFTs 的主要蛋白成分是过度磷酸化的 tau 蛋白。当磷酸化酶和磷酸激酶失去正常生理的平衡或受到其他因素的影响时，tau 蛋白发生过度磷酸化，然后脱离与微管的结合，形成过多的游离 tau 蛋白并错误折叠聚集，不能履行 tau 蛋白促进并稳定微管聚合的功能，导致神经元轴突的转运功能出现障碍。当超过机体的清除能力后，tau 蛋白单体和寡体先形成 tau 蛋白原纤维，即直纤维丝或双股螺旋纤维丝，再聚集形成 NFTs，也称为 tau 病变。病理性 tau 蛋白具有过度的磷酸化，溶解性降低，

3R/4R 比例改变，这些可促使 tau 蛋白进一步聚集，减少了 tau 蛋白与微管的结合能力，从而降低轴突转运，导致神经元功能丧失，甚至死亡。

NFTs 是 AD 主要的病理特征之一，与 AD 病程的发生发展相关，但是现今的众多研究却不能解释 NFTs 是否为 AD 发生的原因，同时也不能解释 NFTs 是否是引起 AD 患者认知能力下降的病理因素。虽然对 tau 蛋白研究不断地深入，同时重视程度也在不断地增加，但是 tau 蛋白参与 AD 病程的机制极其复杂，参与了多种途径的调控，同时，许多途径的调节和作用纵横交错。在正常状态时，tau 蛋白规则的聚集是维持微管结构稳定的重要因素，而在病理状态时，tau 蛋白会发生异常的修饰，使微管结构失去稳定，并异常聚集形成 PHF，最终形成 NFTs。这一系列复杂的过程，并没有完全研究透彻和得到确切的证实。故 tau 蛋白导致 AD 病程发生发展的具体作用机制并未得到完全清楚的解释，这是研究 AD 的一大难点。一直以来，研究 AD 致病机制的重点都在 Aβ，认为它是 AD 发生发展中的重要因素，然而，诸多研究表明，AD 与 tau 蛋白过度磷酸化的相关性似乎更大。

AD 的治疗也是人类目前所面临的另一大难题。目前，许多治疗 AD 药物的研究已进入到临床研究阶段，但均因各种原因以失败告终。众多的治疗方法和方案均还停留在实验研究阶段，故有待进一步研究和探索。

三、神经炎症与阿尔茨海默病

越来越多的基础研究资料表明神经炎症（neuroinflammation）是 AD 的核心发病机制，尤其是 AD 脑内慢性炎症越来越被学者们重视和强调。首先，神经炎症与 Aβ 互为因果，甚至神经炎症决定了 Aβ 的病理生理过程。其次，神经炎症也与 tau 蛋白过度磷酸化互为因果，在一定程度上，神经炎症决定了 NFTs 的形成。整个 AD 的病理生理过程，神经炎症形影不离，始终相伴。

大量研究资料表明炎症在 AD 发病机制中的核心地位，尤其脑内的慢性炎症不仅是 Aβ 产生和沉积、SP 形成的主要病理生理机制，而且也是 tau 高度磷酸化、NFTs 病变、神经元变性及乙酰胆碱含量显著减少的主要因素。炎症破坏突触可塑性是 AD 认知功能损害的直接推动者，但是炎症反应也有对 AD 有利的一面，小胶质细胞的活化对 Aβ 具有吞噬和清除作用，炎症反应还可以去除组织细胞碎片、有害蛋白质和受损神经元释放的毒性物质，甚至通过分泌神经营养因子等以促进神经元的修复。更加引人注目的是，非甾体抗炎药物（non-steroidal anti-inflammatory drugs，NSAIDs）试验失败的反思，更进一步揭示了炎症在 AD 中的生物学作用是双重的，既有防御抑制损伤的一面，又有促进神经损伤的一面。然而，炎症在 AD 中具体作用机制和利弊仍不明确，尚待进一步研究。然而，当我们谈论炎症在 AD 的病理生理作用机制时，往往忽略了其保护作用。所以，本部分就目前国内外对炎症在 AD 发病机制中的作用进行综述，结合炎症的保护作用和 AD 抗炎的临床研究证据，分析和展望炎症在 AD 发病机制中的角色。

大量研究证实神经炎症在 AD 发病机制的核心地位是 NSAIDs 临床应用的理论依据。研究发现，长期使用 NSAIDs 可以降低 AD 的发病率，尤其是长期使用 NSAIDs 的关节炎患者 AD 的发病率显著降低。而且也认为 NSAIDs 降低 AD 发病率的机制主要是 NSAIDs 抑制小胶质细胞活化和其炎症因子的表达。

但是最近几年临床研究结果却与实验研究的期望相反，有的学者甚至提出 NSAIDs 预防 AD 的机制可能与其抗炎作用无关，可能与 NSAIDs（如舒林酸、吲哚美辛等）能够降低 AD 的主要病理因素 Aβ 有关，也有报道长期使用 NSAIDs 并没有显示出对 AD 病理的显著改善。阿司匹林是临床最常用的 NSAIDs，虽然其防治心脑血管病的效果已经被公认，但对 AD 患者无利，不能改善和延缓 AD 认知功能损害程度和时间，反而增加了 AD 患者发生消化性溃疡、严重上消化道出血及自发性脑出血的风险，故不推荐用于治疗 AD 患者。普通 NSAIDs 萘普生和环氧化酶 -2（cyclooxygenase，COX-2）抑制剂罗非昔布未能延缓 AD 的进程，反而加速了 Aβ 的沉积和 SP 的形成。研究也证明，大剂量服用 NSAIDs 的人发生痴呆的风险比那些小剂量或者是没有服用 NSAIDs 的人要高，而且大剂量服用 NSAIDs 的患者患痴呆的风险实际上更高。

NSAIDs 在治疗 AD 临床药物试验上的失败也提醒人们思考炎症在 AD 发病过程的真实作用。机体器官功能的正常运行无时无刻都与炎症有关，炎症是病理过程也更是生理过程的必需。AD 炎症基础理论的提出多是建立在大量的基础实验上，大多数是外源性因子引发的急性实验，这与 AD 的慢性神经变性过程是不匹配的。NSAIDs 在治疗 AD 临床药物试验上的失败也在另一方面提示炎症也许不是 AD 的核心病理生理机制。

鉴于 AD 是年龄相关性疾病，老化被认为是"程序机制"疾病，那么 AD 能否也可以被认为是与"程序机制"理论有关？慢性炎症理论似乎是老化和 AD 的共同通路，揭示慢性炎症和"程序机制"理论之间的联系成为 AD 研究的一个突破。

现代生物医学关于 AD 的炎症机制相关研究及防治策略可谓面面俱到，正反有别，论据论证洋洋洒洒，各家自圆其说。关于 NSAIDs 在治疗 AD 患者过程中的作用，一个个被运用，又一个个被否定。若能够揭开炎症在 AD 发病机制中的真实作用机制，将会使所有有关 AD 的炎症理论和治疗策略变得豁然清晰。

四、氧化应激与阿尔茨海默病

AD 的病因和病理改变十分复杂，受基因调控和多种因素影响，目前越来越多的研究表明，氧化应激在 AD 发生发展中起关键性的作用，是 AD 的重要致病因素之一，且与前面几种假说也有密切联系。

大量的研究表明，氧化应激参与了这 3 种特征性的病理损害。

1. 氧化应激与 Aβ

AD 的主要病理特征之一是细胞外以 Aβ 沉积为核心的 SP，体内的 Aβ 是 APP 异常代谢的产物。Aβ 是一种含有 39～42 个氨基酸的多肽，其中约 90% 为 $Aβ_{1-40}$，其余 10% 是 $Aβ_{1-42}$ 和 $Aβ_{1-43}$，该 10% 中大部分为 $Aβ_{1-42}$。寡聚态 $Aβ_{1-42}$ 含有 42 个氨基酸，更易聚集，更不易降解，毒性也更大。非聚集状态的 Aβ 对机体无损伤作用，但当它形成聚集状态后，则具有神经毒性和血管内皮毒性。大量研究显示，包含 42 个氨基酸的 $Aβ_{1-42}$，其第 35 位氨基酸对 Aβ 相关神经毒性起关键作用。该氨基酸所起的作用主要取决于其通过电子链氧化产生自由基副产物，然后与 H^- 原子在不饱和脂质酰基进行自由基链反应。因此，增加自由基介导的脂质过氧化物和蛋白质过氧化物，导致 4- 羟基壬烯醛（4-Hydroxynonenal，HNE）生成的机制。此外，Aβ 肽的碳端含有蛋氨酸残基，是 Aβ 神经毒性的主要来源。它能形成活性氧（reactive oxygen species，ROS），促进氧化反应和过氧化物形成，而氧化产物一旦形成，又能促使可溶性 Aβ 转变成不溶性 Aβ，导致 SP 的产生。

Aβ 在脑内积聚可以导致氧化应激的产生，而氧化应激也可促进 Aβ 在脑中的积累，加速 AD 的发病。研究发现，抗氧化剂可以保护原代及克隆的神经细胞免受 Aβ 的毒性损伤，这也从另一面反映了 Aβ 的毒性产生与氧化应激损伤密切相关。具有 β-分泌酶活性的天冬氨酸蛋白酶（β-site APP cleaving enzyme，BACE）受氧化应激产物 HNE 的调节，HNE 介导 BACE 的诱导，伴随着含有 Aβ 的膜相关性 C 端片段比例的升高，从而使 Aβ 产生增多。用抗氧化剂维生素 E 短期处理，BACE 和脂质过氧化物的产生则明显减少。如前所述，氧化应激时，Aβ 可被糖基化，使 Aβ 更易聚集，且对于蛋白酶的水解和巨噬细胞吞噬作用的抵抗也有所增强，加速了 SP 的形成。

此外，Aβ 诱导产生的 ROS 可破坏细胞膜，促使脂质过氧化和膜蛋白损伤。在神经细胞和胶质细胞胞膜上存在有高级糖基化终末产物受体（receptor for advanced glycation end-products，RAGE），是 Aβ 的特异性受体，RAGE 与 Aβ 结合后，通过活化核因子 -κB（nuclear factor kappa B，NF-κB）的转录能触发自由基的产生，阻断 RAGE 能抑制自由基的产生和 Aβ 的聚集。Aβ 与神经元或内皮细胞膜表面的 RAGE 结合导致细胞内氧化应激增强，从而导致细胞功能损害或死亡。

如上所述，氧化应激与 Aβ 相互作用，相互促进，共同加剧 AD 病程的进展。

2. 氧化应激与 NFTs

神经元胞质内出现 NFTs 是 AD 的另一主要病理特征。NFTs 由许多互相缠绕细丝形成的 PHF 组成，其主要成分是过度磷酸化的微管相关 tau 蛋白。tau 蛋白是一种细胞内蛋白，它维持神经元微管的稳定性。氧化应激与 NFTs 的产生十分密切。研究表明，tau 蛋白的磷酸化可被氧化应激上调，tau 蛋白与神经纤维可被氧化应激的产物（如 HNE 和其他具有细胞毒性作用的羰基化合物）所修饰，导致蛋白的聚集。ROS 可以使钙稳态失调，大量内流的钙使钙离子依赖性蛋白激酶（如 PKC 等）及钙调蛋白激酶（如钙 / 钙调素依赖性蛋白激酶等）过度活化，致使蛋白激酶与蛋白磷酸酶的比例失衡，从而促进 tau 蛋白的异常磷酸化。免疫组化也证明，AD 患者的 NFTs 中存在 HNE，而经 HNE 修饰后的 tau 蛋白更有助于形成 NFTs。

3. 氧化应激与细胞凋亡

大量研究资料提示，AD 患者脑中有大量神经元丢失，而神经元丢失的原因之一与凋亡机制密切相关。与健康人相比，AD 和轻度认知障碍（mild cognitive impairment，MCI）患者外周血单核细胞中的凋亡信号因子 Sod1 和 Bax 的 mRNA 有明显升高。在将 ROS 信号转入细胞核的过程中，氧化应激激活的蛋白激酶（stress-activated protein kinase，SAPK）通路发挥核心作用。c-Jun 氨基端激酶 C（c-Jun N-terminal kinases，JNK）/SAPK1 和 p38 / SAPK2 是两种主要的 SAPKs。ROS 及其效应物 RNS 可激活 JNK 和 p38，调节 Caspase-3 和 p53 引起蛋白水解和细胞凋亡。

五、突触减少，神经传导速度减低

突触是神经元接受、整合和传递信息的结构和功能单位。神经元之间通过突触连接形成了复杂的神经网络，是实现学习、记忆、语言和思维等高级脑功能及对其他系统和器官生理活动进行调控的结构基础。突触损害和认知功能障碍之间存在密切的相关性。可溶性 Aβ、高度磷酸化 tau 与突触损害存在密切的联系。除了神经元和突触丢失外，学习和记忆相关脑区少突胶质细胞的损害、脱髓鞘和轴突变性，进而导致神经传导障碍在 AD 的发生发展中也起到了关键作用。

AD 与突触结构改变：AD 患者的突触改变与 AD 病情程度

相关，皮质和海马突触连接的丧失是 AD 脑内一个突出的神经病理学改变。突触连接的丢失在疾病早期即可出现，以海马结构的齿状回分子层最严重。在 AD 脑中，突触数量减少较神经元丧失更显著，并且还伴有突触病理性的变化。对 AD 患者的检查，无论是尸体解剖脑组织电镜观察，还是突触体素定量分析，均提示 AD 脑组织中存在不同程度的突触丧失，以海马齿状回外分子层最为严重，而在海马的其他区域和新皮质区程度较轻，推测可能是内嗅区皮质神经元输入信号下降的结果。进一步的研究发现，AD 早期就存在突触病理改变，出现在 SP、NFTs 及神经元死亡之前。动物实验研究也发现，大鼠海马定位注射 $A\beta_{40}$ 后，在电子透射显微镜下可见，海马神经元和神经毡（neuropil）水肿，部分神经细胞固缩，核染色质边集；线粒体肿胀、畸形，嵴断裂、溶解；突触小泡体积变小、变少，突触结构不完整、数量明显减少。在转 APP 基因 AD 模型大鼠中，也能发现相似的突触结构变性。因此，突触变性及丧失可能是 AD 性痴呆的结构基础。

　　AD 与突触蛋白改变：突触体素（synaptophysin）在突触前囊泡运输中起到重要的作用，突触体素通过轴突运输形式被运输至神经终末，并结合到小型囊泡膜上。突触体素帮助囊泡离开网状细胞骨架，移向突触前膜并与之融合。突触体素介导了钙离子依赖性神经递质（乙酰胆碱和谷氨酸等）的释放过程。突触体素是突触终末特异性标志物，它的数量能反映神经元突触密度。通过动物实验研究也发现，在 $A\beta_{40}$ 海马定位注射 AD 模型大鼠中，海马突触体素和突触数量均有所减少，同样地，在转 APP 基因 AD 模型小鼠中，小鼠组皮质和海马中的突触素、PSD95 蛋白及 shank1 蛋白表达也均有减少。这些现象提示，AD 病理发展过程中构成神经元突触结构的分子物质发生了变性，因此可能影响了突触结构的完整性和正常功能。tau 蛋白、Aβ 及产生 Aβ 的相关蛋白可能在突触正常生理功能中起到一定作用。已有研究表明，Aβ 不仅与突触可塑性有关，还与突触的体积有关。另有研究发现，地松鼠冬眠期间 tau 蛋白磷酸化水平上升，暗示 tau 蛋白磷酸化在生理功能中所起的作用。除了间接调节突触功能外，tau 蛋白还可能直接与 Fyn 激酶作用在 PSD 调节 NMDA 受体的功能，但至今不清楚这类功能属正常生理功能还是病理异常。

AD 进程中轴突损伤：在形态学上，主要为学习记忆相关脑区轴突脱髓鞘、溃变及由此引发突触数量的减少和变性。在功能学上，除了表现为动作电位的传递障碍，还表现为细胞器、囊泡、蛋白质等轴浆运输功能障碍。以上各环节相互联系、相互促进引发神经元之间兴奋传导障碍，进而使患者出现认知功能障碍的临床表现。

如上所述，髓鞘是保证轴突高效快速传导神经冲动的基础，正常情况下，轴突的电压依赖性 Na^+ 只位于郎飞结处，而在髓鞘包裹的轴膜处含量非常少。脱髓鞘后的轴膜缺乏 Na^+ 通道，而结旁区有大量的 K^+ 通道，在这种情况下，轴突的动作电位传导将被阻断。为了对抗这一过程，脱髓鞘的轴突处代偿性增加 Na^+ 通道的表达，由此导致动作电位传导时大量的 Na^+ 进入轴突。此后，轴突通过动用 Na^+–K^+–ATP 酶清除过多的 Na^+，保持正常的 Na^+ 梯度。因此，在动作电位传导的瞬间，轴突中出现骤然的 ATP 浓度急剧下降，使轴突能量失衡。当 ATP 的水平下降到一定阈值并伴随着轴突内 Na^+ 浓度的增加，将会导致 Na^+–Ca^{2+} 交换的翻转，谷氨酸和其他神经递质的释放，使轴突内出现 Ca^{2+} 超负荷，而触发一系列的细胞事件，如线粒体功能障碍、酶过度激活和氧自由基的形成等，最终导致轴突变性。因此，脱髓鞘除了直接影响轴突的传导作用以外，也可使轴突内外离子稳态遭到破坏，导致轴变损伤。

轴突损伤将会破坏神经元线粒体、突触囊泡及蛋白质和其他各种物质的正常轴浆运输。线粒体在神经元胞体合成，沿着轴突顺行运入轴突或者逆行运回胞体。因此，正常的线粒体功能不仅取决于线粒体的完整性，更依赖轴突对线粒体的稳定运输和精确定位。在 AD 病程中观察到的神经元胞体线粒体的聚集高度、轴突线粒体的减少、线粒体被自噬体的降解及突触囊泡的减少均提示轴浆运输的障碍。

微管不仅是细胞骨架的主要成分，也是细胞运输的主要装置。细胞中的细胞器、囊泡、蛋白质和 mRNA 被"马达蛋白"（motor proteins）携带着，在微管上穿梭。微管的聚合和解聚依赖 Ca^{2+} 的存在和微管相关蛋白的调控。微管相关蛋白包括 MAP1、MAP2 和 tau。MAP2 在树突中大量表达，而 tau 主要集中在轴突，具有促进微管的组装作用。微管聚合的调控是通过一系列蛋白激酶和磷酸化酶调节磷酸化的 tau 蛋白的量而实现的。AD 病理进程由于 tau 蛋白的过表达、高度磷酸化干扰微管的正常聚合和解聚、降低马达蛋白对微管的亲和力，从而破坏了线粒体和突触囊泡的轴浆运输，进而影响了正常神经传导所依赖的 ATP 和神经递质的合成。

AD 进程中少突胶质细胞的损伤：在 AD 病理进程中，多种因素可以导致少突胶质细胞的功能障碍。髓鞘的崩解与年龄高度相关，随着年龄的增加，髓鞘对基因和环境的易感性增加，而逐渐崩解。大量研究表明髓鞘崩解始于中年，在衰老进程中加速，是认知功能下降和包括 AD 在内的神经退行性疾病的基础。髓鞘的崩解和少突胶质细胞功能障碍的出现甚至早于淀粉样蛋白和 tau 蛋白的磷酸化。此外，髓鞘的崩解可以促进有毒性的 Aβ 寡聚体的形成，Aβ 寡聚体又可以损伤更多的髓鞘，从而导致恶性循环，加剧了 AD 的病理进程。研究表明，Aβ 可以通过氧化应激、释放炎性细胞因子、细胞凋亡等多种途径导致少突胶质细胞功能障碍甚至死亡。不仅如此，Aβ 还可以通过影响少突胶质细胞前体细胞的正常分化及髓鞘碱性蛋白的表达和分布而延缓少突胶质细胞的成熟和髓鞘再形成，进而损伤修复功能。此外，类似于神经元内 tau 蛋白的高度磷酸化和 NFTs 等事件也发生在少突胶质细胞中。由此可见，Aβ 对少突胶质细胞具有直接毒性作用，从而在 AD 的病理进程中发挥重要作用。

神经传递相关离子稳态的破坏：离子稳态在神经元的生理活动中发挥重要作用。无论是神经递质的释放、突触后动作电位的形成、神经冲动的传递及细胞内的信号级联反应的发生等均依赖于神经元细胞及突触内外正常的离子浓度及其形成的电势差。Aβ 可以造成多种离子转运体、通道及交换子的结构和功能损害，从而导致脑内 Na^+、K^+ 和 Ca^{2+} 稳态破坏，影响神经传递。

总之，突触和神经传导障碍是 AD 进程中认知功能损害的病理生理学基础。Aβ 是导致突触、轴突、髓鞘结构和功能损害的主要原因。进一步明确保护轴浆运输和少突胶质细胞功能的分子机制，将有助于发现 AD 治疗新靶标。

六、神经递质异常

进行性认知功能损害是 AD 的特征性临床表现。其主要病理生理学基础是由各种原因导致的大脑皮质和海马等脑区 Aβ 聚集及其系列继发性病理损害机制，包括氧化应激、线粒体能量代谢异常、细胞内 Ca^{2+} 超载、胶质炎性反应、BBB 和微血管损害，导致神经元变性坏死、突触丢失、轴突变性和神经递质异常等，进而出现学习、记忆、思维和语言等功能障碍。在 AD

患者脑内，各个神经递质系统均发生了改变，多数神经递质总体上呈减退态势，胆碱能系统改变最为明显。神经递质的适度减低可能是整个机体活力的一种适应性反应，但在 AD 的病理情况下，神经递质的改变超出了正常范围，将会造成调控功能失常，临床上则表现为认知和记忆的全面减退。

第五节　阿尔茨海默病临床表现

患者起病隐袭，精神改变隐匿，早期不易被察觉，不清楚发病的确切日期，常常因出现异常精神错乱而引起注意，也有的患者可主诉头晕，难于表述的头痛，多变的躯体症状或自主神经症状等。逐渐发生的记忆障碍或遗忘是 AD 的重要特征或首发症状。

一、认知功能障碍

认知功能障碍是 AD 的特征性表现，随病情进展逐渐表现明显。在初期近事遗忘首先出现，远期记忆能力也有所下降。根据生理老化程度不同，记忆障碍程度也有所不同。

语言功能障碍：特点是命名不能和听与理解障碍的流利性失语，口语由于找词困难而渐渐停顿，使语言或书写中断或表现为口语空洞，缺乏实质词，冗赘而喋喋不休；如果找不到所需的词汇，则采用迂回说法或留下未完成的句子，如同命名障碍；早期复述无困难，后期困难；早期保持语言理解力，渐渐显出不理解和不能执行较复杂的指令，口语量减少，出现错语症，交谈能力减退，阅读理解受损，朗读功能可相对保留，最后出现完全性失语。

失语：言语功能发生障碍，人名和物名呼出困难。

失用：尽管不存在运动障碍，但习惯性动作，如分别时手的挥动、调理动作、穿衣、绘画等均不能很好地完成。

失认：虽然无感觉障碍，但可出现各种触觉、听觉、视觉和体像失认症。

高级皮层功能障碍：工作能力下降，稍微复杂便不能完成。较早出现抽象思维、概括、综合分析、判断、计算等能力减退。认知障碍程度不同对社会和职业活动的阻碍也不同。本症状起病缓慢，呈进行性发展。

视空间功能受损：可早期出现，表现为严重定向力障碍，在熟悉的环境中迷路或不认家门，不会看街路地图，不能区别左、右，不能自行泊车；在房间里找不到自己的床，辨别不清上衣和裤子、衣服的上下和内外，穿外套时手伸不进袖子，铺台布时不能把台布的角与桌子角对应；不能描述一地与另一地的方向关系，不能独自去以前常去的熟悉场所；后期连最简单的几何图形也不能描画，不会使用常用物品或工具，如筷子、汤匙等，仍可保留肌力与运动协调，系由于顶－枕叶功能障碍导致躯体与周围环境空间关系障碍及一侧视路内的刺激忽略。

二、行为精神障碍

定向力障碍：关于时间、地点及人物的定向力障碍。

徘徊与多动：外出无目的的游荡，迷路不归。除徘徊外还会出现反复无常的动作，有时将钱包打开又合上，将衣服穿上又脱下，将衣橱打开又关闭，提出让人难以接受的要求和疑问。

妄想：将现实存在的事物，通过主观想象错误地感知为与原事物完全不同的一种形象，并坚信不疑，无法说服，也不能以亲身体验和经历加以纠正，出现有人偷了他的东西、这根本不是他的家、被遗弃、猜疑心等妄想。

幻觉：出现幻视、幻嗅、幻听等。

昼夜节律障碍：表现为睡眠倒错，白天嗜睡，夜间兴奋不眠，到处乱走，吵闹不安。

谵妄：出现一过性脑功能急剧下降，可伴有轻度意识障碍。此表现多在肝、肾、心、肺等疾病及糖尿病、高血压病、脑血管病、感染、酒精中毒等疾病急剧恶化时。行为冲动，不协调性精神运动性兴奋。

抑郁：多在本病的早期出现，表现为患者感到心情沉重、生活没意思、言语动作减少等。

欣快：对周围事物漠不关心，无兴趣，但自我有幸福愉快的内心体验。

情感失衡：与 VaD 比较，哭笑异常少见，但悲观、流泪症状多见。情感爆发、易怒等常见，攻击性情绪次之。

攻击性：多在初期或中期出现，这也是家庭护理的难点之一。易激惹，无故打骂、威胁他人。

不安：对未来的事情诉说不安，严重不安时可出现恐惧感。

焦躁：坐卧不安、惶惶不可终日、绝望。

患者可出现抑郁心境、情感淡漠、焦虑不安、兴奋、欣快和失控等，主动性减少，注意力涣散，白天自言自语或大声说话，害怕单独留在家中，少数患者出现不适当或频繁发笑。

患者可出现思维和行为精神障碍等，如幻觉、错觉、片段妄想、虚构、古怪行为、攻击倾向及个性改变等，如怀疑自己年老虚弱的配偶有外遇，怀疑子女偷自己的钱或物品，把不值钱的东西当作财宝藏匿，认为家人作密探而产生敌意，不合情理地改变意愿，持续忧虑、紧张和激惹，拒绝老朋友来访，言行失控，冒失的风险投资或色情行为等。

第六节　阿尔茨海默病辅助检查

AD 辅助检查主要包括神经心理学测验、实验室检查、神经影像学等。

一、神经心理学测验

简易精神状态量表（mini-mental state examination，MMSE）：内容简练，测定时间短，易被老人接受，是目前临床上测查 AD 智能损害程度最常见的量表。该量表总分值数与文化教育程度有关，若文盲≤ 17 分、小学程度≤ 20 分、中学程度≤ 22 分、大学程度≤ 23 分，则说明存在认知功能损害。应进一步进行详细的神经心理学测验（包括记忆力、执行功能、语言、运用和视空间能力等各项认知功能的评估）。如 AD 评定量表认知部分是一个包含 11 个项目的认知能力成套测验，专门用于检测 AD 严重程度的变化，但主要用于临床试验。

日常生活能力的评估：如日常生活能力（activity of daily living，ADL）评估量表可用于评定患者日常生活功能损害程度。该量表内容包括两部分：一是躯体生活自理能力量表，即测定患者照顾自己生活的能力（如穿衣、脱衣、梳头和刷牙等）；二是工具使用能力量表，即测定患者使用日常生活工具的能力（如打电话、乘公共汽车、自己做饭等）。后者更易受疾病早期认知功能下降的影响。

精神行为症状（behavioural and psychological symptoms of dementia，BPSD）的评估：评估方式包括阿尔茨海默病行为病理评定量表（rating scale of the behavioral pathology in Alzheimer's disease，BEHAVE-AD）、神经精神症状问卷（neuropsychiatric inventory，NPI）和 Cohen-Mansfield 激越问卷（Cohen Mansfield agitation inventory，CMAI）等，常需要根据知情者提供的信息基线评测，不仅可以发现症状的有无，还能够评价症状频率、严重程度、对照料者造成的负担，重复评估还能监测治疗效果。Cornell 痴呆抑郁量表（Cornell scale for depression in dementia，CSDD）侧重评价痴呆的激越和抑郁表现，简版老年抑郁量表（15-item geriatric depression scale，GDS-15）可用于 AD 抑郁症状评价。虽然 CSDD 敏感性和特异性更高，但与痴呆的严重程度无关。

二、实验室检查

血液学检查：主要用于发现存在的伴随疾病或并发症、发现潜在的危险因素、排除其他病因所致的痴呆。检查项目包括血常规、血糖及血电解质（包括血钙、肾功能和肝功能、维生素 B_{12}、叶酸水平、甲状腺素等指标）。对于高危人群或提示有临床症状的人群应进行梅毒、人体免疫缺陷病毒、伯氏疏螺旋体血清学检查。

脑脊液（cerebrospinal fluid，CSF）检测：血管炎、感染或脱髓鞘疾病疑似者应进行 CSF 细胞计数、蛋白质、葡萄糖和蛋白电泳分析检测。快速进展的痴呆患者应行 14-3-3 蛋白检查，有助于朊蛋白病的诊断。CSF 中的 Aβ、tau 蛋白检测：AD 患者的 CSF 中 $Aβ_{42}$ 水平下降（由于 $Aβ_{42}$ 在脑内沉积，使 CSF 中 $Aβ_{42}$ 含量减少），总 tau 蛋白或磷酸化 tau 蛋白升高。研究显示，$Aβ_{42}$ 诊断的敏感性为 86%，特异性为 90%；总 tau 蛋白诊断的敏感性为 81%，特异性为 90%；磷酸化 tau 蛋白诊断的敏感性为 80%，特异性为 92%；$Aβ_{42}$ 和总 tau 蛋白联合诊断 AD 与对照比较的敏感性可达 85% ～ 94%，特异性为 83% ～ 100%。这些标志物可用于支持 AD 诊断，但在鉴别 AD 与其他痴呆时特异性低（39%～90%）。目前尚缺乏统一的检测和样本处理方法。

基因检测：可为诊断提供参考。*APP*、*PS1*、*PS2* 基因突变在家族性早发型 AD 中占 50%。载脂蛋白 *ApoE4* 基因检测可作为散发性 AD 的参考依据。

三、神经影像学检查

结构影像学：用于排除其他潜在疾病和发现 AD 的特异性影像学表现。头 CT（薄层扫描）和 MRI（冠状位）检查，可显示脑皮质萎缩明显，特别是海马及内侧颞叶，支持 AD 的临床诊断。与 CT 相比，MRI 对检测皮质下血管改变（如关键部位梗死）和提示有特殊疾病（如多发性硬化、进行性核上性麻痹、多系统萎缩、皮质基底节变性、朊蛋白病、FTD 等）的存在更敏感。

功能性神经影像：如正电子发射断层扫描（positron emission tomography，PET）和单光子发射计算机断层扫描（single photon emission computed tomography，SPECT）可提高痴呆诊断可信度。^{18}F- 脱氧核糖葡萄糖正电子扫描（^{18}F-deoxyglucose positron emission tomography，^{18}FDG-PET）可显示颞顶和上颞/后颞区、后扣带回皮质和楔前叶葡萄糖代谢降低，揭示 AD 的特异性异常改变。AD 晚期可见额叶代谢减低。^{18}FDG-PET 对 AD 病理学诊断的敏感性为 93%，特异性为 63%，已成为一种实用性较强的工具，尤其适用于 AD 与其他痴呆的鉴别诊断。

四、脑电图（electroencephalogram，EEG）

AD 的 EEG 表现为 α 波减少、θ 波增高、平均频率降低。但 14% 的患者在疾病早期 EEG 正常。EEG 用于 AD 的鉴别诊断，可提供朊蛋白病的早期证据，或提示可能存在中毒 – 代谢异常、暂时性癫痫性失忆或其他癫痫疾病。

第七节　阿尔茨海默病诊断

迄今为止，AD 诊断仍然以临床病史、临床表现和神经心理学检查为核心诊断证据。AD 诊断标准几经演变，到目前还没有一个理想的 AD 诊断标准能够满足 AD 在临床上的确诊。

为了便于学习记忆，我们把 AD 的诊断标准人为地分为美国诊断标准、欧洲标准和中国标准。

美国诊断标准：1984 年 NINCDS-ADRDA 诊断标准（应用最广泛的 AD 临床诊断标准）；2007 年修订的 NINCDS-ADRDA 诊断标准；2011 年 NIA-AA 诊断标准。

欧洲标准：2014 年 IWG 诊断标准。

中国标准：2012 年 AD 临床诊断标准的中国化。

一、最初采用的 AD 诊断标准

1984 年美国国立神经病学与语言障碍、卒中和阿尔茨海默病及相关疾病研究院（the National Institute of Neurological and Communicative Disorders and Stroke and the Alzheimer's Disease and Related Disorders Association，NINCDS-ADRDA）制定的 NINCDS-ADRDA 诊断标准是第一个国际公认的 AD 诊断标准，是应用最广泛的 AD 临床诊断标准。

最初采用的 AD 诊断标准：美国精神障碍诊断和统计手册修订第Ⅳ版（DSM-Ⅳ-R）的标准（现在修订为 DSM-Ⅴ）和 1984 年 NINCDS-ADRDA 诊断标准。

NINCDS-ADRDA 诊断标准：对诊断采用两步法，即首先要诊断的是痴呆，然后逐个排除能够导致痴呆的所有其他疾病之后才能考虑很可能 AD 的诊断；通过尸检发现 SP 和 NFTs 后确诊。

1. 美国精神障碍诊断和统计手册修订第Ⅳ版（DSM-Ⅳ-R）

该诊断标准需要首先明确是否存在痴呆。

（1）认知功能障碍表现在以下两个方面：

1）记忆力障碍（包括近和远记忆力障碍）。①近记忆障碍：表现为基础记忆障碍，通过数字广度测验至少 3 位数字表现为辅助记忆障碍，间隔 5 分钟后不能复述 3 个词或 3 件物品的名称。②远记忆障碍：表现可以是不能回忆本人的经历或一些常识。

2）认知功能损害至少具备下列一项。①失语：除经典的各类失语症外，还包括找词困难，表现为缺乏名词和动词的空洞语言；类比性命名困难表现在 1 分钟内能说出动物的名称数，痴呆患者常少于 10 个且常有重复。②失用：包括观念运动性失用及运动性失用。③失认：包括视觉和触觉性失认。④抽象思维或判断力损害：包括计划、组织、程序及思维能力损害。

（2）上述两类认知功能障碍 [1）和 2）] 明显干扰了患者的职业和社交活动，或与个人以往相比明显减退。

（3）病程特点为逐渐起病，继续减退。

（4）上述认知缺陷并非由其他能导致记忆和认知进行性缺陷的中枢神经系统疾病（如脑血管病、帕金森病、亨廷顿病、脑瘤、硬膜下血肿等）造成。

（5）这些缺陷并非由谵妄所致。

（6）上述损害不能用其他的精神及情感性疾病来解释（如抑郁症、精神分裂症等）。

2. 1984 年 NINCDS-ADRDA 诊断标准

依据诊断方法和把握度分三类：确诊的 AD（Definite AD）、很可能的 AD（Probable AD）和可能的 AD（Possible

AD）。

（1）确诊的 AD 标准：临床符合很可能老年性痴呆标准，且有病理学证据。

（2）很可能的 AD 标准：

1）临床检查有痴呆，并由神经心理学测验确定。

2）认知功能有两方面或更多的缺损，且进行性恶化。

3）无意识状态改变。

4）40～90 岁间起病，常在 60 岁之后起病。

5）能够排除其他系统性疾病和其他器质性脑病所致的记忆障碍。

6）支持很可能 AD 的诊断标准：①特殊认知功能的进行性衰退（如失语、失用、失认）。②影响日常生活能力及行为的改变。③家族中有类似患者。④实验室检查结果：腰穿脑压正常；EEG 正常或无特异性的改变，如慢波增加。⑤CT 或 MRI 证实有脑萎缩，且随诊检查有进行性加重。

7）排除很可能 AD 的标准：①突然及卒中样起病；②病程早期出现局部的神经系统体征，如偏瘫、感觉障碍和视野缺损等；③发病或病程早期出现癫痫或步态异常。

为研究方便，可分为下列几型：①家族型。②早发型（发病年龄＜60 岁）。③21 号染色体三联体型。④合并其他变性病，如帕金森病等。

（3）可能的 AD 标准：

1）在发病或病程中缺乏足以解释痴呆的神经、精神及全身性疾病。

2）痴呆合并全身或脑部损害，但不能把这些损害解释为痴呆的病因。

3）无明确病因的单项认知功能进行性损害。

可能的 AD 从患者行为、临床和神经心理测验发现其认知衰退。排除谵妄（delirium）、嗜睡（drowsiness）、僵直（stupor）、昏迷（coma）等能足以解释痴呆的神经、精神及全身性疾病对认知功能的影响。痴呆的诊断以患者的行为表现为核心，不强调社会或职业功能受损。

1984 年 NINCDS-ADRDA 诊断标准不足之处：①所包含的神经心理学测试可能并不适用于临床；②对"可能 AD"的过度诊断。③缺乏区别于其他类型痴呆的特征性描述；④标准中不包括 MRI、PET 及 CSF 检查。⑤在所有 AD 患者中，记忆缺陷常常是早期的认知缺陷，记忆问题泛化，不去探讨更早的指标。⑥缺乏 AD 的遗传学信息。

二、2007 年修订的 NINCDS-ADRDA 诊断标准

1984 年 NINCDS-ADRDA 诊断标准运用了 20 余年，这期间 AD 的生物基础研究有突飞猛进的发展，MRI、PET、CSF 等新的检查手段不断涌现，使一些生物学标志物，包括 MRI 示内侧颞叶萎缩、PET 可见颞顶叶脑血流下降及 CSF 中 Aβ 和 tau 蛋白的异常改变等对 AD 的早期诊断提供了可能。旧标准的诊断思路是先确定痴呆，再确定类型，旧的标准似乎与时代不相符。1984 年 NINCDS-ADRDA 诊断标准没有明确的生物学标志物，确诊的依据只能是来自于病理学的证明。因此，2005 年由 Dubois 和 Scheltens 发起的包括国际上 15 名 AD 研究领域专家共同讨论总结后，在 2007 年提出了更符合 AD 的研究现状，以促进以 AD 早期干预为目的的新的 AD 研究用诊断标准的制定。

在 2007 年修订的 NINCDS-ADRDA 诊断标准中，要达到很可能 AD 的诊断标准，患者必须要满足核心症状（A），并且至

少满足一个或多个支持特征（B、C、D 或 E）。

1. 核心症状

早期、显著的情景记忆障碍（A）：特点为逐渐出现的进行性记忆功能下降，超过 6 个月；客观检查发现显著的情景记忆损害，主要为回忆障碍，在提示或再认试验中不能显著改善或恢复正常；情景记忆障碍可在起病或病程中单独出现，或与其他认知改变一起出现。

2. 支持特征

存在内颞叶萎缩（B）：MRI 定性或定量测量发现海马结构、内嗅皮层、杏仁核体积缩小（参考同年龄人群的常模）。

CSF 生物标志异常（C）：$A\beta_{1-42}$ 降低、总 tau（T-tau）或磷酸化 tau（P-tau）增高，或三者同时存在。

PET 的特殊表现（D）：双侧颞叶糖代谢减低；其他有效的配体，如 1-{6-[（2-18F- 氟乙基）- 甲氨基]-2- 萘基 }- 亚乙基丙二氰（18F-FDDNP）预见 AD 病理的改变。

家族性基因突变（E）：直系亲属中有已证实的常染色体显性遗传突变导致的 AD。

3. 排除标准

病史：突然起病，早期出现步态不稳、癫痫、行为异常等症状。

临床特点：局灶性神经系统症状体征，如偏瘫、感觉缺失、视野损害，早期的锥体外系体征，其他疾病状态严重到足以解释记忆和相关症状。

非 AD 痴呆：严重的抑郁、脑血管病、中毒或代谢异常（要求特殊检查证实），MRI 的 FLAIR 或 T_2 加权像内颞叶信号异常，与感染或血管损害一致。

4. 确定标准

临床和组织病理（脑活检或尸检）证实为 AD，病理须满足

NIA-Reagan 标准；临床和遗传学（有三种致 AD 的常染色体显性突变被证实分别位于第 21 号、第 14 号、第 1 号染色体）证实为 AD。

2007 年修订的 NINCDS-ADRDA 诊断标准强调早期诊断，确定了早期临床特征和生物标志物。2007 年 NINCDS-ADRDA 标准在一定程度上依赖影像和 CSF 化验等辅助检查，引入了客观证据；诊断中认可了 AD 遗传学的价值；2007 年 NINCDS-ADRDA 标准的特异性使其不再使用可能的 AD 这一层次的诊断，取消了神经心理学测验，增加了影像学和 CSF 检查，同时适用于科研及临床。

三、2011 年 NIA-AA 诊断标准

美国国家衰老研究所（National Institute of Aging，NIA）和阿尔茨海默病学会（Alzheimer's Association，AA）成立一个专家组对 1984 年版 AD 的诊断标准进行修订，在 2011 年 4 月 19 日发表于 *Alzheimer's & Dementia*，简称为 NIA-AA 诊断标准。NIA-AA 诊断标准保留了 1984 年版很可能 AD 痴呆诊断的大体框架，吸收了过去 27 年临床应用经验，其最大亮点是将 AD 视为一个包括 MCI 在内的连续疾病过程，并将生物标志纳入到 AD 痴呆的诊断标准中。

NIA-AA 诊断标准分为 3 个部分，即 AD 所致痴呆（dementia due to AD）诊断标准、AD 所致轻度认知损害（MCI due to AD）诊断标准和临床前 AD（preclinical AD）诊断标准。AD 诊断仍主要依靠患者临床表现。

1. 临床前 AD 诊断标准

临床前 AD 是 AD 的最早阶段，该阶段诊断标准基于从临床痴呆前开始的 AD 特征性生物事件顺序假说，认为 Aβ 聚集或

脑淀粉样变性病是目前 AD 最早的可测定的阶段之一。

指南将临床前 AD 分为以下三个阶段。

阶段 1：无症状的脑淀粉样变性病。

阶段 2：淀粉样蛋白阳性＋突触功能失调和（或）早期神经变性的证据。

阶段 3：淀粉样蛋白阳性＋神经元变性证据＋轻微认知功能下降。

2. AD 所致轻度认知损害诊断标准

（1）AD 所致 MCI 的核心临床诊断标准：

1）对认知改变的担忧：这种对认知变化，特别是与患者本人先前水平比较所发现变化的担忧可能来源于患者，也可能是知情者或有经验的医生。而过去标准是患者主诉并需有知情者证实。

2）一个或多个认知区域的损害可以发生在多个认知功能区域，具体包括记忆、执行、注意力、语言及视空间功能；其中情景记忆损害常见于那些逐渐向 AD 型痴呆进展的 MCI 患者。

3）保持日常生活的独立性。

4）没有痴呆，病情较轻，不存在严重影响社会或职业能力的证据。

（2）AD 所致 MCI 标志物诊断标准：

1）高度提示 AD 所致 MCI 可能的生物标志物：一个 Aβ 类标志物阳性和一个神经元损伤类标志物阳性。

2）中度提示 AD 所致 MCI 可能的生物标志：一个 Aβ 类标志物阳性，无神经元损伤类标志物或无法进行检测，或者一个神经元损伤类标志物阳性，而 Aβ 类标志物没有或无法进行检测。

3）生物标志物信息不明确的情况结果模棱两可（既不是明

确的阳性也不是明确的阴性）或者生物标志物检测结果相互矛盾。这一类也包括了没有做生物标志物检测的患者。

4）提示 MCI 不可能归因于 AD 的生物标志物，Aβ 类生物标志物和神经元损害类标志物都是阴性。明确的 Aβ 沉积或神经元损害证据不存在的情况强烈提示 MCI 不是归因于 AD。

根据以上生物标志物检测结果的表现形式和确定性水平的不同，将 AD 所致 MCI 的诊断分为以下四个等级：①符合核心临床诊断标准的 MCI；②中等可能的 AD 所致 MCI；③高度可能的 AD 所致 MCI；④不可能的 AD 所致 MCI（表 1-1）。

表 1-1　纳入生物标志物的 MCI 诊断标准

诊断类别	AD 病因生物标志物的可能等级	Aβ（PET 或 CSF）	神经元损伤（tau、FDG、sMRI）
符合核心临床诊断标准	MCI 不明确	矛盾 / 不确定 / 未检测	矛盾 / 不确定 / 未检测
中等可能的 AD 所致 MCI	中等	阳性	未检测
		未检测	阳性
高度可能的 AD 所致 MCI	最高	阳性	阳性
不可能的 AD 所致 MCI	最低	阴性	阴性

AD：阿尔茨海默病；Aβ：β 淀粉样蛋白；PET：正电子断层扫描；FDG：氟脱氧葡萄糖；MRI：磁共振；MCI：轻度认知损害。

3.AD 所致痴呆诊断标准

（1）痴呆（所有原因）的核心临床诊断标准：由于痴呆临床综合征可由多种原因导致，所以新标准首先列举了所有病因痴呆的核心临床诊断标准。当具备以下认知或行为症状时可以诊断为痴呆。

1）日常工作及一般活动能力受损。

2）生活功能和执行能力较先前水平降低。

3）无法用谵妄或其他严重的精神疾病来解释。

4）认知损害可由以下方式发现或诊断：①病史采集（来自患者本人和知情人）；②客观的认知评价（床旁精神状态检查或神经心理学测试）。

5）认知或行为受损至少包括以下功能中的两项：①学习及记忆新信息的功能受损；②推理及处理复杂任务的能力受损、判断力受损；③视空间能力受损；④语言功能受损（说、读、写）；⑤人格或行为举止改变。

（2）很可能 AD 的诊断标准（核心临床标准）：符合痴呆的诊断标准，并且具备以下特征。

1）隐袭起病，症状在几个月或几年内渐进发展，而不是在几个小时或几天内突然发生。

2）通过报告或观察到有明确的认知功能下降的病史。

3）通过病史和检查发现明显的认知缺损，表现为以下 2 种类型之一：①遗忘症状：痴呆为 AD 的最常见表现。症状包括学习能力及最近所学信息的回忆能力受损。还应至少具备一项前面定义的其他认知领域的功能损害。②非遗忘症状：语言障碍、视觉障碍、执行功能障碍。

4）具有以下情形不应使用很可能 AD 的诊断：①存在时间上与认知损害发生或加重相关的卒中病，或存在多发或广泛的梗死或严重的白质高信号负荷；②是路易体痴呆（dementia with lewybody，DLB）的突出特征；③是行为变异型痴呆的突出特征；④是语义变异型原发性进行性失语或非流利型/语法缺失变异型原发性进行性失语；⑤可用其他伴随的神经系统疾病或影响认知功能的药物使用来解释。

（3）可能 AD 的核心临床标准：

1）非典型病程：符合 AD 型痴呆认知损害的特征，或者突然发病或是缺少充分的病史或客观认知测试结果肯定认知功能的进行性减退。

2）混合表现：符合 AD 的核心临床标准，但存在以下情形。①有证据显示有共存的脑血管疾病，存在与认知障碍发生或发展有时间关联的卒中史，或存在多发或广泛梗死或严重白质高信号负荷；②存在 DLB 的特征；③可用其他神经疾病、非神经疾病或影响认知的药物使用来解释。

（4）不太可能是 AD 的痴呆：

1）不符合 AD 痴呆的临床诊断标准。

2）具备以下任何一项：①尽管符合很可能或可能 AD 痴呆的临床诊断标准，但有足够证据得到以下替代诊断，如 HIV 痴呆、亨廷顿痴呆或者其他罕见的与 AD 重叠的痴呆。②尽管符合可能 AD 痴呆的临床诊断，但 Aβ 或神经元损伤相关生物标志物均是阴性（表 1–2）。

表 1–2　AD 痴呆诊断标准配合生物标志物的使用

诊断分类	AD 病因可能的生物标志物	Aβ（PET 或 CSF）	神经元损伤（CSF tau、PDG-PET、结构性 MRI）
很可能 AD 痴呆			
基于临床诊断标准	情况不详	还没有、有冲突或不确定	还没有、有冲突或不确定

诊断分类	AD 病因可能的生物标志物	Aβ（PET 或 CSF）	神经元损伤（CSF tau、PDG-PET、结构性 MRI）
具有三种不同证据水平的 AD 病理生理学进程	中间	还没有或不确定	阳性
	中间	阳性	还没有或不确定
	高	阳性	阳性
可能 AD 痴呆（非典型临床表现）			
基于临床诊断标准	情况不详	还没有、有冲突或不确定	还没有、有冲突或不确定
具有 AD 病理生理学进程证据	高，但并不能排除第二种病因	阳性	阳性
不太可能是 AD 的痴呆	最低	阴性	阴性

AD：阿尔茨海默病；Aβ：β 淀粉样蛋白；PET：正电子断层扫描；CSF：脑脊液；FDG：氟脱氧葡萄糖；MRI：磁共振。

四、2014 年 IWG-2 诊断标准

从 2007 年至 2014 年，欧洲国际工作组（International Working Great，IWG）及美国国家老龄问题研究所——阿尔茨海默病协会历经 8 年修订，在 NINCDS-ADRDA 诊断标准和 NIA-AA 诊断标准基础上，推出了 AD 的 2014 年 IWG-2 诊断标准。2014 年 IWG-2 诊断标准通过更好地定义临床表型及将生物标志物整合进诊断进程中，从而全面覆盖疾病各个时期（从

无症状到最严重痴呆阶段）。

2014 年 IWG-2 诊断标准分别详细阐述了典型 AD、非典型 AD、混合型 AD 及 AD 临床前阶段的特异诊断标准。具体如下。

（一）典型 AD 的 IWG-2 诊断标准和排除标准

1. 典型 AD 的 IWG-2 诊断标准（任何时期的 A 加 B 两方面）

（1）特异临床表型（A）：存在早期及显著情景记忆障碍（孤立或与暗示痴呆综合征或轻度认知障碍相关的其他认知、行为改变），包括下述特征：①患者或知情者诉有超过 6 个月的、逐步进展的记忆能力下降。②海马类型遗忘综合征的客观证据，基于 AD 特异检测方法，即通过线索回忆测试等发现情景记忆能力显著下降（在疾病中度及重度痴呆阶段海马遗忘综合征可能难以鉴定，但在体内 AD 病理证据中足以存在痴呆综合征的相关特点）。

（2）体内 AD 病理改变的证据（B）（下述之一）。

1）CSF 中 $A\beta_{1-42}$ 水平下降及 T-tau 或 P-tau 蛋白水平上升。

2）淀粉样 PET 成像，示踪剂滞留增加。

3）AD 常染色体显性突变的存在（常携有 PSEN1、PSEN2、APP 突变）。

2. 典型 AD 排除标准

补充检查如血检、脑 MRI，可以排除其他导致认知紊乱或痴呆的疾病，或伴发病。

（1）病史：①突然发病；②早期出现下述症状：步态障碍、癫痫、行为改变。

（2）临床特征：①局灶性神经特征；②早期锥体外系体征；③早期幻觉；④认知波动。

（3）其他足以出现记忆及相关症状的严重疾病：①非 AD

性痴呆；②重度抑郁；③脑血管疾病；④中毒、炎症、代谢紊乱；⑤同感染或血管损伤一致的，内侧颞叶 MRI-FLAIR 或 T_2 信号改变。

（二）非典型 AD 的 IWG-2 诊断标准和排除标准

1. 非典型 AD 的 IWG-2 诊断标准（任何时期的 A 加 B 两方面）

（1）特异临床表型（A）（下述之一）。

1）AD 后皮质异常：①枕颞叶异常：早期、主要及进展性视理解功能或对目标、符号、单词、脸的视觉辨认能力异常；②双顶叶异常：早期、主要及进展性视觉空间能力障碍，如 Gerstmann 综合征、巴林特综合征、肢体失用症或被忽视的特点。

2）AD 的进行性失语：早期、主要及进展性的单词检索或句子重复能力受损。

3）额叶异常：早期、主要及进展性行为改变，包括相关的初级冷漠或行为失控，或认知测试时主要执行能力受损。

4）AD 唐氏综合征改变：唐氏综合征患者发生的以痴呆为特征的早期行为改变及执行能力障碍。

（2）体内 AD 病理改变的证据（B）（下述之一）。

1）CSF 中 $A\beta_{1-42}$ 水平下降及 T-tau 或 P-tau 蛋白水平上升。

2）淀粉样 PET 成像，示踪剂滞留增加。

3）AD 常染色体显性突变的存在（常携有 PSEN1、PSEN2、APP 突变）。

2. 非典型 AD 的排除标准

补充检查如血常规、脑 MRI，可以排除其他导致认知紊乱或痴呆的疾病，或伴发病。

（1）病史：①发病突然；②早期或普遍的情景记忆障碍。

（2）其他足以出现记忆及相关症状的严重疾病：①重度抑郁；②脑血管疾病；③中毒、炎症、代谢紊乱。

（三）混合型 AD 和 AD 临床前阶段的 IGW-2 诊断标准

1. 混合型 AD 的 IWG-2 诊断标准（A 加 B 两方面）

（1）临床及生物标志物的 AD 证据（A）（两者均要满足）。

1）海马型遗忘综合征或非典型 AD 的临床表型之一。

2）CSF 中 $A\beta_{1-42}$ 水平下降以及 T-tau 或 P-tau 蛋白水平上升；或淀粉样 PET 成像中示踪剂滞留增加。

（2）混合病理的临床和生物学标志物证据（B）（条件均需满足）。

1）有卒中或局灶神经学特征的病史记录。

2）存在下述一个或多个 MRI 证据：相应的血管病变、小血管病、腔隙性梗死、脑出血。

（3）路易体病（C）（条件均需满足）。

1）存在下述之一症状：锥体外系症状、早期幻觉或认知波动。

2）通过 PET 扫描显示多巴胺转运体异常。

2.AD 临床前阶段的 IGW-2 诊断标准

（1）无症状高危 AD 的 IWG-2 诊断标准（A 加 B 两方面）。

1）缺少特异临床表型的存在（A）（均要满足）。

①无海马型遗忘综合征；

②无任何非典型 AD 的临床表型。

2）体内 AD 病理改变证据（B）（下述之一）。

①CSF 中 $A\beta_{1-42}$ 水平下降以及 T-tau 或 P-tau 蛋白水平上升；

②纤维状淀粉样 PET 滞留增加。

（2）症状前 AD 的 IWG-2 诊断标准（A 加 B 两方面）。

1）缺少特异的临床表型（A）（两者均需要满足）。

①无海马遗忘综合征类型；

②无任何非典型 AD 的临床表型。

2）经证实的 AD 常染色体突变的存在（常携有 *PSEN1*、*PSEN2*、*APP* 或其他基因突变）。

AD 的诊断主要是根据提示性的临床图片，随后利用生物标志物进行确认或排除。

关于临床图片，有三种情况：

①典型病例（80% ~ 85% 的病例）：情景记忆障碍（称为海马类型遗忘综合征，即使有线索也很难记住一张单词表）。

②非典型病例（15% ~ 20% 的病例）：大脑皮层的后部萎缩或失语，或前额叶脑损伤（会导致行为问题）。

③临床前状态：无症状高危（患者没有症状，但是在科学研究期间偶然发现有积极的生物标志物）和症状发生前具有一个基因突变。

下面两个生物标志物之一是必需的：

①在 CSF 中（通过腰椎穿刺获得），脑蛋白水平异常（Aβ 减少和 tau 蛋白增加）。

②在大脑中，神经影像（通过 PET）显示淀粉样蛋白示踪剂的保留升高。

另外，因 AD 为一种临床生物学实体，所以提出了一种 AD 简化算法：在任何条件或疾病的任何阶段，对 AD 的诊断依赖于病理生理学标志物。

五、2012 年 AD 临床诊断标准的中国化

田金洲教授等在评述几种 AD 诊断标准的基础上，重点对 AD 临床诊断标准的中国化进行了解读。2012 年制定了中文版 AD 临床诊断标准（表 1-3）。

表 1-3　中文版 AD 临床诊断标准

1	记忆或认知功能损害逐渐出现 6 个月以上，且进行性恶化
2	神经心理学测验证实存在显著的情节记忆损害，如中文版延迟故事回忆（delayed story recall，DSR）。不同年龄分界值：50 岁及以上者 < 15.5 分、65 岁及以上者 < 11.5 分、75 岁及以上者 < 9.5 分，平均 < 10.5 分
3	精神状态检查或神经心理学测验提供认知功能损害的客观证据，如 MMSE。不同教育程度分界值：文盲组 ≤ 19 分、小学组 ≤ 22 分、初中及高中组 ≤ 23 分、高等教育组 ≤ 26 分，平均 ≤ 23 分
4	工作或日常生活能力受损，如中文版工具性日常生活活动量表（IADL）得分 ≥ 16 分
5	整体状态评价为轻度痴呆及以上，如临床痴呆评定量表（clinical dementia rating scale，CDR）得分 ≥ 0.5 分
6	神经影像学证据：海马体积缩小，如 MRI 显示左侧海马体积 ≤ 1.96 cm³、右侧海马体积 ≤ 2.01 cm³；或内侧颞叶萎缩，如内侧颞叶萎缩评定量表（MTA-scale）75 岁以下者 ≥ 2 分，75 岁以上者 ≥ 3 分
7	除外其他病因：认知损害发生或加重在明确卒中后 3 个月内，或存在多发梗死或严重白质高信号等 VaD 的典型特征；或具有波动性认知损害、形象生动的视幻觉及自发的帕金森综合征等 DLB 的核心特征；或具有行为变异、额叶和（或）前颞叶明显萎缩等 FTD 的突出特征；或其他可逆原因，如激素或代谢异常，甲状腺功能减退或叶酸/维生素 B_{12} 缺乏；或谵妄或其他精神及情感疾病，如精神分裂症、抑郁症

　　该标准沿用了以往从痴呆综合征到 AD 的两步诊断法和排除其他病因的诊断策略，临床诊断程序有三步：第一步是确定痴呆综合征；第二步是判断痴呆程度；第三步是鉴别痴呆原因。其中第 1 条至第 3 条明确是否存在认知功能损害；第 4 条判断认知功能损害的程度是否足以影响到了工作或日常生活，以确

定痴呆综合征的诊断；第 5 条则是对整体状态的评定，要求达到轻度痴呆及以上程度；第 6 条是利用 MRI 鉴别是否为 AD 病因；第 7 条则是除外标准，包括非 AD 型痴呆和引起痴呆的其他可逆原因。

2012 年"中文版阿尔茨海默病临床诊断标准"除了考虑其敏感性和特异性外，重要的是它们在我国语言、文化和社会背景下的适应性。2012 年中文版 AD 临床诊断标准是一个记忆、认知、功能、影像、生化等多参数联合使用的 AD 操作性诊断标准。它沿用了以往从痴呆综合征到 AD 的两步诊断法和排除其他病因的诊断策略，痴呆诊断主要通过病史、临床表现、认知或神经心理学测验来判断，AD 病因则主要借助 MRI 结构影像学技术来分析，筛查 AD 的敏感性是 83.23%，特异性是 88.61%，阳性预测价值为 72.56%，阴性预测价值为 94.59%，具有较好地甄别正常认知、MCI 和轻度 AD 的性能，适用于中文背景下的 AD 临床诊断和筛查。

第八节　阿尔茨海默病的鉴别诊断

一、VaD

VaD 主要是由脑血管病变引起，如动脉粥样硬化、脑梗死、高血压脑病等。症状具有波动性，病初以"脑衰弱综合征"为主要表现，如持续性头痛、眩晕、肢体麻木、睡眠障碍、耳鸣等，可伴有记忆力轻度受损；中后期以神经精神症状为主，如情感脆弱而哭笑无常、发音不清、吞咽困难、幻觉等，并伴有尿失禁及肌麻痹。多有卒中史，认知障碍发生在脑血管病事件后 3 个月内，痴呆可突然发生或呈阶梯样缓慢进展，神经系统检查可见局灶性体征；特殊部位如角回、丘脑前部或旁内侧部梗死可引起痴呆，CT或MRI检查可显示多发梗死灶，除外其他可能病因。

二、MCI

MCI仅有记忆力障碍，无其他认知功能障碍，如老年性健忘，人类的单词记忆、信息储存和理解能力通常在30岁达到高峰，近事和远事记忆在整个人生期保持相对稳定，健忘是启动回忆困难，通过提示回忆可得到改善，遗忘是记忆过程受损，提示也不能回忆，AD患者还伴有计算力、定向力和人格等障碍，这在正常老年人中很少见。

三、DLB

DLB表现为帕金森病症状，视幻觉，波动性认知功能障碍，伴注意力、警觉异常，运动症状通常出现于精神障碍后1年以上，患者易跌倒，对精神病药物敏感。

四、帕金森病痴呆（Parkinson's disease with dementia，PDD）

PD患者的痴呆发病率可高达30%，表现为近事记忆稍好，执行功能差，但不具有特异性，神经影像学无鉴别价值，须注意约10%的AD患者可发现Lewy小体，20%～30%的PD患者可见SP和NFTs，Guamanian Parkinson痴呆综合征患者可同时有痴呆和帕金森病症状，常在脑皮质和白质发现NFTs，SP和Lewy小体不常见。

五、FTD

FTD较少见，起病隐袭，缓慢进展，表现为情感失控、冲动行为或退缩、不适当的待人接物和礼仪举止、不停地把能拿到的可吃或不可吃的东西放入口中试探、食欲亢进、模仿行为等，记忆力减退较轻。Pick 病是额颞痴呆的一种类型，病理可见新皮质或海马神经元胞质内出现银染包涵体（Pick 小体）。

六、正常颅压脑积水（normal pressure hydrocephalus，NPH）

NPH 多发生于脑部疾病如蛛网膜下隙出血、缺血性脑卒中、头颅外伤和脑感染后，或为特发性，出现痴呆、步态障碍和排尿障碍等典型三联征。痴呆以皮质下型为主，表现为轻度认知功能减退、自发性活动减少、后期情感反应迟钝、记忆障碍、虚构和定向力障碍等，可出现焦虑、攻击行为和妄想，早期尿失禁、尿频，后期排尿不完全，尿后滴尿现象。CT 可见脑室扩大，腰穿 CSF 压力正常。

七、其他

AD 尚需与酒精性痴呆、颅内肿瘤、慢性药物中毒、肝衰竭、恶性贫血、甲状腺功能减低或亢进、亨廷顿舞蹈病、肌萎缩侧索硬化症、神经梅毒、CJD 等引起的痴呆综合征鉴别。

第九节　阿尔茨海默病治疗概述

AD 是老年人当中引起痴呆最常见的疾病。20 世纪中叶以来，随着世界人口老龄化的发展，AD 的防治已成为全球关注热点。当前治疗方法多样，主要包括药物疗法和非药物疗法。药物治疗的目的是改善 AD 患者的认知、精神行为和功能方面的症状。非药物疗法主要是心理 - 社会 - 环境治疗。所有疗法的目标最终都是为了改善 AD 患者症状，最大限度地保留 AD 患者的功能水平，延缓疾病进展，从而提高患者的生活质量，减少家庭的照料负担。

尽管 AD 已经被认识一个多世纪之久，但至今美国食品药品监督管理局（Food and Drug Administration，FDA）批准在临床上应用的治疗药物仍仅有胆碱酯酶抑制剂和美金刚，且这些药物也仅仅能够提供对症治疗而并不能改变疾病的病理过程。近几年，对于针对疾病的修饰性治疗研究正在兴起，但由于 AD 病因的复杂性和多重发病机制的参与，要研发出真正临床有效的治疗药物实际上非常困难。加之临床上 AD 的诊断经常被耽误，许多患者诊断后并没有接受治疗或接受的药物治疗剂量并不充足。2008 年国际 AD 联盟发起一个全球改善对此病认识的宪章，它强调了对此病早期诊断与合理治疗的重要性。但是，至今合理治疗的确切定义仍不明确。

目前，药物治疗中只有乙酰胆碱酯酶抑制剂（AChEI）中的多奈哌齐、加兰他敏和卡巴拉汀及谷氨酸 N- 甲基 - 天冬氨酸（N-methyl-D-aspartate，NMDA）受体拮抗剂的美金刚，被 2010 年由欧洲神经病学联盟（European Federation of Neurological Societies，EFNS）发布的 AD 诊疗指南及 2007 年由美国精神病学会（American Psychiatric Association，APA）发布的 AD 指南一致推荐为 AD 的一线治疗药物，无论是从其病理机制还是临床大量的研究均验证了其疗效的有效性和安全性。

AChEI 治疗轻、中度 AD 患者的认知和非认知症状有效（Level A），也有研究支持 AChEI 用于重度 AD 患者的治疗。

美金刚治疗中、重度 AD 患者认知和非认知症状有效（Level A），非认知症状（激越、妄想）的治疗效果优于其他症状（Level B），指南指出有的研究显示美金刚也可用于轻度 AD 患者的治疗。

此外，EFNS 及 APA 指南还指出，联合 AChEI 和美金刚治疗比单独应用 AChEI 可让患者更有效获益，两者联合有相互增效的作用。

其他可能缓解病情的方法有抗炎药物（如非甾体抗炎药），抗氧化、清除自由基药物（如维生素 E、维生素 C 等），降压药物，降脂药物（如他汀类药），降糖药物（如吡格列酮、二甲双胍等），雌激素，脑代谢增强剂（包括尼麦角林、吡拉西坦、茴拉西坦等）等，但是目前尚无结论统一、强有力的循证医学证据表明这些药物可以改善 AD 症状，其预防作用也有待于进一步证实。

此外，如何降低 AD 的重要病理特征 Aβ 和过度磷酸化的 tau 蛋白在脑内的水平也是治疗 AD 的重要策略之一。但该类药物研究多处于早期阶段，时至今日尚无靶向作用于 Aβ 及 tau 蛋白的药物成功上市。

过去，关于 AD 研究最令人失望的可能是针对 Aβ 肽治疗的失败。首次给予 Aβ 主动免疫后，6% 的参与者出现脑膜脑炎，且后期分析显示 Aβ 疫苗无临床获益。随后发现 Aβ 疫苗不影响其在 CSF 中的水平，不改善认知功能。Aβ 单克隆抗体（solanezumab 和 bapineuzumab）的 III 期临床试验由于没有达到主要结局即未能改善认知功能，均宣告失败。

由于缺少令人信服的试验，破坏 Aβ 肽产生的 γ- 分泌酶抑制剂（semagacestat 和 avagacestat）被禁止展开。γ- 分泌酶抑制剂 tramiprosate 被认为可以阻止 Aβ 聚集，但是该药未显示出临床获益。新的 β- 分泌酶抑制剂正在研发中。

由于 tau 蛋白过度磷酸化发生在细胞内，较淀粉样蛋白更难干预，因此较少引起人们的兴趣。改良亚甲基蓝似乎可以防止 tau 聚集形成 NFTs，作为一种潜在的治疗希望似乎很有可能完成Ⅱ期临床试验，进而展开Ⅲ期临床试验。但是阻止 tau 磷酸化或 tau 抗体的相关药物的临床试验也以失败而告终。

作为治疗 AD 的新技术，即干细胞移植和基因疗法，目前同样处于试验研究阶段，要想真正应用于临床，还有许多技术上、伦理等方面的困难需要克服，从基础研究到临床应用仍有一定的距离。

长期的临床实践证明，如果把中医辨证施治的整体治疗与西药的靶向治疗结合起来，不仅能改善 AD 患者的症状，而且能标本同治，更加有利于延缓疾病的发展。近年来，大量的临床与实验研究证实中医中药在针对 AD 的调节神经递质及脑内蛋白质含量、抗神经炎症和氧化应激反应、改善脑能量代谢、减少神经元的丢失、抑制细胞凋亡等神经生物机制方面均有一定的作用。中医中药在治疗 AD 上显现出了多靶点、不良反应少的优势。但中医中药在 AD 的研究中也存在许多亟须改善的方面，如对 AD 的诊断缺乏明确的标准，实验动物研究未采用统一的 AD 病变模型，临床研究缺乏遵循循证医学研究手段的大样本、多中心的研究资料等。

非药物疗法主要是心理、社会、环境治疗。广义的心理、社会、环境治疗的具体任务包括与患者及其家人建立和保持适当的治疗关系；进行诊断性评估，及时制定个体化治疗方案；精神状况评估和监测，根据病情发展及时调整治疗策略；安全评估和干预；对患者及其家属进行疾病知识教育等。狭义的心理、社会、环境治疗是针对某个或某类具体的行为、情感或认知症状而实施的治疗，目的是尽可能地提高生存质量和保留功能水平。此类治疗主要着重于患者、照料者、环境在治疗中的相互作用，充分考虑患者的需要，为患者提供个性化的治疗及护理方法，这些均有利于改善 AD 患者的认知能力和生活能力及减轻 AD

患者的精神行为症状，有助于提升患者的心理状态，同时也为家属提供了许多行之有效的照料手段，从而有利于提高患者的生活质量。

随着人类寿命的延长和社会老龄化问题的日益突出，AD 的治疗已成为当今社会的重大课题之一。由于目前对 AD 的病因及发病机制尚不十分明确，目前治疗只是延缓疾病进展，而尚无特效治疗手段或逆转疾病的药物上市。相信随着对 AD 病理机制的深入研究及药物研发的飞速进步，今后可从更多环节、更多靶点和更多途径研究相关治疗药物，从而使 AD 的预防与治疗获得突破性进展。

（赵　斌　蔡志友　赵　宇　王洋洋）

参考文献

1. 陈生弟，王刚 . 阿尔茨海默病的昨天、今天和明天：痴呆研究的历史、现状与展望 . 中国现代神经疾病杂志，2010，10（2）：147-150.

2. POSTUMA R B.Comment：epidemiology of dementia with Lewy bodies--the Alzheimer-Parkinson overlap. Neurology，2013，81（9）：838.

3. MAYEUX R.Genetic epidemiology of Alzheimer disease. Alzheimer Dis Assoc Disord，2006，20（3 Suppl 2）：S58-S62.

4. ISMAILOV R M.Erythropoietin and epidemiology of Alzheimer disease. Alzheimer Dis Assoc Disord，2013，27（3）：204-206.

5. MCKHANN G，DRACHMAN D，FOLSTEIN M，et al.Clinical diagnosis of Alzheimer's disease：report of the NINCDS-ADRDA Work Group under the auspices of Department of Health and Human Services

Task Force on Alzheimer's Disease. Neurology, 1984, 34（7）: 939–944.

6. KORCZYN A D.Commentary on "Recommendations from the National Institute on Aging-Alzheimer's Association workgroups on diagnostic guidelines for Alzheimer's disease". Alzheimers Dement, 2011, 7（3）: 333–334.

7. 田金洲，时晶，魏明清，等．阿尔茨海默病临床诊断标准的中国化．中国医学前沿杂志（电子版），2012, 4（10）: 1-6, 91.

8. DUBOIS B, FELDMAN H H, JACOVA C, et al. Research criteria for the diagnosis of Alzheimer's disease: revising the NINCDS-ADRDA criteria. Lancet Neurol, 2007, 6（8）: 734–746.

9. DUBOIS B, FELDMAN H H, JACOVA C, et al.Advancing research diagnostic criteria for Alzheimer's disease: the IWG–2 criteria. Lancet Neurol, 2014, 13（6）: 614–629.

10. CSERNANSKY J G, WANG W, SWANK J, et al.Preclinical detection of Alzheimer's disease: hippocampal shape and volume predict dementia onset in the elderly. Neuroimage, 2005, 25（3）: 783–792.

11. DEVANAND D P, PRADHABAN G, LIU X, et al.Hippocampal and entorhinal atrophy in mild cognitive impairment: prediction of Alzheimer disease. Neurology, 2007, 68（11）: 828– 836.

12. SMALL G W. PET of brain amyloid and tau in mild cognitive impairment. N Engl J Med, 2006, 355（25）: 2652–2663.

13. GLUCK M A, MYERS C E, NICOLLE M M, et al. Computational models of the hippocampal region: implications for prediction of risk for Alzheimer's disease in non-demented elderly. Curr Alzheimer Res, 2006, 3（3）: 247–257.

14. MALLOY P, TREMONT G, GRACE J, et al.The Frontal

Systems Behavior Scale discriminates frontutemporal dementia from Alzheimer's disease. Alzheimers Dement, 2007, 3（3）: 200-203.

15. TAKI J, YOSHITA M, YAMADA M. Significance of ^{123}I-MIBG scintigraphy as a pathophysiological indicator in the assessment of Parkinson's disease and related disorders: itcan be a specific marker for Lewy body disease.Ann NuclMed, 2004, 18（6）: 453-461.

16. EMRE M, AARSLAND D, BROWN R, et al.Clinical diagnostic criteria for dementia associated with Parkinson's disease. Mov Disord, 2007, 22（12）: 1689-1707, quiz 1837.

17. COLLINS S J, SANCHEZ-JUAN P, MASTERS C L, et al.Determinants of diagnostic investigation sensitivities across the clinical spectrum of sporadic Creutzfeldt-Jakob disease. Brain, 2006, 129（Pt 9）: 2278-2287.

18. RABINOVICI G D, WANG P N, LEVIN J, et al.First symptom in sporadic Creutzfeldt-Jakob disease. Neurology, 2006, 66（2）: 286-287.

19. KING A, BODI I, TROAKES C.The neuropathological diagnosis of Alzheimer's disease: the challenges of pathological mimics and concomitant pathology. Brain Sci, 2020, 10（8）: 479.

20. TURNER R S, STUBBS T, DAVIES D A, et al.Potential new approaches for diagnosis of Alzheimer's disease and related dementias. Front Neurol, 2020, 11: 496.

21. SCHWABER E J, THOMPSON A C, SMILNAK G, et al.Co-prevalence of Alzheimer's disease and age-related macular degeneration established by histopathologic diagnosis. J Alzheimers Dis, 2020, 76（1）: 207-215.

22. ROSSINI P M, DI IORIO R, VECCHIO F, et al. Early

diagnosis of Alzheimer's disease: the role of biomarkers including advanced EEG signal analysis. Report from the IFCN-sponsored panel of experts. Clin Neurophysiol, 2020, 131（6）: 1287-1310.

23. HAMEED S, FUH J L, SENANARONG V, et al.Role of fluid biomarkers and PET imaging in early diagnosis and its clinical implication in the management of Alzheimer's disease. J Alzheimers Dis Rep, 2020, 4（1）: 21-37.

24. DUPREE E J, DARIE C C.Examination of a non-invasive biomarker for the diagnosis of prodromal Alzheimer's disease and Alzheimer's disease Dementia. EBioMedicine, 2020, 57: 102882.

25. DAVDA N, CORKILL R.Biomarkers in the diagnosis and prognosis of Alzheimer's disease. J Neurol, 2020, 267（8）: 2475-2477.

26. VYHNALEK M, MARKOVA H, LACZO J.Assessment of memory impairment in early diagnosis of Alzheimer's disease.Curr Alzheimer Res, 2019, 16（11）: 975-985.

27. LEITAO M J, SILVA-SPINOLA A, SANTANA I, et al.Clinical validation of the Lumipulse G cerebrospinal fluid assays for routine diagnosis of Alzheimer's disease. Alzheimers Res Ther, 2019, 11（1）: 91.

28. VU M, KOPONEN M, TAIPALE H, et al.Prevalence of cardiovascular drug use before and after diagnosis of Alzheimer's disease. Int J Cardiol, 2020, 300: 221-225.

第二章

阿尔茨海默病的血管机制

血管是人类个体生命赖以存在的基础。没有血管，就没有人类的生命；没有正常的血管组织结构，就不会有健康正常的人类机体。运动系统中存在血管损害，就会出现骨质疏松症、骨坏死、骨折等疾病。消化系统中存在血管功能异常，不仅促进消化不良的发生，还有消化性溃疡、肠坏死、肠梗阻等疾病的出现。循环系统本身就是由血管腔道组成，它的功能结构异常，会有严重的致命后果发生，如心肌梗死、心绞痛、严重的心律失常、心绞痛等。周围血管的损害还有发生迁延不愈的坏疽溃疡的风险。在神经系统疾病中，脑血管疾病的重大危害性，众所周知。大脑既是生命中枢，也是思维情感中枢；脑血管出了问题，严重时威胁生命，轻者会出现情感障碍、认知功能损害、痴呆等。因此，血管与人体每个系统和器官的正常组织结构功能密切相关，也和人类的疾病有着千丝万缕的联系。

数以千计的文献提示血管因素参与了 AD 的发病机制（图 2-1）。AD 是一种慢性进行性神经变性疾病，临床上以逐渐加重的认知功能损害、痴呆、精神症状为特征。无论是脑内的大血管系统病变，还是小血管病变都是 AD 病理生理过程中的积极贡献者。大量研究证实大血管的动脉粥样硬化有助于 Aβ 病理和 NFTs 形成，因为大血管的动脉粥样硬化不仅促进了 Aβ 的大量生成和 tau 蛋白的过度磷酸化，而且也阻碍了脑内 Aβ 的清

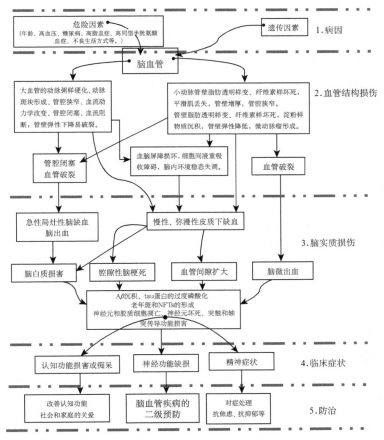

图2-1　AD 的血管发病机制

除，加速了 Aβ 沉积及 SP 和 NFTs 的形成。大血管的动脉粥样硬化也促进了神经变性进程，导致大量神经元丢失，表现为认知功能逐渐下降、痴呆、精神症状、步态不稳等。可以这样说，脑内的小血管病变是 AD 病理过程进展的日夜执行者，和大血管病变一道，促进了 Aβ 沉积、tau 蛋白的过度磷酸化、SP 和

NFTs 的形成，最后导致大量神经元丢失，临床症状的渐进性加重。同时，血管因素能够诱发氧化应激、神经炎症和 Aβ 沉积、tau 蛋白的过度磷酸化级联效应，进一步加速神经变性进程，致使 AD 临床症状的快速恶化。我们在此讨论 AD 发病机制的血管基础，以期对 AD 的防治提供清晰的思路和明确的方向。

第一节　血管危险因素与阿尔茨海默病共存

大量的流行病学资料提示血管危险因素是 AD 的致病原因，如高龄、高血压、糖尿病、心脏病、短暂性脑缺血发作（transient ischemic attack，TIA）、卒中病史、吸烟、高同型半胱氨酸血症等（表 2–1），这里也包括环境和遗传因素。越来越多的证据表明 AD 和血管危险因素共存，有血管危险因素的个体易患 AD。

大量文献表明脑大、小血管病变引起的 TIA 和卒中均增加了 AD 发生率。研究表明作为血管危险因素的 *ApoE* 基因型是 AD 发生的独立危险因素，甚至 ApoE 是动脉粥样硬化和 AD 的链接者。

年龄：随着年龄的增长，血管的柔韧性和弹力日益下降，血管的运输功能也在减弱，血管的储备能力因此而降低。大量研究资料表明年龄相关的血管结构和功能改变是 Aβ 病理和 tau 蛋白过度磷酸化的罪魁祸首。年龄相关的基底膜厚度下降和动脉弹性的降低引起了脉搏强度的减弱，脉搏强度作为清除血液内可溶性蛋白的动力，从而导致了 Aβ 清除的失败，加快了 Aβ 的病理形成。

高血压：高血压可以损害大脑内的小血管，影响大脑中负责思考和记忆的区域。高血压还可以减少血液流向控制记忆和学习领域的脑区，提高了 AD 的发病风险。大多数研究表明，中年高血压易患认知能力下降和 AD，而且降压药物的服用可以显著抑制 AD 的病理特征。有研究证实血管紧张素 II 诱导的高血压加剧了 AD 样病理改变，如脑血流量（cerebral blood flow，CBF）减少、神经连接性和认知功能的损害。临床资料也证实高血压与其他危险因素一道，如冠状动脉粥样硬化性心脏病、ApoE、血脂异常、肥胖、糖尿病等，共同参与 AD 的发病，加速 Aβ 病理和 tau 蛋白的过度磷酸化。高血压也会加速脑白质病变和胆碱能神经元的丢失，参与 AD 的病理生理过程。高血压还增加了晚期糖化终产物受体的表达，导致 Aβ 沉积和认知功能障碍。

糖尿病：越来越多的研究证实糖尿病患者具有 AD 的相似病理特征，甚至有的学者把 AD 称为 3 型糖尿病。在过去的 20 年间，2 型糖尿病对脑功能产生重大影响已被广泛证明，如认知能力下降和老年痴呆症发生风险的增加。这种增加的风险可能来自于正常脑老化和胰岛素信号转导功能障碍之间的相互作用。2 型糖尿病和 AD 之所以有相同的病理特征，可能是因为胰岛素信号转导障碍担当了二者发病机制中相同的关键环节。

心脏病：流行病学和病理学资料显示，与 AD 发病机制相关的心脏病主要有冠状动脉粥样硬化性心脏病、心房纤颤、心肌梗死、心瓣膜功能不全、心功能不全等。研究资料证明，有效的心脏病防治可以显著降低或者延缓痴呆相关性疾病的发生，如 VaD 和 AD。

表 2-1　血管危险因素与 AD

血管危险因子	病患特征	相对危险度	AD 病理特征
卒中 / 血管源性事件	静息性梗死	1.2	是
	卒中	3	是
	TIA	2	—
动脉粥样硬化	颈总动脉	2	—
	主动脉弓	2	是
	Willis 环	2	是
高血压	收缩压大于 130 mmHg，舒张压大于 95 mmHg	2～3	是
心脏病	冠心病	2	是
	房颤	2	否
糖尿病	1 型	1.3	否
	2 型	1.4	是
高同型半胱氨酸血症	大于 13 mmol	2	否
血脂异常	高胆固醇血症	1.5	否
	高甘油三酯血症	1.5	否

　　注：危险度来自于文献中的相对危险度（relative risk，*RR*）和风险比（hazard ratios，*HR*）。

第二节　大血管的动脉粥样硬化

　　动脉粥样硬化（atherosclerosis，AS）不仅是大面积脑梗死的诱因，也是脑灌注不足和微梗死的易患因素，还可引起认知能力下降和痴呆的发生。这个过程不仅与血管性认知功能障碍有关，也是 AD 血管病变的病理学基础（图 2-2）。大量研究资料显示，动脉粥样硬化、认知功能损害和痴呆、VaD 和 AD 交织在一起，密不可分。

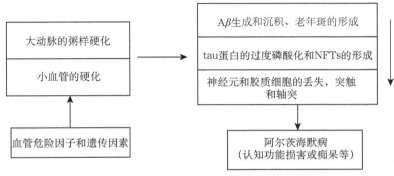

图 2-2　AD 的可能血管机制

自从 20 世纪以来，颅内动脉粥样硬化对 AD 患者的作用是一个争论的话题，有资料报道在 AD 患者中，Willis 环、神经炎性斑块和 NFTs 有着密切关系。大量证据提示，颅内动脉粥样硬化是 AD 的一个独立和重要的危险因素。

在 AD 患者中，低血清对氧磷酶 -1（paraoxonase 1, PON1）浓度水平与颈动脉粥样硬化程度有关，二者均为痴呆症状的危险因素。采用量化分析主动脉、心脏和颅内血管动脉粥样硬化，发现在上述任一系统动脉粥样硬化的程度都和 AD 脑内病理程度之间有关联。

在 AD 中可以发现脑内狭窄的数量更多，闭塞程度的平均指数更高，而且狭窄指数和狭窄血管的数量呈正相关，血管狭窄指数与 AD 病理病变和神经心理认知功能损害程度成正比。同时，与对照组比较，AD 患者的大脑前、中、后脑动脉粥样硬化的数量和程度更严重。AD 脑内的动脉粥样硬化严重程度与血管淀粉样变的严重性明显相关，且 AD 的脑白质疏松程度与动脉粥样硬化和血管淀粉样变性的严重程度密切相关。

第三节　脑小血管病与阿尔茨海默病

脑小血管病（cerebral small vessel disease，CSVD）是累及脑小动脉、微动脉、静脉和毛细血管的多病因的一组疾病。CSVD 主要包含腔隙、腔隙性脑梗死、脑白质疏松症、脑微出血等。CSVD 占全世界卒中的 20%，是 VaD 和 AD 等认知功能障碍疾病的最常见原因之一。CSVD 可以与 AD 共存，在 AD 病理学检查中可以观察到 CSVD 的存在，这表明 CSVD 和 AD 的病理学有着密切联络（图 2-2、图 2-3）。CSVD 可以促进 Aβ 病变，而 AD 相关的脑淀粉样病变可增加小血管的进一步损伤。CSVD 一直被强调作为一个潜在的主要的 AD 风险因素，Aβ 沉积导致脑血管损伤是其主要病因之一。

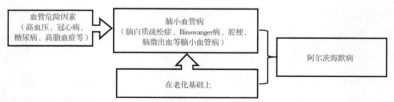

CSVD 和老化共同促进了 AD 的发生，在老化基础上 CSVD 可加速 AD 的进展。

图 2-3　CSVD 与 AD

腔隙性脑梗死在 AD 发病机制上起到重要作用，尤其是在老年 AD 患者中。一些研究提示腔隙性脑梗死和 AD 的 Aβ 和

tau 病理相关联，腔隙性脑梗死与 AD 患者 CSF 中 $A\beta_{42}$ 及 tau 蛋白降低有关。

多发性脑微出血在 AD 中已被证实，且 MRI 检测资料显示 AD 患者的脑微出血发生率高，脑微出血与 AD 患者神经网络障碍相关。脑微出血也参与了 AD 的 Aβ 代谢调节。高龄、Aβ 负荷、脑血管病都可能促进脑微出血的发生，且脑微出血与 AD 临床症状密切相关。

脑白质疏松症在影像学上被描述为一种弥漫性白质异常的表现，年龄、高血压、糖尿病和心血管疾病是脑白质疏松症的主要危险因素。大量资料提示脑白质疏松症不仅与脑血管疾病关联，而且也与神经变性疾病密切相关，尤其是与痴呆相关的疾病存在关联。神经影像数据显示，脑白质疏松症可出现在 AD 患者和老年健康人群中。从显性遗传的 AD 网络资料来看，白质高信号（white matter hyperintensities，WMHs）是 AD 的核心影像学特征，而且，WMHs 容积量是发生 AD 的重要预测风险因子之一。

此外，有关于 Binswanger 病和 AD 关系也被研究资料所证实，虽然分子生物学方面未见报道。脑萎缩是 AD 和 CSVD 的一个共同形态特征；痴呆是 AD 和 CSVD 的常见的共同临床结果。综上所述，CSVD 在 AD 发病机制中发挥至关重要的作用。

第四节　氧化应激、神经炎症和阿尔茨海默病的血管机制

氧化应激、神经炎症和 AD 的血管机制有着千丝万缕的联系。其中，血管本身的氧化应激和神经炎症破坏了血管的正常结构和功能，如动脉硬化、动脉粥样硬化、BBB 结构功能的破坏等，加速了 SP 和 NFTs 的形成等。

众所周知，神经炎症是 AD 的重要病理生理特征之一。在血管机制中，炎症对于动脉粥样硬化的发生起着重要作用。各种血管危险因素也通过炎症途径参与了 AD 的病理生理过程，如心血管病危险因素、代谢综合征、卒中等，这些均涉及了多种炎症生物学标志物。在周细胞和内皮细胞中发现，ApoE4 可以通过炎症途径加速 BBB 破坏，阻碍脑内 Aβ 的有效清除。在各种 AD 动物模型中，均发现神经炎症是 SP 和 NFTs 形成的元凶。神经炎症放大了氧化应激效应，破坏了正常的细胞信号通路，加速了神经元的凋亡和丢失，这些过程均与 AD 有关。

氧化应激全程参与了 AD 的发病机制，在 AD 的血管机制中，氧化应激和动脉粥样硬化关系最密切也最显著。动脉粥样硬化、VaD、AD 均与氧化应激密不可分，甚至氧化应激、神经炎症和 AD 病理形成一个互为因果的病理恶化环（图 2-4），通过动脉粥样硬化这一具体机制来实现。研究发现，氧化低密度脂蛋白不仅加速了 AD 患者的动脉粥样硬化，而且促进了 Aβ 的生成和沉积。

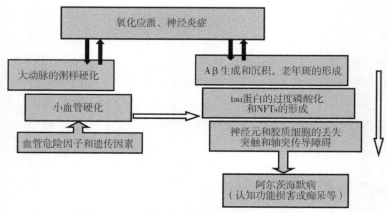

图 2-4　氧化应激、神经炎症和 AD 病理特征

第五节　展望

血管机制是 AD 发生的重要病理生理机制之一。无论是大血管病变还是小血管病变，都与 AD 密不可分。可以这样说，血管机制伴随着 AD 患者的终身。

根据 AD 血管学说，对于 AD 的治疗策略显而易见。如果我们把治疗策略仍投注在清除 Aβ 上进而改变 AD 发病进程，该策略似乎还会继续面临失败。多重内在的和外在的年龄相关因素侵蚀了老年人大脑结构和功能上的完整性，使针对年龄相关因素进行预防 AD 成为可能。如果我们把目标集中在改善微循环和抗衰老上，会不会成为 AD 有效的治疗策略？

基于血管学说，防治脑血管病可以延缓 AD 的发生。

临床上他汀类药物能让脑血管病患者获益，似乎他汀类药物在防治 AD 等神经变性疾病上也有类似作用。对持续使用他汀类药物的患者进行随访后发现，早期坚持使用他汀类药物可以大大降低 AD 的痴呆程度和其他痴呆疾病的痴呆程度。也有研究证实，他汀类药物也能够抑制 AD 特征性病理发展。

抗血小板聚集类药物是治疗缺血性脑血管疾病的最常用药物，研究发现抗血小板聚集药，如阿司匹林、氯吡格雷等，对 AD 也有疗效。最近研究显示，低剂量的阿司匹林能够抑制小鼠的脑淀粉样血管病变。也有临床资料显示阿司匹林可以增加 AD 患者脑出血事件的发生。

总之，延缓衰老进程、改善脑微血管功能、增强脑内血管再生将会减缓和抑制 AD 的神经变性进程，这些措施将会成为 AD 的有效治疗策略。

改善微循环、预防血管硬化可以延缓 AD 病程。尽管如此，还没有强有力的循证医学支持这一想法。虽然越来越多分子生物学的基础研究结果表明防治脑血管疾病能使 AD 患者受益。然而，在临床上仍缺乏对 AD 和脑血管病两者均有效的特效药物证据。期望在不久的将来，会有大规模的临床研究资料来阐明这一问题。

（蔡志友　樊海霞　赵　宇）

参考文献

1. BESSER L M，ALOSCO M L，RAMIREZ GOMEZ L，et al. Late-life vascular risk factors and Alzheimer disease neuropathology in individuals with normal cognition. J Neuropathol Exp Neurol，2016，75（10）：955-962.

2. BONHAM L W，DESIKAN R S，YOKOYAMA J S. The relationship between complement factor C3，APOE ε4，amyloid and tau in Alzheimer's disease. Acta Neuropathol Commun，2016，4（1）：65.

3. STOJAKOVIC T，SCHARNAGL H，MARZ W. ApoE：crossroads between Alzheimer's disease and atherosclerosis. Semin Vasc Med，2004，4（3）：279-285.

4. GALVAN V，HART M J. Vascular mTOR-dependent mechanisms linking the control of aging to Alzheimer's disease. Biochim Biophys Acta，2016，1862（5）：992-1007.

5. MENG G，ZHONG X，MEI H. A systematic investigation into aging related genes in brain and their relationship with Alzheimer's disease. PLoS One，2016，11（3）：e0150624.

6. SKOOG I，GUSTAFSON D. Update on hypertension and Alzheimer's disease. Neurol Res，2006，28（6）：605-611.

7. WIESMANN M，ROELOFS M，VAN DER LUGT R，et

al.Angiotensin Ⅱ, hypertension, and angiotensin Ⅱ receptor antagonism: roles in the behavioural and brain pathology of a mouse model of Alzheimer's disease. J Cereb Blood Flow Metab, 2017, 37（7）: 2396-2413.

8. SPARKS D L. Coronary artery disease, hypertension, ApoE, and cholesterol: a link to Alzheimer's disease ? Ann N Y Acad Sci, 1997, 826: 128-146.

9. CARNEVALE D, PERROTTA M, LEMBO G, et al. Pathophysiological links among hypertension and Alzheimer's disease. High Blood Press Cardiovasc Prev, 2016, 23（1）: 3-7.

10. ALOSCO M L, HAYES S M. Structural brain alterations in heart failure: a review of the literature and implications for risk of Alzheimer's disease. Heart Fail Rev, 2015, 20（5）: 561-571.

11. CERMAKOVA P, ERIKSDOTTER M, LUND L H, et al. Heart failure and Alzheimer's disease. J Intern Med, 2015, 277（4）: 406-425.

12. WARCHOL-CELINSKA E, STYCZYNSKA M, PREJBISZ A, et al. Hypertension in patients with Alzheimer's disease—prevalence, characteristics, and impact on clinical outcome. Experience of one neurology center in Poland. J Am SocHypertens, 2015, 9（9）: 711-724.

13. LUCHSINGER J A, GUSTAFSON D R.Adiposity, type 2 diabetes, and Alzheimer's disease. J Alzheimers Dis, 2009, 16（4）: 693-704.

14. SOLOMON A, KIVIPELTO M, WOLOZIN B, et al. Midlife serum cholesterol and increased risk of Alzheimer's and vascular dementia three decades later. Dement GeriatrCognDisord, 2009, 28（1）: 75-80.

15. VAN OIJEN M, D E JONG F J, WITTEMAN J C, et al.Atherosclerosis and risk for dementia. Ann Neurol, 2007, 61（5）: 403-410.

16. RJ O B. Vascular dementia: atherosclerosis, cognition and Alzheimer's disease. Curr Alzheimer Res, 2011, 8（4）: 341-344.

17. BEACH T G, WILSON J R, SUE LI, et al.Circle of Willis atherosclerosis: association with Alzheimer's disease, neuritic plaques and neurofibrillary tangles. Acta Neuropathol, 2007, 113（1）: 13-21.

18. DOLAN H, CRAIN B, TRONCOSO J, et al. Atherosclerosis, dementia, and Alzheimer disease in the Baltimore Longitudinal Study of Aging cohort. Ann Neurol, 2010, 68（2）: 231-240.

19. CALIK A N, OZCAN K S, YUKSEL G, et al. Altered diastolic function and aortic stiffness in Alzheimer's disease. ClinInterv Aging, 2014, 9: 1115-1121.

20. BEKTAS O, GUNAYDIN Z Y, KARAGOZ A, et al. Drug therapies and presence of coronary artery disease may affect aortic stiffness in Alzheimer's disease. ClinInterv Aging, 2015, 10: 469-470.

21. KIM T W, SONG I U, JEONG D S, et al.Clinical effect of cerebrovascular atherosclerosis on cognition in Alzheimer's disease. Arch Gerontol Geriatr, 2016, 63: 55-58.

22. THAL D R, ATTEMS J, EWERS M, et al. Spreading of amyloid, tau, and microvascular pathology in Alzheimer's disease: findings from neuropathological and neuroimaging studies. J Alzheimers Dis, 2014, 42（Suppl4）: S421-S429.

23. GOOS J D, TEUNISSEN C E, VEERHUIS R, et al.Microbleeds relate to altered amyloid-beta metabolism in Alzheimer's disease.Neurobiol Aging, 2012, 33（5）: 1011, e1-1011, e9.

24. LEE S, VIQAR F, ZIMMERMAN M E, et al. White matter hyperintensities are a core feature of Alzheimer's disease: evidence from the dominantly inherited Alzheimer network. Ann Neurol, 2016, 79（6）: 929–939.

25. GUPTA A, IADECOLA C. Impaired Aβ clearance: a potential link between atherosclerosis and Alzheimer's disease. Front Aging Neurosci, 2015, 7: 115.

26. FIOLAKI A, TSAMIS K I, MILIONIS H J, et al. Atherosclerosis, biomarkers of atherosclerosis and Alzheimer's disease. Int J Neurosci, 2014, 124（1）: 1–11.

27. HALLIDAY M R, REGE S V, MA Q, et al.Accelerated pericyte degeneration and blood-brain barrier breakdown in apolipoprotein E4 carriers with Alzheimer's disease. J Cereb Blood Flow Metab, 2016, 36（1）: 216–227.

28. SYDOW A, HOCHGRAFE K, KONEN S, et al.Age-dependent neuroinflammation and cognitive decline in a novel Ala152 Thr-Tau transgenic mouse model of PSP and AD. Acta Neuropathol Commun, 2016, 4: 17.

29. HATTORI Y, MAKI T, SAITO S, et al.Influence of low-dose aspirin on cerebral amyloid angiopathy in mice. J Alzheimers Dis, 2016, 52（3）: 1037–1045.

第三章

阿尔茨海默病衰老微循环学说及对 Aβ 学说的质疑

自从德国 Alois Alzheimer 医生公布了一位 1906 年就诊的第一例 AD 病历以来，AD 的研究已经超过了百余年的历程。AD 研究已经从早期简单的临床观察和单一的病理染色发展到目前运用包括分子神经病理学、神经生物学、分子遗传学、神经影像学、神经流行病学等在内的多种研究手段，进入了针对其病因、病理学特征、发病机制、临床表现、生物学标志及治疗进行全面研究的崭新阶段，并在上述领域取得了一系列重要的研究进展，极大地推进了我们对 AD 发病机制的认识，而且临床诊断与治疗水平也得到了提高。

20 多年来，Aβ 学说一直是 AD 这个神经变性疾病的主导学说。根据这个学说，Aβ 的过度沉积诱发的神经毒性是 AD 的特有病因，这种 Aβ 物质会以一种或者多种形式存在，如紧密相连的 Aβ 斑、弥散的 Aβ 斑、可溶性的 Aβ 寡聚体、Aβ 原纤维或 Aβ 前原纤维等。令人困惑的是，Aβ 产生和沉积是否为 AD 发生的根源？ Aβ 是否为迟发性散发性 AD（late-onset sporadic Alzheimer's disease，LOSAD）的主要原因？如果是这样，抑制 Aβ 产生和沉积、增加 Aβ 的清除将会是最有效、最科学的 AD 治疗决策。那就是说，运用抑制 Aβ 的药物及抑制 Aβ 产生的免疫抑制剂可以显著降低神经炎性斑块里的 Aβ 水平和具有清除斑块里 Aβ 的作用。时至今日，已有很多有关治疗 AD 的临床试验，虽然有证据证明其具有清除 Aβ 的作用，但是不能有效地改善认知功能。有关 Aβ 学说在 AD 发病中的特殊性，据此学说 Aβ 是 AD 产生的根本原因，针对 Aβ 治疗在逻辑上是有效的。然而，目前所有针对 Aβ 的治疗都是失败的。因此，有关 Aβ 学说备受质疑，于此进行讨论。

第一节　Aβ 是阿尔茨海默病的发病原因？

AD 标志性的病理改变、神经元和突触损失及认知功能障碍均被认为是 Aβ 损伤的结果。Aβ 假说主要包括：Aβ 神经炎性斑块，显性遗传性家族性遗传 AD（涉及 *APP* 和 *PS* 基因突变的发生），中年患者 AD 样改变的唐氏综合征，Aβ 从 APP 产生的分子生物学机制、组织培养中的 Aβ 神经毒性；PET 成像展示的 Aβ 在 AD 患者脑中的分布具有人突变基因的 AD 转基因小鼠模型研究的特征。在过去的 20 年里，已经出版了 20000 多篇关于 Aβ 和 AD 的文章。当下，已有众多出版资料陈述了 Aβ 和 AD 的关系。下面是有关 Aβ 学说在 AD 病因学中的几个基本原理和相关的质疑。

问题一：LOSAD 与早发性家族显性遗传性 AD 是否具有同样的发病机制？

早发性家族显性遗传性 AD（early-onset dominantly inherited AD，EODI-AD）和唐氏综合征均已被认为是遗传疾病，均涉及 Aβ 相关的机制，这为 Aβ 也是 LOSAD 病因提供了强有力的支持。LOSAD 与 EODI-AD 是否具有同样的发病机制？遗传病变证据是不是就意味着家族性 AD 的病理学特征和临床痴呆症状学？目前，这些问题仍不清晰。在概念定义上，LOSAD 病因显著不同于 EODI-AD 和唐氏综合征的遗传病因学。在此假设，Aβ 学说在 LOSAD 中的可能机制：Aβ 的日益增多和 Aβ 的神经毒性损毁了神经元的功能。

问题二：Aβ 斑是如何损害距离很远的神经元或突触的呢？

AD 早期，Aβ 斑并不邻近于在 AD 中丢失的神经元或突触。通常在海马和内嗅皮质中有神经元丢失，而 Aβ 斑首先发现在额叶、基底核或其他脑区。Aβ 斑是如何损害距离很远的神经元或突触的呢？这个问题也仍不清楚。

问题三：脑内 Aβ 含量与认知能力下降的程度无直接相关性。

脑内 Aβ 含量与认知能力下降的程度无直接相关性。目前缺乏 Aβ 神经毒性与神经元丧失和痴呆程度的"剂量效应"证据。

问题四：临床症状学和病理学的不一致：有痴呆没有病理证据，有病理证据无痴呆。

尸检发现认知功能正常的老年人脑内有大量的 Aβ 存在。最近，用 Pittsburgh compound B 和 florbetapir 标记 Aβ，PET 研究发现：1/3 认知功能正常的老年人脑内均含有大量的 Aβ。这就意味着 Aβ 学说不足以解释 Aβ 是 AD 的发病原因，也意味着具有 Aβ 斑的正常认知功能的老年人，即所谓的"临床前期 AD"患者，死后不必再去做尸检认定了。虽然 Aβ 神经炎性斑块与 AD 密切关联，Aβ 可以作为导致神经元丢失并最终进展为老年痴呆症这一过程中的一个标志物，但不能证明其与 AD 的因果关系。

也有学说强调年轻 AD 患者病理学标准与老年人群是不同的，与老年 AD 患者相比，年轻 AD 患者脑内 Aβ 斑可以是很少的。这种病理学上的矛盾和不一致性也说明了 Aβ 神经炎性斑块不是神经元丢失和痴呆发生的必然原因，Aβ 神经炎性斑块有可能就是神经变性过程中的一个不相关的生物标志物。

问题五：无论是体内实验还是死后尸检均未证明 Aβ 寡聚物在 AD 中的具体作用机制。

当老年痴呆症、神经或突触的损失未能与 Aβ 神经炎性斑块的数量相关时，研究人员提出了这样一个观点：可溶性 Aβ 寡聚物是 Aβ 破坏神经元和突触功能的毒性形式，特别是对于突触功能的损害。虽然 Aβ 寡聚物在体外实验中显示具有干扰突触后电位的作用，但是，无论是体内实验还是死后尸检均未证明 Aβ 寡聚物在 AD 中的具体作用机制。与正常生理情况相比，Aβ 寡聚物神经毒性效应所需的 Aβ 寡聚物的量是巨大的，远远高于正常生理 Aβ 寡聚物的水平。就算 Aβ 神经炎性斑块是 Aβ 寡聚物的"蓄水池"，全部释放出来也达不到其有效的毒性浓度水平，况且由于 Aβ 神经炎性斑块的坚韧性和稳固聚集性，可释放出来的 Aβ 寡聚物也是有限的。

问题六：遗传学学说遭到质疑——PS 突变不会导致 Aβ 产生，反而降低了 Aβ 产生。

最初认为，FAD 的发病机制是 Aβ 产生和聚集后 Aβ 的神经毒性结果，以老年人群为主的 LOSAD 的发病机制是随着年龄的增长和时间的推移进而导致 Aβ 沉积和聚集的结果。而现在很清楚，大多数的 PS 突变会导致认知功能损害，更有趣的是大多数的 PS 突变不仅不会导致 Aβ 产生增加，反而降低了 Aβ 产生；仅有 $Aβ_{42}/Aβ_{40}$ 比率的增加，有可能片段越长的 $Aβ_{42}$ 毒性越大。

问题七：AD 动物模型仍然是个困惑。

对于 Aβ 神经毒性而引发的神经元损害，FAD 转基因动物模型证据也不足以说明这一论点。为了在转基因动物中有效模拟 AD 的神经病理改变，APP/PS 双基因突变动物被制作。随着年龄增长，这一动物模型逐渐形成了 Aβ 神经炎性斑块，但是认知功能损害并不明显，神经病理学也提示神经元和突触的丢失也不是很显著，甚至也没有 NFTs 形成。所以，对于研究 LOSAD 来说，转基因动物模型仍然是个困惑。

问题八：针对干预和抑制 Aβ 产生的所有临床实验全部以失败而告终。

最令人困惑的是，针对干预和抑制 Aβ 产生的所有临床实验都是一个接着一个以失败而告终。这些针对干预和抑制 Aβ 产生的各种尝试有：主动和被动免疫清除神经炎性斑块内的 Aβ、阻止 Aβ 寡聚物的形成、通过干预 RAGE 调控 Aβ 运输、阻止或修饰 γ- 分泌酶、破解 Aβ 成小片段等。所有这些措施既没有阻止认知功能损害的进程，更没有改善记忆功能。AN-1792 主动免疫清除 Aβ 临床实验被迫终止，因为该实验导致了几例自身免疫性脑病的发生。主动免疫治疗确实显著降低了脑内的 Aβ 水平，甚至消除了 Aβ 神经炎性斑块，定量影像学研究显示，与对照组相比，主动免疫治疗者在脑内有明显的脑萎缩，减少了脑内 Aβ 的负荷量。最终结果显示：没有显著的改善损害的认知功能。

其他尝试抑制 Aβ 产生和减少 Aβ 纤维聚集化的方法也没有如愿以偿。最引人注目的是 γ- 分泌酶抑制剂（Semagacestat）临床试验的失败，因为 Semagacestat 不仅没有改善损害的认知功能，反而加重了认知功能损害。Semagacestat 加重认知功能损害可能归因于 Semagacestat 裂解了 Notch-1 蛋白的缘故。另一个类似的 γ- 分泌酶抑制剂（Avagacestat）虽然很少影响 Notch，但是二期临床试验显示 Avagacestat 也没有改善损害的认知功能。而且，Tarenflurbil 作为 γ- 分泌酶修饰剂，也没有产生任何临床效应。

如果 Aβ 在 LOSAD 发生中是一个偶然关联，也就是说 Aβ 在 LOSAD 发病机制中不是重要的必然关联因素，那么，在 LOSAD 治疗中，抑制 Aβ 产生似乎没有多大意义。因此，

LOSAD 治疗需要寻找新的方法和途径，必须进行重新评估对抗 Aβ 产生和沉积的策略。对于 AD 的防治措施，更有待于对 AD 发病分子生物学机制的精准揭示。

问题九：对于 AD 研究结果的难以置信。

对于 AD 的基础研究，无论是体内研究还是体外研究，均不能模拟 AD 的真实世界。即使是转基因动物模型，也仍然是个困惑。甚至有些分子生物学模型根本就没有痴呆症状的出现，这样研究出来的结果，怎能令人信服？

有关 AD 的临床研究，更是在猜测中。众所周知，AD 的确证是病理学检测，而我们临床上的研究，做了几例病理学检查？在临床上，我们依赖的是临床症状学和影像学证据，这样的 AD 也就是可能的 AD，没有确证的 AD 得出的结论，科学吗？也许是 VaD 的结果，最后标记为 AD 了。所以，就目前全世界对于 AD 的研究，无论是在基础研究还是临床研究，难以令人信服。

问题十：Aβ 是 AD 的病理结果标志物还是其发生的原因？

以上阐述可以看出，Aβ 聚集和 Aβ 神经炎性斑块既不是神经元丢失和 AD 临床症状学改变的必然要件，也不是其充分条件。虽然神经病理学显示 Aβ 与 AD 的发生和发展有着一定的关联，但是基础和临床证据对于 Aβ 是 AD 的原因确实矛盾重重。神经病理变化、神经元和突触丢失和最终痴呆的临床表现都将会在 AD 中发生，这些事件似乎和 Aβ 都没有联系。首先，在量上 Aβ 神经元和突触丢失没有关系；在解剖学上 Aβ 炎症斑块与神经元和突触丢失没有关系；Aβ 也不是老化进展的直接结果。其次，针对抑制和清除 Aβ 的药物试验和免疫治疗也没有有效地阻止 AD 神经病理损害和改善临床症状。AD 的病理学生物学标志，包括 Aβ 聚集，在痴呆症状还没发生时就早已存在。对于有关 Aβ 沉积后引发的一系列神经变性事件目前也是在猜测中，仍需要特殊的证据来证实。20 多年来，针对 Aβ 学说治疗 AD 已被大规模开展，几十亿美元也花费在针对抑制和清除 Aβ 治疗上，这些资料也日益证明获得性的 Aβ 神经毒性不可能是散发性 AD 的病因。

问题十一：Aβ 是 AD 的发病原因?

越来越多的学者质疑 Aβ 学说在 AD 发病机制中的作用。在神经病理学基础上，越来越多的学者怀疑 Aβ 不是 AD 的发病原因；与 Aβ 神经炎性斑块相比，NFTs 与 AD 的临床症状学更具有密切关联性。也发现脑的老化和诸多营养因子的改变是老年人群痴呆症状的主要贡献者。最近也有很多资料质疑 Aβ 在 AD 发病机制中的有效性。

假如 Aβ 不是散发性 AD 的病因，以下问题值得思考：①是什么机制导致了散发性 AD 的发生? ②如果 Aβ 不是散发性 AD 的病因，为什么 Aβ 常常是伴随着 AD 的病理生理过程? 尽管并不是所有 AD 患者都会出现 Aβ。

问题十二：AD 与年龄密切相关——AD 是一个异常老化过程?

AD 是一种与年龄密切联系的疾病，随着全球老龄化的加速，AD 已经成为当今世界的一个关注热点。据国际阿尔茨海默病协会 2005 年公布的资料表明：全球每 7 秒就会产生一名新的痴呆患者。仅美国，据估计就有 450 万 AD 患者，65 岁以上发病率为 5%，而 85 岁以上发病率近 30%。《中国财政政策报告 2010/2011》指出，2011 年以后的 30 年里，中国人口老龄化将呈现加速发展态势，到 2030 年中国将成为全球人口老龄化程度最高的国家。在 60 岁以上的老年人群中，年龄每增加 5 岁，AD 的患病危险就可增加 1.85 倍。据专家估计，我国 AD 患病人数已超过 500 万，占全世界所有患病人数的 1/4，预计到 2040 年我国痴呆患者达 2250 万，将成为痴呆第一大国。

90 岁和 100 岁的正常老年人可以发生类似于 LOSAD 年轻患者的老年痴呆症状，但其进展较慢。在尸检中，他们经常有一些 Aβ 神经炎性斑块，并且缺乏其他 AD 病理特征。因此，Aβ 神经炎性斑块不是 AD 临床综合征的必要条件。所以，AD 神经元丢失和突触是一个能够独立于 Aβ 蛋白的毫无相干的事件，对于 AD 的存在也因此备受质疑。

从 AD 发现来看，这是一个个案病例，也许那些 Aβ 神经炎性斑块与认知功能损害和痴呆症状毫无相干，而是人为联系到一起的，因为，AD 与年龄密切相关，我们可以推测，AD 就是一个异常老化进程，或者是认知功能快速衰老的一个进程。

第二节　对阿尔茨海默病学说质疑的可能诠释

AD 的发病机制目前仍不清楚，尤其是 LOSAD 痴呆症状不会是一个单因素的结果，而是"土壤"和"种子"联合共同作用的结果。诸多的老化病程逐渐侵蚀了正常脑结构，削减了脑功能，使大脑易于变性，加之体内外诱发因素，加速了 AD 的发生，进而出现了神经元和突触的丢失，最终损害了认知功能。

一、"土壤"：正常老化的脑改变

认知功能下降、神经元和神经元链接的丢失是正常老化的伴随事件。几个世纪以来，年龄相关性认知功能损害已被精神病学者广泛研究，因年龄导致的认知功能损害也已被学术界广泛认可。如年龄相关的记忆损害的研究和年龄相关的轻度认知功能损害的研究，九旬老人和百岁老人几乎总是有明显的认知功能损害，无 AD 快速的认知功能损害发生，也没有典型的 NFTs 和 Aβ 神经炎性斑块的形成。老年人的脑的重量减轻、体积减小、神经元和神经元链接丢失早已是事实。无偏体视学技术显示 90 岁左右老年人有 10% 的神经元细胞丢失，约有 40% 的轴突和树突链接丧失。因年龄而导致的心脏、肺、肌肉的老化改变也会导致神经元和突触的减少。影响脑长寿的内在因素包括不同的初始禀赋，如支持组织的复制性衰老、端粒缩短、凋亡细胞的损失和替代性干细胞的老化。外在因素导致大脑结构功能的下降原因有分子误读、氧化应激、线粒体损伤、晚期糖基化终产物、蛋白质的构象变化和微血管内皮细胞的损失。随着时间的推移，内在的和随机的事件相结合将有助于推进渐进的、不可避免的大脑生理功能的下降。尽管绝大多数老年人会有不同程度的认知功能损害，但仍有一些老年人保持了认知功能的完整性。由于外界诱发因素的作用，脆弱的老年脑，在正常老化的脑改变这一"土壤"基础上，将会从正常老化演进到 AD 的发生。

二、血管"种子"：诱发 AD 的事件（微血管学说）

越来越多的研究质疑 Aβ 学说，尤其是对于散发性 AD 的病因学解释。如果否认 Aβ 不是 AD 的病因，那么 AD 的病因学到底是什么呢？为此，弄清 AD 的病因学，尚需要从 AD 以往发病机制的众多线索中收集整理。AD 发病机制主要包括衰老的作用、与血管危险因素的关系、与 PS 突变的联系、Aβ 聚集、唐氏综合征早期发展的 AD、显著的脑萎缩、匹配性的海马病变及癌症和 AD 的反比关系等。有一种机制似乎可以解释这个难以捉摸的复杂难题，也囊括了对于 AD 特征性病理性改变的解读。

早已发现血管危险因素与变形性痴呆的发生有着密切联系，这种联系不同于 VaD。尽管还在演进，目前决定 VaD 的主要因素是脑组织破坏的体积、脑血管病变的位置和数量及新梗死的确诊的 AD 患者等。鹿特丹研究发现吸烟者、有糖尿病或动脉粥样硬化者有增加 AD 发生的风险。在 10 年的随访中，发现未经处理的舒张期高血压或磁共振图像显示 WMHs 者容易加速海马的萎缩。在 Goteborg 和 Framingham 研究中，中年高血压、糖尿病、吸烟、肥胖与老年 AD、全脑和海马的脑萎缩及执行功能的减退，具有关联性。研究发现在 AD 的脑皮质内微血管密度明显减低，并伴有大量萎缩的"字符串"样的微血管现象。

也有研究证实了 AD 脑内具有局部性的脑血流低灌注现象。正常脑微血管结构维持保留大脑功能上的完整性：部分维持 CBF，部分维持血管内皮细胞的分泌功能，分泌营养因子，保持器官、组织功能上的完整性。此外，功能性内皮细胞具有神经保护作用。在糖尿病、高血压和动脉粥样硬化患者中，广泛的脑微血管损害促进了脑萎缩和认知功能障碍的发生。

第三节　对于衰老 - 微血管学说机制的诠释

当下至少有两种机制可以解释其缘由。

第一，脑微血管发生重构，在衰老过程中往往伴随微循环功能的下降。血管生成的机制复杂，不在本文的讨论范围之内；但是，对于 AD 来说，血管生成将取决于 PS 对于 Notch-1 和 APP 这两种物质裂解上的竞争。

血管形成过程中的典型事件包括尖端细胞（tip cell）和柄细胞（stalk cell）分化。通过与锯齿样和 δ- 类配体结合，PS 裂解 Notch，产生有活性的细胞内结构域（notch intracellular domain，NICD），NICD 与血管内皮生长因子相互作用，通过引导微血管的尖端细胞和柄细胞分化，参与血管生成的过程。因为 PS 是裂解 Notch-1、APP 和其他底物成为具有活性的细胞内片段的共同物质，PS 作为这些物质的竞争性裂解者，其具体作用还是有赖于这些底物的具体量态。也就是说，Notch 裂解的少些，那么 APP 就裂解的多些；反之亦然。Notch 裂解减少将有损于血管再生，因为正常微血管功能将会维护脑功能的完整性，维持正常血流供应和营养因子的分泌功能。Notch 裂解减少也会通过降低有活性 NICD 的产生，进而促进认知功能损害。

Notch 裂解减少和损害的微血管功能，并不是 Aβ 的毒性作用，其在 AD 发病机制中的作用，已被下列研究资料证实。

（1）*PS1*、*PS2* 基因突变后导致的 AD，不仅有由 γ- 分泌酶对 APP 裂解的减少，而且也有 PS 对 Notch 裂解的减少。

（2）Notch 在海马组织中具有较高的浓度，并且是维护神经干细胞功能的重要因子。

（3）在基础和临床治疗试验中，Semagacestat 不仅降低了 APP 裂解，同时也降低了 Notch 裂解，而且 Semagacestat 进一步恶化了损害的认知功能。因此，减低的 Notch 活性功能可能是 AD 的发病原因之一，尽管药物治疗上的失败归因于复杂的不良反应影响了 Notch 活性功能。

（4）目前已证实在老年人群脑中 Notch-1 被 PS 裂解的程度显著降低，因此，为了维护脑功能的完整性，来自于正常微血管的血管再生和营养因子水平也随之减少。由于 Notch 裂解减少，PS 就会裂解更多的 APP，进而产生更多的 Aβ（形成一个潜在的问题）。

（5）研究表明条件性敲除小鼠 *Notch* 基因导致了兴奋性神经元的变性。目前，对于这种机制是否与 Notch 依赖的血管再生和血管内皮营养因子影响了神经元的生存，仍不明了。

第二，Aβ 在脑内是持续分泌产生的，除了其所谓的毒性作用外，还有重要的生理功能，如增强神经再生作用、保护自由基引发的氧化应激作用和保护组织培养的神经元生存等。在 AD 患者脑内，Aβ 的清除是降低的。虽然 Aβ 清除降低的机制至今也不是完全清楚，但是血管转运的减弱是其可能机制之一，血管转运的减弱进而导致了 Aβ 的聚集。所以，AD 脑内 Aβ 这一"标志性"物质的出现是脑微血管功能衰减的下游产物。同时，神经元和突触的损失，以及认知功能损害的发生，都是损害的 CBF 供应和脑微血管内皮细胞分泌营养因子减少的后果。与癌症作用机制相反，在 AD 中血管再生的降低将会促进 AD 的发病进程，是有害的；而在癌症中，抑制血管再生将会是有益的。

与已被广泛接受的 Aβ 毒性学说相比，脑微血管完整性受损可以解释更多的不同类型 AD 的病理和临床特征，无论脑微血管完整性受损是来自于年龄因素，还是血管疾病本身引起的血管功能衰减，还是 Notch 活性衰减引发的功能丧失，还是这些多因素的组合。根据脑微血管结构和功能衰减这一机制，脑内增加的 Aβ 显然是其脑微血管结构和功能完整性受损的下游产物。因此，脑内神经变性性变也是微血管内皮细胞营养因子功能丢失和脑血流供应降低的结果，脑内增多的 Aβ 是 AD 的第二位生物学标志物。据此结论，清除脑内 Aβ 和干预 γ- 分泌酶活性对认知功能损害的改善和阻止脑结构和功能的下降是无用的。至于其他抑制 Aβ 产生的策略和方法，可以通过抑制 β- 分泌酶活性，阻止可溶性的 sAPPβ 产生，进而降低 PS 对于 APP 裂解和 Notch-1 裂解上的竞争。

第四节　结论

Aβ神经炎性斑块是AD的经典病理标志物，在AD诊断中居于核心位置。尽管Aβ与AD有着密切联系，但其是否是AD发病的真正罪魁祸首，随着时间的推移，Aβ学说越来越受到质疑，尤其是Aβ学说在LOSAD发病机制中的作用仍然不能确定，令人困惑。无论在Aβ事件与LOSAD发病时间关系上，还是在Aβ事件与LOSAD发病空间关系上，都难以明确Aβ在LOSAD发病机制中的内在联系。虽然目前无法证明Aβ事件在AD痴呆的发病机制中无因果关系，但是越来越多的证据提示Aβ仅仅是一个上游产物改变的结果，那些上游产物病理过程才是真正的导致神经元和突触丢失的元凶。因为老化而导致脑内多因素的脑储备调节力显著下降，进而脑内微血管破坏和Notch相关血管再生降低，加速了与年龄相关AD的神经元丢失和临床上痴呆症状的出现。

第五节　新的阿尔茨海默病治疗策略

根据微血管学说，对于AD的治疗策略显而易见。如果我们把治疗策略仍投注在清除Aβ上，进而改变AD发病进程，该策略似乎还会继续面临失败。

多重内在的和外在的年龄相关因素侵蚀了老年人大脑结构和功能上的完整性，使针对年龄相关因素进行预防LOSAD成为可能。为了防止LOSAD在神经结构和功能上急剧损害的发生，那么针对Aβ产生的上游原因治疗将会是积极有效的：①延缓衰老进程；②改善脑微血管内皮细胞功能，也可减缓导致AD发生的诱因作用；③易化Notch-1功能活性、降低PS/γ-分泌酶与 APP 和 sAPPβ 的结合性竞争、增强 Notch 裂解等将会是防治 AD 的有效措施。

总之，延缓衰老进程、改善脑微血管功能、增强脑内血管再生和易化 Notch 裂解将会减缓和抑制 AD 的神经变性进程，这些措施将会成为 AD 的有效治疗策略。

（蔡志友）

参考文献

1. GARCIA-OSTA A，CUADRADO-TEJEDOR M. Advanced assay monitoring APP-Carboxyl-Terminal fragments as markers of APP processing in Alzheimer disease mouse models. Methods Mol Biol，2016，1303：117-123.

2. DEVI L，OHNO M. Effects of BACE1 haploinsufficiency on APP processing and Aβ concentrations in male and female 5XFAD Alzheimer mice at different disease stages. Neuroscience，2015，307：128-137.

3. LOPEZ-GONZALEZ I，SCHLUTER A，ASO E，et al. Neuroinflammatory signals in Alzheimer disease and APP/PS1 transgenic mice：correlations with plaques，tangles，and oligomeric species. J Neuropathol Exp Neurol，2015，74（4）：319-344.

4. WISEMAN F K，AL-JANABI T，HARDY J，et al. A genetic cause of Alzheimer disease：mechanistic insights from Down syndrome.Nat Rev Neurosci，2015，16（9）：564-574.

5. CARTER J，LIPPA C F. Beta-amyloid，neuronal death and Alzheimer's disease. Curr Mol Med，2001，1（6）：733-737.

6. DRACHMAN D A. The amyloid hypothesis，time to move on：amyloid is the downstream result，not cause，of Alzheimer's disease.

Alzheimers Dement, 2014, 10 (3): 372-380.

7. GOMEZ-ISLA T, HOLLISTER R, WEST H, et al. Neuronal loss correlates with but exceeds neurofibrillary tangles in Alzheimer's disease.Ann Neurol, 1997, 41 (1): 17-24.

8. PRICE J L, MCKEEL D W Jr, Buckles V D, et al. Neuropathology of nondemented aging: presumptive evidence for preclinical Alzheimer disease.Neurobiol Aging, 2009, 30 (7): 1026-1036.

9. RODRIGUE K M, KENNEDY K M, DEVOUS M D, et al. β-Amyloid burden in healthy aging: regional distribution and cognitive consequences. Neurology, 2012, 78 (6): 387-395.

10. PETERSEN R C. Mild cognitive impairment: current research and clinical implications. Semin Neurol, 2007, 27 (1): 22-31.

11. GEDA Y E. Mild cognitive impairment in older adults.Curr Psychiatry Rep, 2012, 14 (4): 320-327.

12. GALASKO D, BELL J, MANCUSO J Y, et al. Clinical trial of an inhibitor of RAGE-Aβ interactions in Alzheimer disease.Neurology, 2014, 82 (17): 1536-1542.

13. DE STROOPER B. Lessons from a failed gamma-secretase Alzheimer trial. Cell, 2014, 159 (4): 721-726.

14. TOYN J. What lessons can be learned from failed Alzheimer's disease trials？ Expert Rev Clin Pharmacol, 2015, 8 (3): 267-269.

15. DE STROOPER B, CHAVEZ GUTIERREZ L. Learning by failing: ideas and concepts to tackle gamma-secretases in Alzheimer's disease and beyond. Annu Rev Pharmacol Toxicol, 2015, 55: 419-437.

16. BRAAK H, BRAAK E. Neuropathological staging of Alzheimer-related changes. Acta Neuropathol, 1991, 82 (4): 239-259.

17. IMHOF A, KOVARI E, VON GUNTEN A, et al.

Morphological substrates of cognitive decline in nonagenarians and centenarians: a new paradigm？ J Neurol Sci, 2007, 257（1-2）: 72-79.

18. DONG S, DUAN Y, HU Y, et al. Advances in the pathogenesis of Alzheimer's disease: a re-evaluation of amyloid cascade hypothesis. Transl Neurodegener, 2012, 1（1）: 18.

19. HARDY J. Has the amyloid cascade hypothesis for Alzheimer's disease been proved？ Curr Alzheimer Res, 2006, 3（1）: 71-73.

20. ARMSTRONG R A. The pathogenesis of Alzheimer's disease: a reevaluation of the "amyloid cascade hypothesis". Int J Alzheimers Dis, 2011, 2011: 630865.

21. SONG W, NADEAU P, YUAN M, et al. Proteolytic release and nuclear translocation of Notch-1 are induced by presenilin-1 and impaired by pathogenic presenilin-1 mutations. Proc Natl Acad Sci USA, 1999, 96（12）: 6959-6963.

22. ZHENG J, WATANABE H, WINES-SAMUELSON M, et al. Conditional deletion of Notch1 and Notch2 genes in excitatory neurons of postnatal forebrain does not cause neurodegeneration or reduction of Notch mRNAs and proteins. J Biol Chem, 2012, 287（24）: 20356-20368.

第四章

脑小血管病与阿尔茨海默病

AD 是一种进行性神经变性疾病，开始以认知损害为表现，最终出现痴呆，这一恶化过程可持续数年。高龄是 AD 的主要危险因素，AD 发生率随年龄增长而增加。大量临床研究显示血管危险因素参与了 AD 的发生，如高血压、冠状动脉疾病、糖尿病、高脂血症等，这些血管因素增加了 AD 的发生风险。观察 AD 患者脑组织可以发现，同非 AD 患者相比，前者存在着明显的脑血管病变。

脑小血管病（cerebral smalll vessel diseases, CSVD）多是一组累及到脑小动脉、微动脉、静脉和毛细血管的多病因和病理机制的疾病。CSVD 被认为是诸如腔隙性梗死、脑白质病变和脑微出血等皮层下病变的重要病理过程。CSVD 是脑缺血性和出血性卒中等年龄相关疾病的病因，而高血压和糖尿病则可使其恶化。CSVD 主要包含腔隙性卒中、脑白质疏松症、Binswanger 病和脑微出血。影像学及其临床应用的发展明确了脑血管疾病，特别是 CSVD 与 AD 发生之间的联系（图 4-1）。CSVD 可促进 AD 的发生，治疗和预防脑血管疾病的他汀类药物似乎对 AD 也有作用。CSVD 在认知障碍和痴呆发生中起到了重要作用，有效预防该病可能会成为 AD 的治疗靶点。尽管越来越多的基础研究支持脑血管疾病的治疗和预防对 AD 有利，但迄今为止这一说法还没有强有力的循证医学来支持。此外，临床上仍然缺乏能使 AD 和 CSVD 均获益的特效药证据。

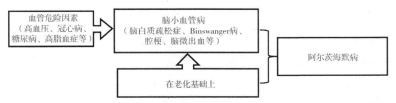

CSVD 和老化共同促进了 AD 的发生，在老化基础上 CSVD 可加速 AD 的进展。

图 4-1　CSVD 与 AD

第一节　脑小血管病

CSVD，即脑白质和灰质的微血管病变，是一组涉及脑的动脉、静脉和毛细血管等小血管的多病因和多发病机制的病理过程。CSVD 占缺血性卒中的 20% ～ 30%，也占脑出血性疾病的相当大比例。动脉粥样硬化斑块与 CSVD 病因密切相关，由纤维素样坏死引起的腔隙性脑梗死和原发性脑出血已被确定为 CSVD 的重要病理生理机制，包括脑白质疏松症、Binswanger 病、腔隙性中风和脑微出血等在内的 CSVD 是老化的常见表现，高血压和糖尿病可促进其进展。脑白质疏松症是指脑白质改变，常见于年龄超过 65 岁者，病理变化包括轴突断裂、髓鞘脱失、神经胶质增生、室管膜细胞减少和血管周围间隙扩大。Binswanger 病也被称为皮层下白质脑病，由动脉硬化和血栓栓塞影响白质的血供引起。腔隙性卒中或腔隙性脑梗死是由供应大脑深层的穿通动脉闭塞引起的。脑微出血由小血管完整性遭到破坏造成，主要原因是高血压性血管病变或脑淀粉样血管病变。脑微出血通常与 AD 和卒中相关。有研究结果表明，血管因素在 AD 的早期阶段发挥致病作用，因为这些脑血管病变削弱了大脑能量需求和脑供血之间的微妙平衡，导致 Aβ 生成的上调和 Aβ 代谢的障碍。

年龄和高血压相关的小血管疾病是 CSVD 的最常见形式（图 4-1）。CSVD 被公认为是血管性认知障碍和痴呆的最常见病因。CSVD 逐渐发展，出现认知减退、VaD、步态和平衡障碍、情绪抑郁、尿失禁等症状，这通常会造成巨大的社会和经济负担。越来越多的证据表明，在老化和神经变性及脑血管功能障碍的过程中存在血管密度降低和脑微血管病变，CSVD 可发生在认知功能障碍和神经退行性疾病之前或与它伴行。一些研究表明，脑血管动脉粥样硬化，尤其是 Willis 环的动脉粥样硬化，在 AD 中更严重，与 AD 病理学的严重性相关。动脉粥样硬化引起的脑灌注不足与 AD 病理学和 AD 的临床表现有关。CSVD 在动脉粥样硬化的基础上加速了 AD 的进展，在 AD 早期就可出现脑灌注不足和对葡萄糖的摄取降低。值得注意的是，脑血流调节在神经元、神经胶质细胞和血管细胞的相互协调中起着重要的作用。许多研究表明，CSVD 能增加 AD 发生的危险性，而在 AD 的病理机制中则显示痴呆和 CSVD 两者可以共存。

第二节　腔隙性脑梗死和阿尔茨海默病

腔隙性梗死或腔隙性卒中是小的非皮层梗死（病灶直径 0.2 ～ 15.0 mm），通常认为是由穿通动脉闭塞引起，供应脑深部的穿通动脉闭塞可出现腔隙性脑梗死。据报道，腔隙性梗死占所有缺血性中风的 25%，年发病率约为 15/10 万人。因为不同腔梗部位涉及不同的功能，所以腔隙性脑梗死的临床表现十分广泛，可表现为感觉、运动、视力、言语、平衡、协调等功能的障碍。腔隙性梗死的诊断主要是根据临床表现和影像学诊断结果。在许多情况下腔隙性脑梗死表现为"静息性"中风，即没有任何外部症状，患者本人甚至觉察不到。腔隙小梗死引起小片脑组织细胞的显著减少，并导致对应的脑组织死亡。尽管没有任何症状，腔隙性卒中还是可以逐渐破坏大脑功能，成为该部位大卒中的危险因素。老化和其他危险因素共同作用可加重多发腔隙性脑梗死，最终导致认知障碍和痴呆。

腔隙性梗死是比较公认的年龄相关性脑缺血性疾病，皮质下灰质不同部位腔隙梗死可引起不一样的认知障碍。AD 的已知最大风险因素是年龄增长，多数 AD 患者大于 60 岁。因此，老化是腔隙性脑梗死发生和 AD 发展的常见原因。此外，AD 和腔隙性梗死的危险因素有相当程度的重叠，如高血压、糖尿病、高脂血症、肥胖、吸烟、饮酒及不良生活方式等。

许多临床和基础研究结果表明，脑血管病和 AD 临床症状严重程度密切相关。脑血管病的进展不可避免地与血管危险因素和年龄相关联，血管危险因素已经全面参与了老年 AD 患者的临床病理。AD 在中老年人非常普遍，并经常伴有多发小梗死，小梗死的数目大致上与认知损害的程度成比例，小梗死与 AD 而非脑淀粉样血管病变密切相关。脑血管疾病之一的腔隙性梗死在 AD 发病机制中起到重要作用，尤其是在老年 AD 患者。此外，一些揭示了腔隙性脑梗死和阿尔茨海默症的 Aβ 和 tau 病理关联的横断面研究表明，腔隙性脑梗死与 VaD 患者 CSF 中的 Aβ_{42} 升高及 AD 患者 CSF 中的 tau 蛋白降低有关。另一个横断面研究表明，腔隙性梗死可能与增加 AD 患者血浆 Aβ_{40} 浓度有关。

然而，AD 和腔隙性脑梗死之间的关系在很大程度上仍然不明确。虽然现在看来，AD 和腔隙性脑梗死有几个共同风险因素，但这些被忽视的"静息性"梗死是如何引起多方面认知障碍和 AD 的呢？脑动脉粥样硬化在囊性梗死和微梗死而非 AD 的病因中发挥强有力的作用。

第三节　脑微出血和阿尔茨海默病

目前，脑微出血已明确成为 CSVD 的重要影像学标记。脑微出血在 T_2 加权梯度回波成像和磁敏感加权磁共振成像（magnetic resonance imaging，MRI）表现为小片低信号区域。随着 MRI 技术的发展，不仅在中风和认知障碍的患者中发现了脑微出血，在健康和患有其他疾病的人群中也可以发现脑微出血。脑微出血一旦诊断明确，提示可能存在潜在小血管疾病，使用抗血栓药物会增加症状性颅内出血、认知障碍和痴呆等风险。截至目前，大量文献已表明，脑微出血与 AD 临床表现有关，与 AD 的生化标志物出现有关，这说明脑微出血参与了 AD 的发病机制。

多发性脑微出血在 AD 中已被证实发现，并与 AD 患者神经网络障碍相关，这影响了 1/3 有 AD 临床表现的受试者。此外，与脑血管病相比，AD 的脑微出血与脑淀粉样血管病（cerebral amyloid angiopathy，CAA）关系更密切。不典型 AD 患者似乎有更高的脑微出血风险，主要见于额叶的 T_2 加权 MRI。在综述文献已表明，与年龄有关的主动脉和大动脉增厚增加了压力脉冲强度诱导脑血管损伤，从而引起 AD 中的静息性微出血。研究显示，发生在 AD 临床前量大的脑叶微出血和 AD 病程中脑微出血均与 Aβ 负荷紧密相关。一项基于 CSF 生物学标志物及 MRI 脑小血管病变成像的研究显示，脑微出血和 AD 患者 CSF 中 $Aβ_{42}$ 降低有关，且与患者的某些基因型（如 *ApoEε4* 基因）有关。

脑微出血参与了 AD 的 Aβ 代谢调节。高龄、Aβ 负荷、脑血管病都可能促进脑微出血的发生。一个神经退行性疾病中脑微出血的患病率、部位、危险因素的横断面调查研究发现，脑微出血与血管负荷和 AD 的诊断相关。据 MRI 检测显示早期 AD 患者的脑微出血发生率高。

越来越多的研究证明，分拣蛋白相关受体 1（sortilin-related receptor 1，SORL1）基因与 AD 病理改变相关。在 AD 大脑 SORL1 下调促使了 Aβ 沉积。新近数据表明，SORL1 在淀粉样前体蛋白的转运和加工发挥核心调节作用，并与 ApoE 和 tau 蛋白相互作用。最近的一项研究发现，SORL1 的单核苷酸多态性（single nucleotide polymorphism，SNP）rs2070045-G 等位基因与 CSF 中 tau 蛋白和海马萎缩相关，这两者是 AD 的两个内表型标志物。此外，基于单体型分析发现单倍型 rs11218340-A/rs3824966-G/rs3824968-A 和较高的 CSFtau 蛋白以及 CSFtau 蛋白在苏氨酸 181 磷酸化之间存在关联，提示 SORL1 可能是 AD 病理性 tau 蛋白。SORL1 与脑微出血的关联表明，淀粉样蛋白级联的脑微出血是 AD 的重要病因。

脑微出血作为 AD 发病的潜在关键风险因素而被加以强调，与 Aβ 沉积导致的脑血管损害有关。脑微出血可能对认知功能产生不利影响。有关微血管病变和 AD 的临床过程或轻度认知功能障碍的转换关系仍有争议。脑微出血对 AD 病程并没有影响。因此脑微出血在 AD 中的具体作用仍有待进一步确定。

第四节　脑白质疏松症和阿尔茨海默病

脑白质疏松症在影像学上被描述为一个弥漫性白质异常的表现，通常出现在正常的老年人和存在血管危险因素或那些有认知损害的患者中。脑白质疏松症患者最常见的影像学表现为

MRI 上脑白质 T_2 加权高信号。年龄、高血压、糖尿病和心血管疾病是脑白质疏松症的主要危险因素。脑白质疏松症的特点是脑血流和脑血管反应性降低及 BBB 的破坏。越来越明确的是，脑白质疏松症与脑血管疾病、AD 和其他疾病存在关联。

值得注意的是神经影像数据显示，脑白质疏松症的类似白质异常可出现在 AD 患者和老年健康人群。Coffman 等证实白质疏松的存在可能对于理解 AD 高危人群的白质改变有重要的意义。一个涉及 109 例 AD 和 59 例 MCI 的横断面、描述性、多中心研究确定，AD 患者的脑白质疏松症和淡漠发生率高。最近的一项初步研究表明，颈静脉回流与 AD 脑白质变化相关，这意味着脑静脉流出受损可能在 AD 患者脑白质动态变化中发挥作用，特别是在脑室周围的白质，影像学上的脑白质高信号与老化和 AD 相关联。研究表明，MRI 总体 WMHs 增加可独立预测 AD 诊断，PET 测定的大脑中淀粉样蛋白示踪物匹兹堡化合物 B（PIB）也可独立预测 AD 诊断。与年龄匹配的老年人相比，AD 患者倾向于较低的灌注。欧洲多国的脑白质疏松症和预期残疾研究评估了老年受试者脑白质改变的状况，揭示了 WMHs 可以作为预测 AD 的自我感知记忆损害影像学标志物。

第五节　Binswanger 病和阿尔茨海默病

1894 年，瑞士精神病学 Binswanger 教授第一次描述了新的临床和病理现象，被称为"慢性进展皮质下脑炎"，后来被他命名为"Binswanger 病"。Binswanger 病也被称为皮质下白质脑病、皮层下动脉硬化性脑病、缺血性脑室周围白质脑病或皮质下痴呆。Binswanger 病是以大脑皮质下区域小穿通血管的功能受损为特征。Binswanger 病往往与高龄、长期高血压、中风、颈部大血管病变、酗酒、吸烟和心血管疾病有关。Binswanger病的症状通常在60岁以后开始出现。本病发病年龄在54～66岁，首发症状通常是精神疾病或小中风。缓慢进行性痴呆被确定为该病的重要临床特征。Binswanger病有时以 AD 的一种罕见形式出现，通常被称为皮层下痴呆。

像其他 CSVD 一样，Binswanger 病与 AD 有相同的发病背景，包括老化和血管危险因素，如高血压、糖尿病、心血管疾病、代谢综合征、肥胖症、高脂血症、吸烟和饮酒。Binswanger病似乎是 AD 的一个危险因素，遗憾的是直到现在也没有关于Binswanger 病和 AD 之间关系的分子生物学研究。

第六节　脑萎缩：阿尔茨海默病和脑小血管病的一个共同形态特征

脑萎缩是脑部疾病的一个共同特点，表现为大脑细胞缺失，或它们之间的连接破坏，从而导致正常脑组织体积减小。包括癫痫、创伤性脑损伤、中风、AD、多发性硬化症、脑瘫和亨廷顿病等在内的许多疾病均可导致脑萎缩。与其他萎缩一样，脑萎缩存在组织的缺失。脑组织的缺失可能导致严重后果，包括各种神经和认知的问题。大脑特定区域相应的脑萎缩可出现对应的功能损害。由于整个大脑的受累，广泛的脑萎缩与一系列临床问题相关。

能显示脑结构改变的医学成像技术通常可以识别脑萎缩（如 CT 和 MRI 等）。越来越多的影像学结果表明 CSVD 与脑萎缩之间存在密不可分的关联。由 Nitkunan 等进行的一项前瞻性随访研究发现，相对于正常老化者，CSVD 患者脑容量减少，在 1 年的随访中发现这种减少与该病的严重程度呈正相关。脑白质疏松症和残疾研究进一步证实了脑萎缩促进了认知减退，在 CSVD 中脑萎缩与纵向认知减退独立相关。据 MRI 测量，脑萎缩的严重程度与腔隙性梗死数量和皮层下、脑室周围白质病变的大小相关，而较短的端粒长度与脑萎缩和脑白质的高密度相关。

大量影像学研究已经证实，脑萎缩是 AD 的最显著形态学特征，脑沟和大脑皮层的间隙扩大表明脑萎缩进行性加重和脑实质减少。在 3 年基线内 MCI 的患者中也已发现增加的海马加速了其进展为临床 AD，测量海马萎缩是发现其进展为 AD 的最强预测因子。

综上可知，脑萎缩可被认为是 AD 和 CSVD 的一个共同形态学特征。在脑萎缩的背景下，AD 和 CSVD 之间是什么关系？这个疑问仍悬而未决。因此，揭示脑萎缩情况下 CSVD 在 AD 中的确切作用显得很重要。

第七节　痴呆：阿尔茨海默病和脑小血管病的常见临床结果

常见于老年人的 CSVD 加快了认知功能障碍和痴呆的发生。临床研究揭示了认知障碍和脑白质病变（大脑中小血管疾病的一个标志物）之间关联，后者多由老化、高血压、全身性循环系统障碍或其病变（CAA、脑常染色体显性遗传性脑动脉病与皮质下梗死及白质脑病）引起。遗传倾向和环境暴露可以促进 CSVD 的进展，并与正常老化相互作用以影响认知功能。脑白质病变的严重程度已被证明与认知功能逐渐下降有关，同时还可伴有广泛脑萎缩和脑梗死。脑白质弥漫病变可能直接影响由额叶控制的回忆功能。认知障碍主要表现在老年人的信息处理速度和执行功能方面，提示 CSVD 可能损害信息处理速度和执行功能。新加坡一项痴呆流行病学研究表明，脑微出血独立于其他 CSVD 的伴随标志物，对识别认知功能减退有帮助。

现有证据表明，认知障碍和痴呆是 AD 和 CSVD 的临床特征。越来越多的临床证据显示，心血管疾病和中风与认知障碍及 AD 的高风险有关。在老年人中，脑血管病与 AD 的影像学表现极为相似，表现为皮质下血管性病变影像（脑白质疏松症、腔隙性梗死、微出血、脑室扩大、皮质和海马萎缩）。脑白质疏松症与老年 AD 患者而非血管性痴呆的功能受损有关，脑白质疏松症可能在 AD 患者认知和行为障碍的协调作用上扮演着重要角色。研究表明，脑白质中可见的 Virchow‐Robin 间隙是小血管疾病的标记，这可能与 AD 相关血管病变存在关联。AD 的脑白质存在脑白质高信号、小腔隙、Virchow‐Robin 间隙增大，脑白质高信号与局部神经退行性疾病有关。研究显示，尤其是顶叶脑白质高信号体积，会随个体 AD 风险的增加而增大，它还可以用来预测将来的 AD 诊断、预测 AD 个体间认知症状进展的速度，且在注定进展为 AD 的个体中，它随时间增加而增加。在 AD 的血管病变机制中，CSVD 可能与神经退化过程和认知功能下降相互作用。因此，从认知障碍到痴呆的进展可以归因于脑血管病。

第八节　结论和展望

CSVD 通过 CT 和（或）MRI 扫描已经很容易识别。CSVD 作为认知障碍的主要原因，促进神经变性的进展，最终导致痴呆（这其中包括 AD）。截至目前，许多研究已经证实，CSVD 可以与 AD 共同出现，通过 AD 病理学可以观察到 CSVD 的表现，这表明 CSVD 和 AD 的病理学是相互关联的。CSVD 似乎可以刺激淀粉样蛋白病变，而 AD 相关的淀粉样脑病变可增加血管损伤。CSVD 和罹患痴呆及 AD 之间的发病联系从未被很好地阐明。CSVD 一直被强调作为一个潜在主要的 AD 风险因素，Aβ 沉积导致脑血管损伤是其主要病因。此外，有关于 Binswanger 病和 AD 关系的分子生物学研究至今仍未见报道。脑微出血在 AD 中的作用仍有待明确。另外，目前还不清楚 CSVD 和 AD 的病理改变是否、如何与认知障碍和痴呆相关联。

综上所述，CSVD 可能被认为在 AD 中发挥至关重要的作用。基于这一理论，脑血管病的防治对 AD 有利。临床上他汀类药物能让脑血管病患者获益，似乎他汀类药物在防治阿尔茨海默等神经变性疾病中也有类似作用。尽管如此，还没有强有力的循证医学支持这一想法。虽然越来越多的分子生物学基础研究结果表明防治脑血管疾病能使 AD 患者受益。然而，在临床上仍缺乏对 AD 和 CSVD 两者均有效的特效药物证据。

（蔡志友　樊海霞）

参考文献

1. THOMAS T，MINERS S，LOVE S. Post-mortem assessment of hypoperfusion of cerebral cortex in Alzheimer's disease and vascular dementia. Brain，2015，138（Pt 4）：1059–1069.

2. SNYDER H M，CORRIVEAU R A，CRAFT S，et al. Vascular contributions to cognitive impairment and dementia including Alzheimer's disease.Alzheimers Dement，2015，11（6）：710–717.

3. THAL D R，ATTEMS J，EWERS M. Spreading of amyloid，tau，and microvascular pathology in Alzheimer's disease：findings from

neuropathological and neuroimaging studies. J Alzheimers Dis，2014，
42（Suppl 4）：S421-S429.

4. BENISTY S，GOUW A A，PORCHER R，et al.Location of lacunar infarcts correlates with cognition in a sample of non-disabled subjects with age-related white-matter changes：the LADIS study. J Neurol Neurosurg Psychiatry，2009，80（5）：478-483.

5. GUROL M E,IRIZARRY M C,SMITH E E,et al. Plasma β-amyloid and white matter lesions in AD，MCI，and cerebral amyloid angiopathy. Neurology，2006，66（1）：23-29.

6. SHAMS S，WAHLUND L O.Cerebral microbleeds as a biomarker in Alzheimer's disease？A review in the field. Biomark Med，2016，10（1）：9-18.

7. GOOS J D，TEUNISSEN C E，VEERHUIS R，et al. Microbleeds relate to altered amyloid-β metabolism in Alzheimer's disease. Neurobiol Aging，2012，33（5）：1011，e1-1011，e9.

8. FELSKY D，SZESZKO P，YU L，et al. The SORL1 gene and convergent neural risk for Alzheimer's disease across the human lifespan. Mol Psychiatry，2014，19（10）：1125-1132.

9. LOUWERSHEIMER E，RAMIREZ A，CRUCHAGA C，et al.Influence of genetic variants in SORL1 gene on the manifestation of Alzheimer's disease. Neurobiol Aging，2015，36（3）：1605，e13-1605，e20.

10. COFFMAN J A，TORELLO M W，BORNSTEIN R A，et al. Leukoaraiosis in asymptomatic adult offspring of individuals with Alzheimer's disease.Biol Psychiatry，1990，27（11）：1244-1248.

11. SARABIA-COBO C M，PEREZ V，HERMOSILLA C，et al. Apathy and leukoaraiosis in mild cognitive impairment and Alzheimer's

disease: multicenter diagnostic criteria according to the latest studies. Dement Geriatr Cogn Dis Extra, 2014, 4（2）: 228-235.

12. KANDIAH N, CHANDER R J, NG A, et al. Association between white matter hyperintensity and medial temporal atrophy at various stages of Alzheimer's disease. Eur J Neurol, 2015, 22（1）: 150-155.

13. JANG J W, PARK S Y, PARK Y H, et al. A comprehensive visual rating scale of brain magnetic resonance imaging: application in elderly subjects with Alzheimer's disease, mild cognitive impairment, and normal cognition. J Alzheimers Dis, 2015, 44（3）: 1023-1034.

14. HASHIMOTO M, IKEDA M. White matter lesion and Alzheimer's disease: the association between small vessel disease and neuropsychiatric symptoms in Alzheimer's Disease. Brain Nerve, 2015, 67（4）: 427-432.

15. KOSAKA K, IKEDA K, MATSUSHITA M, et al. A combination of Alzheimer's and Binswanger's diseases—a clinicopathological study of four cases. Jpn J Psychiatry Neurol, 1986, 40（4）: 685-692.

16. WATANABE T, SHIINO A, AKIGUCHI I. Absolute quantification in proton magnetic resonance spectroscopy is superior to relative ratio to discriminate Alzheimer's disease from Binswanger's disease.Dement Geriatr Cogn Disord, 2008, 26（1）: 89-100.

17. REITZ C, TRENKWALDER C, KRETZSCHMAR K, et al. Relation of cerebral small-vessel disease and brain atrophy to mild Parkinsonism in the elderly.Mov Disord, 2006, 21（11）: 1914-1919.

18. NITKUNAN A, LANFRANCONI S, CHARLTON R A, et al. Brain atrophy and cerebral small vessel disease: a prospective follow-up study.Stroke, 2011, 42（1）: 133-138.

19. KLOPPENBORG R P, NEDERKOORN P J, GROOL A M, et al. Cerebral small-vessel disease and progression of brain atrophy: the SMART-MR study.Neurology, 2012, 79（20）: 2029-2036.

20. JOKINEN H, LIPSANEN J, SCHMIDT R, et al. Brain atrophy accelerates cognitive decline in cerebral small vessel disease: the LADIS study.Neurology, 2012, 78（22）: 1785-1792.

21. RAMIREZ J, BEREZUK C, MCNEELY A A, et al. Visible Virchow-Robin spaces on magnetic resonance imaging of Alzheimer's disease patients and normal elderly from the Sunnybrook Dementia Study. J Alzheimers Dis, 2015, 43（2）: 415-424.

22. HANSEN T P, CAIN J, THOMAS O, et al. Dilated perivascular spaces in the Basal Ganglia are a biomarker of small-vessel disease in a very elderly population with dementia. AJNR Am J Neuroradiol, 2015, 36（5）: 893-898.

23. BROMMELHOFF J A, SULTZER D L. Brain structure and function related to depression in Alzheimer's disease: contributions from neuroimaging research. J Alzheimers Dis, 2015, 45（3）: 689-703.

24. BRICKMAN A M, ZAHODNE L B, GUZMAN V A, et al. Reconsidering harbingers of dementia: progression of parietal lobe white matter hyperintensities predicts Alzheimer's disease incidence.Neurobiol Aging, 2015, 36（1）: 27-32.

第五章

血压与阿尔茨海默病

越来越多的研究资料表明，血管机制参与了 AD 的发生和发展。大量流行病学和临床研究资料发现血压（高血压和低血压）与 AD 的发生和发展有着密不可分的联系。长期的血压变化与 AD 之间存在关联，尤其是中年时期没有有效治疗高血压的人群在晚年时期更有可能发展为 AD。脑血管疾病可以通过大脑灌注不足和缺氧在高血压和 AD 之间形成桥梁，这可能加速 Aβ 的聚集，破坏细胞与细胞的连通性，并导致最终的脑神经元损伤。而且，"高血压"动物模型提示：增高的血压促进了 AD 的病理生理进程。首先，"高血压"加速了 AD 经典病理特征的形成（SP 和 NFTs）；其次，"高血压"促进了突触和神经元的丢失，导致了认知功能损害和痴呆症状出现；最后，"高血压"加速了脑内的神经炎症和氧化应激，进一步增加了 AD 脑内病理生理进程（SP、NFTs、突触和神经元丢失等）。有证据表明，抗高血压药物能降低 AD 的发病风险和延缓其进展。低血压既是痴呆发生的原因也是痴呆患者常伴有的临床体征，低血压可能因为脑灌注不足而进一步恶化为 AD。所以，科学的血压管理对于 AD 的防治具有重要意义。

第一节　低血压是阿尔茨海默病发生的危险因素

研究资料发现收缩压（systolic blood pressure，SBP）和舒

张压（diastolic blood pressure，DBP）数值与老年人群的痴呆患病率成反比，相对较低的血压常常和痴呆症状并存，特别是 AD 痴呆患者。而且 AD 的血压特征明显不同于其他痴呆症的患者，与健康年龄相匹配的人群相比，AD 可有低代谢特征，表现为低血压、低血糖、甲状腺功能低下等。

有研究显示，血压在痴呆诊断前约 3 年开始降低，并且在 AD 发生后继续下降。在老年人群中，低 DBP（＜ 65 mmHg）明显增加了患 AD 的风险和不良预后。随访跟踪了长达 21 年的老年非痴呆人群中（≥ 75 岁），与 DBP ＞ 90 mmHg 的人群相比，DBP ＜ 70 mmHg 的人群发展为 AD 的风险提高了 2 倍（危险率相对于正常 DBP 组为 1.91，95%CI 1.05 ～ 3.48）。在相同的年龄个体中，AD 患者比非痴呆人群具有更高的直立性低血压（orthostatic hypotension，OH）发病率。我们也对直立性低血压与 AD 的临床研究资料进行了荟萃分析，5 个研究资料纳入 Meta 分析（表 5-1），结果提示 OH 是 AD 发病的危险因素（$OR =$ 8.27，95% CI 4.21 ～ 16.22，P ＜ 0.00001；RR=8.27，95% CI 3.15 ～ 10.55，P ＜ 0.00001）（图 5-1）。

表 5-1　纳入 Meta 分析的研究

临床研究	国家	AD 诊断标准	年龄	AD		对照组	
				OH	Total	OH	Total
Freidenberg et al. 2013	USA	DSM– Ⅳ and NINCDS– ADRDA criteria	Not available	40	100	56	88
Allan et al.2009	UK	DSM– Ⅳ criteria	＞ 65	2	38	0	39
Zakrzewska– Pniewska et al.2012	Poland	NINCDS– ADRDA criteria	25 ～ 91	10	54	0	37

临床研究	国家	AD 诊断标准	年龄	AD		对照组	
				OH	Total	OH	Total
Allan et al.2007	UK	NINCDS–ADRDAcriteria	> 65	13	38	5	38
Vitiello et al.1993	USA	DSM–Ⅲ and NINCDS–ADRDA criteria	Not available	16	60	0	20

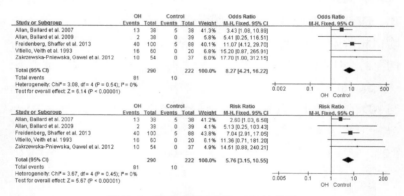

图 5-1　直立性低血压与 AD 的关系

自主神经系统与许多心血管疾病密切相关，如血压的高低、血管迷走反射性晕厥、心力衰竭与心律失常等。众所周知，自主神经系统是调节和维持血压的重要机构。AD 患者常常有自主神经功能障碍，所以，自主神经功能失调也就是 AD 患者低血压产生的主要因素。

CBF 的减少是 AD 和 VaD 发生的重要机制，而且 CBF 的减少程度与痴呆的严重程度密切相关。低血压通过降低 CBF 从而加速了 AD 的进程，这种机制与 AD 患者的自主神经功能失调有关。

也有证据表明 AD 患者低血压不利于 Aβ 从脑内排除，从而导致 Aβ 快速聚集及 SP 的形成。

显而易见，低血压不仅是其他痴呆发生的危险因素，更是 AD 发生的危险因素。然而，也有研究资料提示降低血压可以延缓 AD 的症状，这种结论主要是针对高血压患者来说，有关低血压患者的降压治疗未见报道。所以，低血压在 AD 发病中的角色有待进一步明确。

第二节　高血压是阿尔茨海默病发生的危险因素

几项研究表明，高血压和高血压相关的脑血管并发症增加了 AD 的发病率。已有研究显示，中年期（40～64 岁）高血压和散发性 AD 的发病有着独立关系（表 5-2）。诊断为高血压者

表 5-2　中年期高血压对 AD 的风险影响的纵向研究

作者	样本数（n）	AD例数（n）	随访时间（年）	血压（mmHg）	痴呆风险 OR/HR　95%CI		结果
Launer et al.	3703	118	28	SBP 140～159 ≥ 160 VS 10～139 DBP 90～94 ≥ 95 VS 80～89	1.23 4.8 3.8 4.3	0.37～4.04 2.0～11.0 1.6～8.7 1.7～10.8	从未治疗 SBP 的 1 期和按照 JNC 第七版分级的 DBP 高血压的 1 期和 2 期对晚期痴呆（AD 和 VaD）存在着显著风险。在经过治疗的高血压患者中，血压与 AD 的风险无关

续表

作者	样本数（n）	AD例数（n）	随访时间（年）	血压（mmHg）	痴呆风险 OR/HR	95%CI	结果
Kivipelto et al.	1449	48	21	SBP＜140 140～159 ≥160	1.0 2.1 2.8	1.0 0.8～5.0 1.1～7.2	高 SBP 是 AD 的重要风险，而 DBP 对 AD 不存在显著的风险
Kivipelto et al.	1449	48	21	SBP＞140 VS＜140	1.57	0.78～3.14	高 SBP（＞140 mmHg）是 AD 的邻界显著风险
Wu et al.	16448	301	15	SBP≥160 or DBP≥95 VS SBP 110～139 or DBP 80～89	1.97	1.09～3.54	高 SBP 和（或）DBP 是 AD 的重要危险因素
Ninomiya et al.	534	123	16	高血压前期；高血压1级；高血压2级	0.77 1.26 1.05	0.45～1.31 0.72～2.21 0.50～2.22	中年期高血压不是晚年期 AD 发病的重要危险因素

AD：阿尔茨海默病；VaD：血管性痴呆；SBP：收缩压；DBP：舒张压；OR：优势比；HR：危险比；95% CI：95% 置信区间。

随后的 10～30 年似乎是 AD 发病的决定性因素。血压升高可能会损害血管，导致脑淀粉样血管病变和降低 Aβ 在脑内的清除。

一项横断面和长期随访研究结果提示，AD 的发生与 DBP

增高有关，与 SBP、平均动脉压和患者自己报告的高血压诊断无关。檀香山－亚洲老化研究（the Honolulu-Asia Aging study，HAAS）是迄今为止最长的关于血压和痴呆的研究，通过长期的研究评估 AD 和 VaD 的发生与不同阶段的 SBP 和 DBP 的风险关系，根据使用抗高血压药物治疗或缺乏治疗进行了分类，并且校正了年龄、教育、*ApoEε4* 等位基因、吸烟和酒精摄入等因素。HAAS 的研究发现，充分控制中年高血压能够降低晚年期 AD 的风险。此外，从中年到晚年的 32 年随访发现，继续发展为痴呆的男性与那些没有痴呆的相比，每年的 SBP 会增加 0.26 mmHg（95%*CI* 0.01 ～ 0.51 mmHg）。在 HAAS 中的一个关于临床诊断 AD 患者中的亚组研究中，与那些通过降压治疗达到正常血压水平的受试者相比，从未接受抗高血压治疗的高血压受试者 [SBP ≥ 140 mmHg 和（或）DBP ≥ 90 mmHg] 在生命晚期的头颅 MRI 中显示出了更高的海马萎缩的风险（*OR*=1.7，95%*CI* 1.12 ～ 2.65）。海马萎缩尽管可能发生在 AD 或 VaD 的患者中，但它仍然被认为是神经退行性变性过程的显著标志。然而，个体易感性和其他相关联的风险因素也可能解释为什么一些显示内侧颞叶萎缩的高血压患者不一定会发展为 AD。

　　心血管危险因素与老化和老年痴呆研究（The Cardiovascular Risk Factors，Aging，and Dementia study，CAIDE）表明中年期的高 SBP（＞ 160 mmHg）显著增加晚年时期 AD 的风险。从 1984 年至 2000 年，在中国林县进行的迄今为止最大的人口研究中发现，中年时期的高血压是晚年期神经退行性病变的危险因素。瑞典哥德堡妇女前瞻性人群研究评估了 60 岁以下女性从中年到晚年的血压轨迹报告，发现在随访的前 24 年中，发展为 AD 的那些人的 SBP 急剧升高，而那些没有发展为 AD 的人群的 SBP 没有明显升高。此外，在此期间，这些没有使用抗高血

压药物的妇女中，发展为痴呆和 AD 的妇女的平均 SBP（38～
60 岁）高于未发生痴呆和 AD 的妇女。这些结果也可能反映了
在中年时期存在前期高血压的妇女的 AD 高危风险。

总体而言，这些研究表明，中年期高血压的诊断与晚年期
AD 的发病率有很高的相关性（表 5-2）。与之相反的是，日本
久山研究报道，中年时期较高的 SBP 是晚期 VaD 的危险因素，
但不是早期 AD 的危险因素。在关于危险因素减少对 AD 的影
响的关键预测中，Barnes 和 Yaffe 两位学者表示，晚年期约 8%
的 AD 病例可能归因于中年期的高血压。

以上这些关于高血压作为 AD 危险因素的在老年人群中的
作用的研究显示了不一致的结果，这可能至少部分归因于人群
的不同特征和并发症（表 5-3）。总而言之，这些结果表明，老
年人高血压的诊断作为 AD 危险因素的影响较小，而早年期高
血压的诊断对 AD 的发生影响较大。

表 5-3　纵向研究 65 岁后诊断的高血压对 AD 的风险影响

作者	样本数（n）	AD例数（n）	随访时间（年）	血压（mmHg）	痴呆风险 OR/HR　95%CI		结果
Morris et al.	634	130	13	SBP ≥ 160 DBP ≥ 90	1.13 1.56	0.24～5.37 0.46～5.32	高血压受试者的 AD 风险没有增加
Posner et al.	1259	157	7	SBP ≥ 180VS< 130 DBP ≥ 110VS < 85	0.8 1.8	0.4～1.4 0.8～4.0	高血压的病史与 AD 的风险增加无关

作者	样本数（n）	AD例数（n）	随访时间（年）	血压（mmHg）	痴呆风险 OR/HR 95%CI		结果
Qiu et al.	1270	256	6	SBP ＞ 180VS 141 ～ 180 DBP ≥ 90 VS ＜ 90	1.5 1.0	1.0 ～ 2.3 0.7 ～ 1.4	高 SBP 是 AD 的重大风险因素；高 DBP 不是 AD 的预警因素
Luchsinger et al.	1138	176	5.5	SBP ＞ 140 or DBP ＞ 90 VS 正常血压	1.5	0.9 ～ 2.6	高血压与 AD 仅有微弱的关联
Li et al.	2356	204	10	SBP ≥ 160 140 ～ 159 ＜ 140 DBP ≥ 90 80 ～ 89 ＜ 80	0.94 0.60 1.0 0.73 0.96 0.73	0.62 ～ 1.42 0.38 ～ 0.92 0.34 ～ 1.59 0.63 ～ 1.47 0.34 ～ 1.59	高 SBP 和 DBP 不是 AD 的重大风险因素

注：表中数据来自于年龄在 75 ～ 84 岁的受试者。AD：阿尔茨海默病；VaD：血管性痴呆；SBP：收缩压；DBP：舒张压；OR：优势比；HR：危险比；95%CI：95% 置信区间。

第三节　血压变化如何影响阿尔茨海默病的发展？

CBF 的自动调节是大脑的主要的自适应机制，动脉血压波动维持在一定范围（50 ～ 160 mmHg）是确保到达脑部的血流量和营养物质的前提保证。大脑的细小动脉可以根据全身血压水平调整其自身的阻力，自主神经活动也参与了 CBF 的调节，以保护神经血管的稳态。血管活性肽和一氧化氮是脑的特定区域中 CBF 变化的必要递质。慢性高血压可以诱导脑血管的适应性变化，包括脑动脉的重塑，导致血管内腔减小。

研究发现，高血压受试者的脑血管自动调节障碍与脑白质损伤有关。虽然脑部的动态自动调节在高血压前期和 1 期高血压的患者中可能依然存在，但在 2 期高血压患者中的效果就明显变差。小血管病变在高血压中也是显著的，并且导致脑灌注不足和缺氧，而这种小血管病变在磁共振上主要表现为腔隙性脑梗死和 T_2 高信号白质病变（组织病理学上表现为脱髓鞘、小动脉硬化、胶质增生和组织变性）。中年期的高血压长期控制不佳可能使深部皮质下白质层中的小动脉硬化和脂肪变性更加恶化，一旦这些恶化形成，高血压就不太可能可逆，从而形成持续性的高血压。

慢性高血压对脑自动调节的有害作用会随着老化而加剧。高龄与中风、动脉粥样硬化、动脉硬化及更高 SBP 发生的可能性的风险增加相关。事实上，老化可以导致大动脉、穿枝小动脉和毛细血管的结构和功能发生变化。大脑白质中小动脉迂曲的发生和严重程度与年龄的增长具有显著的相关性。脑血管老化导致脑血管自动调节到达极限，造成微循环的破坏、脑血管内皮的损伤、BBB 的破裂和脑水肿，进而破坏了脑干自主神经核介导的神经源性反应和神经递质的释放，恶化了高血压自身调节反应。交感神经系统的过度活跃增强了神经源性营养物质对血管壁的作用，从而导致了血管肥厚，加剧了高血压程度和损伤。总体而言，这些改变导致慢性脑低灌注损伤和缺氧状态。

高血压参与 AD 的发病机制，首先影响的是脑小血管病变。大量的病理学和影像学证据表明，动脉狭窄与 AD 病理学具有相关性，且高血压对神经变性的微小血管病变具有加速效应。基于神经变性过程和与之共存的脑血管疾病之间的相互作用，Torre 和 Mussivand 两位学者在研究中提出 AD 可能是一种血管病变性的疾病。在 Torre 的设想中，血管病理过程导致大脑灌注减少、线粒体损伤和大脑代谢能量减少，这些损伤过程可能是神经变性疾病发生、发展中的关键。大多数具有神经退行性病变的人存在着微血管变性，且在尸体解剖时高达 30% 的患者有脑梗死，这些证据都支持了 AD 的血管假说。此外，有许多证据表明 AD 有大动脉、小动脉和毛细血管的结构和功能的变化。小动脉的功能障碍可能对毛细血管造成过度的机械压力，并可能损害 CBF 的自身调节。脑的小动脉平滑细胞中的 Aβ 蛋白的沉积可导致 CAA，容易发生自发性出血和血管壁破裂。在 AD 脑中，大脑动脉的壁厚增加，并且平滑肌肌动蛋白被瘢痕组织替换。

Aβ 积聚可能是由于 Aβ 的清除减少，或者由于动脉脉动血流量降低而引起的 Aβ 代谢的减少。虽然 Aβ 的产生在健康个体和 AD 患者中似乎是相似的，但 AD 患者与健康个体相比，Aβ 蛋白的清除率降低约 30%。研究显示 Aβ 对大脑动脉有直接影响，可导致血管的收缩和舒张能力降低。使用 PET 或经颅多普勒检查可显示出 AD 患者的脑灌注不足。鹿特丹纵向研究显示，认知下降的受试者的脑血流速度比非痴呆受试者下降了很多。在 HAAS 研究中，与对照组相比，伴随血管病变的改变，中年期的 SBP 升高与大脑重量的减少、大脑皮质和海马 Aβ 斑块数量的增加相关，而 DBP 升高与海马中过度磷酸化的 tau 蛋白而形成的 NFTs 有关。研究同时也显示，这些病理过程在 AD 发生之前就已经存在，因为 SP 和 NFTs 也存在于具有高血压的非痴呆的中年个体中。在最近的 HAAS 报告中，随着 DBP 和 SBP 的增加，脑组织中 Aβ 的水平也随着增加。一个重要的发现是，在 AD 被诊断之前，中年期的 DBP 和血浆 Aβ 水平降低已经至少有 15 年的关联。这种仅由 DBP 调节 Aβ 的机制可以归因于大脑阻力血管的血管收缩。

高血压可能影响 AD 发展和进展的另一种机制是通过激活 NADPH 氧化酶，增强了氧化应激，进而激活大脑中的炎症反应，触发 Aβ 的生成和沉积。据报道，患有 AD 的父母的后代，比父母没有疾病史的后代，到了中年期具有更高的血压和更高的血液炎症细胞因子浓度。

低血压在 AD 的机制尚未完全明了。有学者提出假设，认为大脑中的 AD 相关的神经变性和胆碱能神经传递的受损可能导致血压的调节异常。此外，在痴呆的前驱阶段开始的血压下降可能至少在某种程度上是患者在该时期体重减轻的结果。低血压可能是有害的，因为它通过降低 CBF 诱导或促进认知功能的衰退。在直立性低血压发作期间，发现自主神经功能障碍与大脑额叶低灌注之间存在着关联。低血压可能导致认知功能下降，其机制主要是通过脑灌注不足引起代谢变化，从而促进氧化应激、神经递质衰竭和 Aβ 蛋白沉积，导致大脑的神经变性性变和萎缩性变化。在 AD 中，大脑的缺血状态可导致脑部 Aβ 蛋白的积聚增加和神经变性过程的快速发展。

总而言之，血压和 AD 的发病机制有着千丝万缕的联系（图 5-2）。血压直接和间接地参与 AD 的病理生理过程，这种关系不是单一的，是错综复杂的。图 5-2 描述了血压与 AD 的发病机制的学术假设。

第四节　结论和展望

越来越多的证据表明高血压增加了 AD 的发病风险。纵向研究表明，较长的持续时间和（或）较高阶段的高血压与老年时期 AD 的发病风险增高有关。在未来的前瞻性和随机临床研

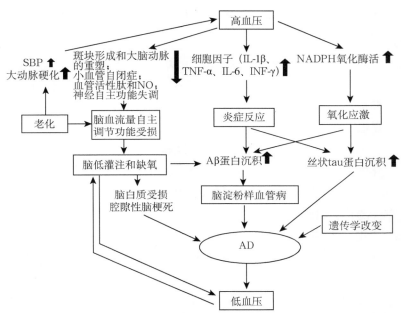

AD：阿尔茨海默病；CAA：脑淀粉样血管病；CBF：脑血流量；SBP：收缩压；
IL-1β：白细胞介素 -1β；IL-6：白细胞介素 -6；TNF-α：肿瘤坏死因子 -α；
NO：一氧化氮；INF-γ：干扰素 γ；NADPH 氧化酶：烟酰胺腺嘌呤二核苷酸
磷酸酯 - 氧化酶。

图 5-2　血压对 AD 发展的影响的可能机制

究中，减少混杂因素的一个重要方法是进行影像学和神经心理
测验，以此增加 AD 诊断标准的精确度。

　　大量研究已经提高了我们对高血压可能影响 AD 的发展和
结局的可能机制的认识。可用的数据支持这些机制似乎并不完
全与高血压的血管并发症相关，但却与氧化应激和炎症反应的
增加有关。不受控制的高血压和衰老对 CBF 自身调节的有害作
用很显然导致了 AD 的风险增加和病情进展的加快。个体易感
性和相关的遗传、血管和环境风险因素可以解释为什么那些显

示内侧颞叶萎缩的高血压患者并不一定向着 AD 病理学的完整情景发展。

另一方面，低血压可能至少部分是神经退行性疾病的直接后果，并且相反地，其最终能恶化为 AD。通过降压药物治疗慢性高血压，以期解决高血压和 AD 关联的重大公共卫生问题，值得进一步研究。

证据表明，对于 CBF 自身调节和 BBB 功能来说，与白天工作时候的血压相比，夜间血压缓慢下降，所以夜间血压是 CBF 自身调节和 BBB 功能更好的预测因子。因此，进一步的前瞻性随机研究进行了 24 小时动态血压监测，比较不同的抗高血压药物在中年时期的高血压防治效果，对于延缓晚发性 AD 发病具有重要意义。同时，AD 高血压患者的降压治疗更需要进行动态血压监测和家庭血压管理，以监测和调整抗高血压用药剂量，在实现降压达标的同时，避免低血压的发生。由于低血压是 AD 的发生危险因素之一，也要避免出现有害的直立性低血压和其他低血压的发生。所以，无论是 AD 高血压的有效防控，还是 AD 低血压的预防，对于 AD 患者都具有重要意义。对于 AD 患者的血压管理（动态血压监测和家庭血压管理等）也有待进一步探究。

（蔡志友　樊海霞）

参考文献

1. FELDSTEIN C A. Association between chronic blood pressure changes and development of Alzheimer's disease. J Alzheimers Dis，2012，32（3）：753-763.

2. GUO Z，VIITANEN M，FRATIGLIONI L，et al. Low blood

pressure and dementia in elderly people: the Kungsholmen project. BMJ, 1996, 312（7034）: 805-808.

3. POWER M C, WEUVE J, GAGNE J J, et al. The association between blood pressure and incident Alzheimer disease: a systematic review and meta-analysis. Epidemiology, 2011, 22（5）: 646-659.

4. ALLAN L M, BALLARD C G, ALLEN J, et al. Autonomic dysfunction in dementia. J Neurol Neurosurg Psychiatry, 2007, 78（7）: 671-677.

5. ALLAN L M, BALLARD C G, ROWAN E N, et al. Incidence and prediction of falls in dementia: a prospective study in older people. PLoS One, 2009, 4（5）: e5521.

6. FREIDENBERG D L, SHAFFER L E, MACALESTER S, et al. Orthostatic hypotension in patients with dementia: clinical features and response to treatment. Cogn Behav Neurol, 2013, 26（3）: 105-120.

7. ZAKRZEWSKA-PNIEWSKA B, GAWEL M, SZMIDT-SALKOWSKA E, et al. Clinical and functional assessment of dysautonomia and its correlation in Alzheimer's disease. Am J Alzheimers Dis Other Demen, 2012, 27（8）: 592-599.

8. JENSEN-DAHM C, WALDEMAR G, STAEHELIN JENSEN T, et al. Autonomic dysfunction in patients with mild to moderate Alzheimer's disease. J Alzheimers Dis, 2015, 47（3）: 681-689.

9. FEMMINELLA G D, RENGO G, KOMICI K, et al. Autonomic dysfunction in Alzheimer's disease: tools for assessment and review of the literature. J Alzheimers Dis, 2014, 42（2）: 369-377.

10. FONG S S, NAVARRETE C D, PERFECTO S E, et al. Behavioral and autonomic reactivity to moral dilemmas in frontotemporal dementia versus Alzheimer's disease. Soc Neurosci, 2017, 12（4）:

409–418.

11. SHAH N S, VIDAL J S, MASAKI K, et al. Midlife blood pressure, plasma beta-amyloid, and the risk for Alzheimer disease: the Honolulu Asia Aging Study. Hypertension, 2012, 59（4）: 780–786.

12. PURNELL C, GAO S, CALLAHAN C M, et al. Cardiovascular risk factors and incident Alzheimer disease: a systematic review of the literature. Alzheimer Dis Assoc Disord, 2009, 23（1）: 1–10.

13. KNOPMAN D S, ROBERTS R. Vascular risk factors: imaging and neuropathologic correlates. J Alzheimers Dis, 2010, 20（3）: 699–709.

14. BARNES D E, YAFFE K. The projected effect of risk factor reduction on Alzheimer's disease prevalence. Lancet Neurol, 2011, 10（9）: 819–828.

15. LAUNER L J, ROSS G W, PETROVITCH H, et al. Midlife blood pressure and dementia: the Honolulu-Asia aging study. Neurobiol Aging, 2000, 21（1）: 49–55.

16. LAUNER L J, HUGHES T, YU B, et al. Lowering midlife levels of systolic blood pressure as a public health strategy to reduce late-life dementia: perspective from the Honolulu Heart Program/Honolulu Asia Aging Study. Hypertension, 2010, 55（6）: 1352–1359.

17. KIVIPELTO M, NGANDU T, FRATIGLIONI L, et al. Obesity and vascular risk factors at midlife and the risk of dementia and Alzheimer disease. Arch Neurol, 2005, 62（10）: 1556–1560.

18. VASILEVKO V, PASSOS G F, QUIRING D, et al. Aging and cerebrovascular dysfunction: contribution of hypertension, cerebral amyloid angiopathy, and immunotherapy. Ann N Y Acad Sci, 2010, 1207: 58–70.

19. CAPONE C, FARACO G, PARK L, et al. The cerebrovascular dysfunction induced by slow pressor doses of angiotensin II precedes the development of hypertension. Am J Physiol Heart Circ Physiol, 2011, 300（1）: H397-H407.

20. KALARIA R N. Cerebral vessels in ageing and Alzheimer's disease. Pharmacol Ther, 1996, 72（3）: 193-214.

21. CAI Z, WANG C, HE W, et al. Cerebral small vessel disease and Alzheimer's disease. Clin Interv Aging, 2015, 10: 1695-1704.

22. LAUNER L J, PETROVITCH H, ROSS G W, et al. AD brain pathology: vascular origins? Results from the HAAS autopsy study. Neurobiol Aging, 2008, 29（10）: 1587-1590.

23. DE L A TORRE J C. Pathophysiology of neuronal energy crisis in Alzheimer's disease. Neurodegener Dis, 2008, 5（3/4）: 126-132.

24. MAWUENYEGA K G, SIGURDSON W, OVOD V, et al. Decreased clearance of CNS beta-amyloid in Alzheimer's disease. Science, 2010, 330（6012）: 1774.

25. KENNELLY S P, LAWLOR B A, KENNY R A. Blood pressure and the risk for dementia: a double edged sword. Ageing Res Rev, 2009, 8（2）: 61-70.

26. KIVIPELTO M, HELKALA E L, LAAKSO M P, et al.Midlife vascular risk factors and Alzheimer's disease in later life: longitudinal, population based study. BMJ, 2001, 322（7300）: 1447-1451.

27. WU C, ZHOU D, WEN C, et al.Relationship between blood pressure and Alzheimer's disease in Linxian County, China.Life Sci, 2003, 72（10）: 1125-1133.

28. NINOMIYA T, OHARA T, HIRAKAWA Y, et al.Midlife and late-life blood pressure and dementia in Japanese elderly: the Hisayama

study. Hypertension, 2011, 58（1）: 22–28.

29. POSNER H B, TANG M X, LUCHSINGER J, et al.The relationship of hypertension in the elderly to A D, vascular dementia, and cognitive function. Neurology, 2002, 58（8）: 1175–1181.

30. QIU C, WINBLAD B, VIITANEN M, et al.Pulse pressure and risk of Alzheimer disease in persons aged 75 years and older: a community-based, longitudinal study. Stroke, 2003, 34（3）: 594–599.

31. LUCHSINGER J A, REITZ C, HONIG L S, et al.Aggregation of vascular risk factors and risk of incident Alzheimer disease.Neurology, 2005, 65（4）: 545–551.

32. LI G, RHEW I C, SHOFER J B, et al.Age-varying association between blood pressure and risk of dementia in those aged 65 and older: a community-based prospective cohort study. J Am Geriatr Soc, 2007, 55（8）: 1161–1167.

第六章

阿尔茨海默病脑血流调节

脑血流（cerebral blood flow，CBF）调节功能对脑功能至关重要。哺乳动物的中枢神经系统具有独特的神经血管联合调控CBF的机制，这种机制确保了CBF和氧传递到脑组织中的速率，并维护正常的脑组织生理功能。神经血管单元（neurovascular unit，NVU）由星形胶质细胞、血管平滑肌细胞（vascular smooth muscle cells，VSMC）、周细胞和血管内皮细胞及细胞外基质（extracellular matrix，ECM）共同组成，其作为整体来调控神经血管耦合协同效应。大量研究表明NVU调控下的CBF变化参与了AD的发病机制。

第一节　阿尔茨海默病与神经血管单元

近年来，NVU受损在AD的发病机制中越来越受到关注。神经网络和血管网络复杂而有序地排列，以适应中枢神经系统的功能，并被精密、协调、统一地调控。完整的NVU有利于调节CBF、微环境动态平衡及细胞间的信号分子传导。NVU结构的损伤可导致多种神经变性疾病的发生。

NVU是神经元、血管细胞、神经胶质细胞和ECM的结构和功能的全面综合的具体体现。在AD中应强调NVU的整体作用。NVU强调细胞与细胞之间、细胞与基质之间的相互作用及动态平衡，以动态的角度反映AD发病的整个病理生理过程。

当 NVU 各种成分之间的相对平衡被打破，会引起一系列的"串联"损伤反应。一系列上游信号，如氧化应激、炎症反应的相互作用，可以激活血管内皮细胞，上调基质金属蛋白酶和纤维蛋白溶酶原激活质，降解 ECM，破坏 BBB，加重损伤反应，并且可能进一步导致 CBF 减少、Aβ 的清除功能下降、Aβ 的沉积等，会直接损害神经元，活化胶质细胞，促进神经炎症的发生，这些都与 AD 的发生和发展有关。因此，整体保护 NVU 可为 AD 的治疗提供新的方向。

NVU 内的不同细胞，包括星形胶质细胞、VSMC 和周细胞及血管内皮细胞都有助于神经血管耦合（neurovascularcoupling）。NVU 中的不同细胞沿着血管树分布（图 6–1），其中周细胞能够直接控制血管直径及血流量，并具有收缩作用。

研究发现，在神经、血管发生的过程中，血管和神经紧密缠绕，神经指导动脉像树一样生长，动脉则为神经提供氧合血液，神经调控血管的舒张和收缩功能有助于调节免疫反应。神经信号引导血管出芽，指导"血管树"的生长，并决定哪些血管母细胞可分化成静脉或动脉的内皮细胞。另外，在胚胎发育的过程中，内皮细胞激活一系列信号通路并加速神经生长。在成人的中枢神经系统中，神经干细胞和内皮细胞紧密相连，并围绕正在分裂的毛细血管网成簇样生长。

BBB 由内皮细胞、周细胞、基底膜和星形胶质细胞组成。NVU 在调控 BBB 的完整性中起着重要作用，BBB 参与了 AD 的许多病理生理进程，包括炎症、凋亡、神经发生、血管新生等。BBB 的效力取决于内皮细胞 – 星形胶质细胞 –ECM 之间的相互作用。AD 可导致 BBB 的破坏，BBB 的完整性对于保护大脑神经元起至关重要的作用。

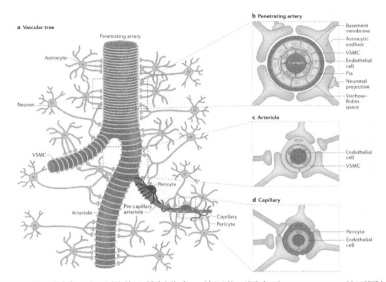

NVU 的不同类型细胞沿着血管树分布，并调节不同水平 CBF。NVU 的不同细
胞类型，包括神经元（Neuron）、星形胶质细胞（Astrocyte）、VSMC、周细
胞（Pericyte）和内皮细胞（Endothelial cell）。a：血管树示意。b：穿透动脉
（Penetrating artery）水平，NVU 由构成血管壁内层的内皮细胞组成，被薄的
细胞外基底膜（basement membrane）覆盖，并被一层到三层的 VSMC 环绕，
并由软膜（pia）包围，其包含 CSF 的 Virchow–Robin 间隙位于软膜和由星形
胶质细胞末梢形成的胶质界膜之间。VSMC 和星形胶质细胞均由局部神经元投
射（neuronal projection）支配。c：微动脉（arteriole）只有一层 VSMC，星形
胶质细胞覆盖和血管壁及内皮内层的神经支配分别在微动脉上级穿通动脉和下
级毛细血管水平，具有连续性。d：在毛细血管（capillary）水平，NVU 由内
皮细胞组成，内皮细胞与周细胞共享基底膜。周细胞沿着毛细血管和毛细血管
周围延伸，并与内皮细胞形成直接互相交错对插或者"插座状"的接触。周细
胞和内皮细胞被星形胶质细胞突起覆盖。

图 6-1　NVU 示意（彩图见彩插 4）

（图片来源：KISLERK，NELSON A R，MONTAGNE A，et al. Cerebral blood
flow regulation and neurovascular dysfunction in Alzheimer disease. Nat Rev
Neurosci. 2017，18（7）：419–434.）

小胶质细胞是一种神经胶质细胞，也是免疫细胞，其功能类似于巨噬细胞。它是防御守护中枢神经系统的第一线。正常情况下，小胶质细胞可以清除中枢神经系统坏死的斑块及其他有害物质。小胶质细胞同时具有神经保护和清除神经损伤的作用。一旦发现坏死、感染和其他异物，小胶质细胞就会发挥吞噬作用，清除损伤。此外，小胶质细胞也参与突触修剪并在监测突触功能中起重要作用。$A\beta_{42}$ 低聚物诱导小胶质细胞活化并介导炎症反应。通过激活 NF-κB 信号通路，过度激活小胶质细胞释放补体因子和促炎细胞因子，包括 IL-1β、IL-6、IL-4、IL-12、IL-18、TNF-α、多种趋化因子（包括 CXCL 12）、促红细胞生成素（Erythropoietin，EPO）和激活的 Toll 型受体等，尤其是 TLR2 和 TLR4。这些补体因子和细胞因子可能导致突触和神经损伤，从而影响管理学习、记忆、情感、行为等功能不同的大脑区域，最终导致 AD 的发展。

少突胶质细胞与轴突神经调节蛋白 -1 密切相关，它维持中枢神经系统髓鞘的形成并介导生物电信号的跳跃性传导。正常大脑的功能取决于大脑结构与功能的完整性。在 AD 患者中，通过 nSMase- 神经酰胺级联反应增加 Aβ 介导的少突胶质细胞的凋亡效应，伴随核 DNA 断裂、线粒体功能障碍和细胞骨架解体。Aβ 通过氧化应激诱导少突胶质细胞损害。一个 AD 动物模型研究显示，在 Aβ 沉积之前区域特异性髓磷脂鞘层发生明显变化。在 AD 小鼠模型早期的少突胶质细胞中，内质网应激标志物生长停滞和 DNA 损伤蛋白 GADD 34 的表达增加，促进神经元损伤并导致 AD 的发生。

ECM 是 NVU 的重要组成成分，并与 BBB 的作用紧密相关。破坏 ECM 的成分（如胶原蛋白Ⅳ），就破坏了维持 NVU 内环境稳定的结构基础，致使神经细胞和内皮细胞死亡，最终导致 AD 发生。ECM 是由细胞合成的大分子物质并分泌到细胞外，位于细胞上表面或细胞之间。ECM 包括碳水化合物、蛋白质和其他大分子，ECM 支持、连接组织结构并调节细胞和组织的生理活动。胰岛素降解酶是一种 110 kDa 的硫醇锌金属肽酶，存在于细胞质和细胞表面。胰岛素降解酶可以切断 Aβ 和 Aβ 前体蛋白并降解 Aβ。受损的外泌体的分泌功能可能导致 Aβ 沉积，促进 AD 的发生和发展。基质金属蛋白酶（matrix metalloproteinase，MMP）是一类能够降解 ECM 大分子的蛋白酶，在 BBB 正常运作中起重要作用。MMP 也参与血管生成、髓鞘形成和调节神经可塑性。MMP-2 和 MMP-10 在 AD 患者中表达增加。MMP-2 是由神经元表达的明胶酶，它可以破坏 BBB，损伤 NVU，并加快发展 AD。MMP-10 在活化的小胶质细胞中高度表达，可能与神经炎症反应有关，可介导 AD 的发展。研究表明，MMP-9 可通过神经毒性 $Aβ_{25-35}$ 片段刺激 MMP-9/ 组织抑制剂 1 的途径来降解 Aβ。另外，AD 患者 CSF 中的 MMP-9 降低可导致 Aβ 的沉积。

第二节　脑血流调节

在 AD 中，因 NVU 调节 CBF 和神经血管功能障碍可引发 AD 发生发展中 Aβ 沉积、神经递质异常、tau 蛋白异常磷酸化等一系列病理生理事件。除了已知的遗传、Aβ 沉积、神经递质异常、tau 蛋白异常磷酸化等因素外，CBF 异常的因素参与 AD 的发病机制已被广泛认可。CBF 降低除了导致运输至大脑的营养成分减少外，还可引发 BBB 及 NVU 的功能障碍，引发氧化应激，最终导致脑血管内皮细胞和神经细胞的坏死。研究还发现，AD 患者局部 CBF 表现出增高的趋势，这可能与认知功能减退早期的代偿机制有关。种种证据表明，CBF 异常在 AD 的病理过程中有着举足轻重的作用，对 CBF 的评估可能成为 AD 诊断甚至早期诊断的关键点。

"动脉灌注"通常用来描述动脉血输送到组织中的毛细血管的过程。CBF 是指单位时间内血液通过脑血管某横截面的流量，即血流线性速度与血管横截面积的乘积。大脑接受 1/5 的心输出量，消耗全身 1/5 的氧气（O_2）和葡萄糖。CBF 将 O_2 和葡萄糖通过 BBB 输送到神经元。因此，脑功能取决于健康的心血管系统，如果 CBF 停止，大脑功能在几秒内停止，在数分钟出现不可逆损伤。CBF 是每分钟每 100 克脑组织中将动脉血输送到特定组织的毛细血管床的血液测量值（以 mL 为单位）。人体的 CBF 值约为每分钟 50 mL/100 g，灰质 CBF 大约是白质 CBF 的 3 倍。

脑血流通过相互联系的血管的协调作用来维持，其在人脑中可形成 400 英里长的血管网络。在这个网络中，脑动脉、小动脉和毛细血管为大脑提供 O_2、能量和营养物质；脑静脉可从脑中运走二氧化碳（CO_2）和代谢废物并进入循环系统，二氧化碳被肺清除，代谢废物被肾脏和肝脏清除。

哺乳动物的大脑已经有一套独特的局部 CBF 调控机制，称为神经血管耦合或功能性充血（functional hyperaemia），这种机制确保激活脑结构的脑血流。在生理条件下，CBF 增加和 O_2 输送量储备能力增加超过活跃脑组织的代谢需求和 O_2 消耗，从而对远距离毛细血管的脑细胞提供了足够的分压梯度，确保 O_2 扩散进入脑细胞。

人在安静状态下，全脑血流量因测定方法的不同而不同，正常值会有所差异。例如，在安静情况下，一个正常身材的健康年轻人每分钟的全脑血流量为 700 ～ 770 mL，合每分钟 50 ～ 55 mL/100 g，当平均半球血流量减少到每分钟 25 ～ 30 mL/100 g 时，可发生精神错乱，甚至意识丧失。一般来说，神经功能障碍的临界血流量是每分钟 18 mL/100 g。

大脑血液由两侧颈内动脉及椎动脉共同供应，前者约占全脑血流量的 4/5，后者约占 1/5。颈动脉到大脑中动脉的压力差与椎动脉到颅底动脉环的压力差基本相等。因此，正常人脑血液循环虽有左半球、右半球及颈动脉系统、椎动脉系统血流量和循环时间的差异，但并不会发生血液分流或逆流现象。

大脑的血液循环不仅血流丰富，供应速度也很快。血液由动脉进入颅腔再到达静脉窦所需的时间仅为 4 ～ 8 s，椎基底动脉系统的血液流速要比颈内动脉系统低一些。

CBF 与神经元的活动密切相关，健康的 CBF 是大脑正常工作的重要基础。CBF 变化是评估大脑的功能网络和对不同神经活动及任务的神经功能成像基础。在许多神经系统疾病中，如 AD、肌萎缩性侧索硬化和中风的早期阶段，可发现 CBF、O_2 输送和神经元活动之间的不匹配，这导致了神经功能紊乱和神经血管脱偶联。因此，理解基本的生理和（或）病理生理学条件下 CBF 反应的细胞和分子机制，对于了解健康和神经系统疾病中的脑功能至关重要。

CBF 自身调节取决于脑动、静脉的压力差及其阻力。在正常情况下，颈内静脉压接近于右心房压，且变化不大，故影响血流量的主要因素是颈动脉压。正常情况下脑循环的灌注压为 10.6 ～ 13.3 kPa（80 ～ 100 mmHg）。平均动脉压降低或颅内压升高都可以使脑的灌注压降低。但当平均动脉压在 8.0 ～ 18.6 kPa（60 ～ 140 mmHg）范围内变化时，脑血管可通过自身调节机制使 CBF 保持恒定。当平均动脉压降低到 8.0 kPa（60 mmHg）以下时，CBF 就会显著减少，引起脑功能障碍。反之，当平均动脉压超过脑血管自身调节的上限时，CBF 显著增加。

CO$_2$ 和 O$_2$ 分压也对 CBF 产生影响。当血液中 CO$_2$ 分压升高时，脑血管舒张，CBF 增加。过度通气时，CO$_2$ 呼出过多，动脉血 CO$_2$ 分压过低，CBF 减少，可引起头晕等症状。血液 O$_2$ 分压降低时，也能使脑血管舒张。

脑代谢对脑的各部分血流量影响与该部分脑组织的代谢活动程度有关。实验证明，在同一时间内脑每部分的血流量是不同的，当脑的某一部分活动加强时，该部分的血流量增多。例如：在握拳时，对侧大脑皮层运动区的血流量增加；阅读时，脑相关区域的血流量增加，特别是皮层枕叶和颞叶与语言功能有关的部分，血流量增加更为明显。当代谢活动加强时，可引起局部 CBF 增加的机制，可通过代谢产物如 H$^+$、K$^+$、腺苷，以及氧分子降低，引起脑血管舒张。

颈上神经节发出的去甲肾上腺素节后纤维，其末梢分布至脑的动脉和静脉，并分布至软脑膜的血管，还有少量分布至脑实质的血管。脑实质内的小血管接受来自蓝斑去甲肾上腺素神经元的轴突末梢的分布。副交感乙酰胆碱能神经末梢和血管活性肠肽等神经肽纤维末梢也分布至脑实质内血管。神经递质对脑血管活动的调节作用不是很明显。刺激或切除支配脑血管的交感或副交感神经，CBF 没有明显变化。在多种心血管反射中，CBF 一般变化都很小。

大脑所需的细胞能量（O$_2$ 和葡萄糖）通过 CBF 持续供应，因为它们都没有大量的储备。神经活动、能量代谢和脑血流是功能性神经影像学检查的基础。测量 CBF 可以通过多种方法，最常见的是 PET、SPECT、动脉自旋标记（arterial spin labeling，ASL）、MRI。在过去的几十年中，神经影像学研究已经证明 AD 疾病进程中 CBF 的改变。

一、静息脑血流

既往认为，年龄增长是罹患 AD 的最大风险因素，大多数 AD 患者在 65 岁或以上被诊断。随年龄增加的血压升高和 CBF 降低之间也存在密切关系，与年轻人相比，老年人的 CBF 下降在 18% 至 28%。有证据表明，CBF 的下降是迅速而不是逐渐的，与儿童相比，成人减少了约 40%，并且认知健康的成年人（20～67 岁）整体脑灌注量表现出以每年 0.45% 的速率减少。脑灌注不足往往很普遍，包括影响额叶、颞部（如颞上皮、海马、海马旁回）、顶叶（如前丘脑）和皮质下区域（如丘脑、尾状核）。但是也有报道认为，认知完整的老年人样本中 CBF 的显著变异，与多个区域的平均值相比，个体相对增高或减低，包括前扣带和后扣带、前突、尾状核和颞上回皮质，表明这些区域可能对衰老的血管变化特别敏感。在内在加工过程中的活跃区域和在休息过程中受到抑制的大脑区域网络，这些区域与默认模式网络重叠，证明衰老和 AD 的代谢过程发生了改变，这支持血管功能障碍可能加速这些早期的功能变化的观点。

二、功能性 CBF

以认知功能为基础的 CBF 基线变化又称为功能性 CBF，它与更常用的血氧水平依赖性（blood oxygen level dependent，BOLD）信号相比具有一定优势，是早期功能性脑部变化的更敏感指标。这些优势包括直接评估脑血管功能、测量确定的生理量（如每 100 克脑组织每分钟的每单位毫升的血液量），并将功能活动更好地定位在血管树的动脉侧，因为 ASL 灌注信号很好地定位于毛细血管床。例如，与年轻对照相比，认知完整的老年人于图片编码任务期间，在静息 CBF 基线较低的情况下，内侧颞叶（MTL）的 CBF 百分比变化增加（%Δ）。在学习和记忆的主要指标上，两组之间无差异，这提示 CBF 的 %Δ 升高可能反映了与年龄相关的补偿机制，以适应较低的静息灌注。此外，有关图片编码的记忆能力与 MTL 中 CBF 变化 %Δ 相关，但不能同时收集 BOLD，这表明 CBF 对老年人的反应可能比 BOLD 与认知更紧密地联系在一起。

三、静息 CBF 在 AD 遗传风险中的意义

ApoE 基因在脑血管完整性中发挥重要作用，被认为是最重要的 AD 遗传单因子。拥有 *ApoEε4* 等位基因会以剂量依赖性的方式增加 AD 风险 3 ～ 8 倍，并显著降低 AD 疾病发作的年龄。认知正常的 *ApoEε4* 携带者相对于正常对照表现出 CBF 的增加和减少。研究表明，携带者相对于正常对照在 MTL、左舌回等血流灌注减少，而额叶、顶叶、颞叶皮质及前 / 后扣带回皮层和小脑中血流灌注增加。有趣的是，*ApoE* 基因型对 CBF 的影响似乎是由年龄介导的，老年人显示出更多的低灌注而年轻的成年人表现出更多的高灌注区域。此外，在年轻的 *ApoEε4* 携带者中，CBF 的增加似乎与更好的执行功能相关，也许暗示了早期的补偿机制。同样，发现患有 AD 风险的老年人表现出异常低的 CBF，可能表明这种早期的补偿机制已经崩溃。年龄与 *ApoE* 基因型之间的相互作用反映了整个生命周期中脑血管功能基因型的差异影响。也有证据表明 AD 疾病的严重程度可能介导 ApoE 和 CBF 之间的关系，AD 和 MCI 在 *ApoEε4* 携带者中 CBF 改变的不同模式，被认为是反映 AD 的前驱阶段。具体来说，MCI 的 *ApoEε4* 携带者显示在海马旁和双侧扣带回的区域过度灌注，而 AD 的 *ApoEε4* 携带者在右额叶和枕叶处显示灌注不足。综上所述，这些证据表明 CBF 随着 AD 遗传风险改变。在

ApoEε4 等位基因携带者中观察到早期的高灌注和后期的低灌注变异表明存在脑血流调节机制，可能是由于对 O_2 和葡萄糖的需求增加或大脑新陈代谢的改变。

四、静息 CBF 在 AD 家族风险中的意义

研究表明，一级家族病史会使患 AD 的风险增加高达 10 倍。此外，该风险因素与脑灌注改变有关，如与没有家族史相比，认知正常的伴 AD 家族史的中年人显示右上额和中额额叶的皮质 CBF 降低。特别需要注意的是，在伴有孕产史的 AD 患者中，与那些没有 AD 史或只有一位父亲 AD 史相比，在那些有一位母亲 AD 史的患者中，似乎在中年人存在特定的大脑灌注不足的风险，如海马和顶额叶区域的 CBF 减少。有趣的是，遗传性和家族性危险因素似乎是可叠加的，因为与没有 AD 危险因素的相比，携带 *ApoEε4* 同时伴有家族性 AD 史的患者显示额叶、缘上回和海马的灌注减少。总体而言，对有 AD 家族史者的研究表明 CBF 是罹患 AD 风险者的大脑变化的早期标志。

五、静息 CBF 在 AD 血管风险中的意义

血管风险负担增加或存在血管危险因素（如糖尿病、高血压、心脏病、目前吸烟）与认知能力下降和 AD 患病风险增加相关。而且，AD 风险随着共存血管危险因素数目的增加而增加。关于血管危险因素和 CBF 之间联系的研究提示，血管危险因素增加与随着时间推移的静息 CBF 减少有关，并且对功能任务的响应会产生更大的 %ΔCBF。最近的证据还表明，仅在拥有多个血管危险因素的观察中，血管风险负担可能适度调节增加的年龄和降低的 CBF 之间的关系。此外，只有那些具有较高血管风险的患者才显示出 CBF 降低和较差的认知表现之间的关系。总之，

这些研究表明，CBF 变化可能是导致血管风险负担增高并影响脑部健康和认知的机制。

六、临床前 AD 的 CBF

经过充分验证的 AD 生物标志物包括 Aβ 和（或）tau 相关蛋白、脑代谢不良、脑萎缩和认知功能测量。众多的 AD 生物标志物及其相互关系可能使每种独立生物标志物的病因学很难确定，此外这还导致难以确定这些 AD 标志物。考虑到这一点，临床医生和研究人员倾向于依靠检测 AD、MCI 和临床前 AD 的生物标志物的组合，而不是任何一个孤立的标志物。美国老年痴呆症协会（NIA-AA）工作组最近提出了一个临床前 AD 分期框架的假设，定义为被认为处于早期的临床正常个体 AD 的无症状阶段。在此分期框架内，临床前 AD 的分类主要基于与淀粉样蛋白级联假说相关的生物标志物，包括淀粉样 β 蛋白积累、神经元损伤和认知功能的标志物。第一阶段可定义为无症状淀粉样变性；第二阶段可定义为无症状淀粉样变性病 + "下游"神经变性，如阳性 CSF 淀粉样蛋白 β 和 tau 蛋白，没有明显的认知变化的证据；第三阶段为淀粉样变性病 + 神经元损伤 + 轻微的认知 / 行为下降并符合 MCI 标准。虽然脑灌注的变化不包括在此分期标准中，但作者承认 AD 的其他生物标志物可能会显示优先变化，尤其是那些有遗传风险的患者的 *ApoE* 基因序列。探索新定义下 AD 临床前阶段的 CBF 变化，提供进一步的更明确的临床前生物标志物的有效性证据，则可以主张将其纳入当前的 NIA-AA 分期框架。但不幸的是，缺乏与 AD 相关的脑血流灌注的此类研究，主要限于遗传和认知风险因素。到目前为止，我们知道已发布的研究还没有直接探索临床前 AD 中的 CBF，这是一组由新的诊断方法定义的标准。一项研究检查了与基于

NIA-AA 的 AD 阶段相关的 CBF 变化。然而，作者将 MCI 和临床前 AD 类别归为"痴呆症"阶段，很难在 NIA-AA 定义的阶段进行解释。尽管结果显示 CBF 的减少与 AD 的进展阶段之间存在关联，然而在从正常衰老到 AD 的整个连续过程中，痴呆症患者和对照之间的 CBF 显示存在差异。虽然这些结果支持 CBF 作为 AD 进展的生物标志物，但他们认为 CBF 变化不是与 Aβ 沉积直接相关。进一步的 CBF 研究需要区分基于 NIA-AA 的临床前和 MCI 组来确认这些发现。

一项 SPECT 研究表明，高水平的 CSF 磷酸化 tau（P-tau）和总 tau（T-tau）与右额叶后上内侧 CBF 降低相关，而高水平的 P-tau 也与左侧的额颞边界区 CBF 增加相关。尽管这项研究没有发现 CBF 与 CSFβ- 淀粉样蛋白 $_{1-42}$（Aβ$_{42}$）之间的关系，但来自人类和动物 PET 研究表明，PET 测量较高的淀粉样蛋白 β 负荷与区域 CBF 的增加和减少有关。多项研究发现，淀粉样蛋白相关的足前核、扣带回、上颌上回、丘脑、内嗅皮层、海马体、中脑和颞下皮质 CBF 降低，而内侧额叶下部、前突神经和顶壁下部的脑血流增加，与研究检查一致。CBF 与淀粉样蛋白有关的横截面差异，即测量 CBF 纵向变化的非痴呆患者，随时间推移，淀粉样 β 沉积较高的老年人与低淀粉样沉积的老年人相比，CBF 显示出更大的减少和增加。最近的一项研究表明，淀粉样蛋白 β 沉积增加的几个区域灌注不足，并且这种关系独立于诊断组（即 MCI、AD）。此外，结果表明，与正常对照组相比，β 淀粉样蛋白阳性诊断组显示痴呆中脑血流下降，顶下壁的前神经突、内嗅皮质和海马区域脑灌注降低，并且晚期 MCI 和痴呆的皮质灌注不足，而 Aβ 阴性组则没有。2015 年的一项研究与这些结论一致，区域 CBF 和年龄相关仅存在于 Aβ 沉积升高的人群中。综上所述，这些结果表明在没有淀粉样蛋白的情况下，CBF 病理学可以反映出健康的衰老，而如果存在淀粉样蛋白沉积，可能反映 AD。此外，这些结果也与在 AD 早期CBF 增加，随后 CBF 减少的阶段性变化证据一致。

总体而言，研究探索与淀粉样蛋白和 tau 标志物有关的脑灌注研究，提示 CBF 对临床前 AD 和 AD 风险的这些生物标志物敏感。此外，即使在 Aβ 之前也可能发生脑灌注改变或其他病理征象，表明脑血流的早期改变应当纳入 AD 生物标志物病理学的当前分期框架。

七、行为干预能否通过改变 CBF 而改善认知和预防或延缓 AD 的发展？

鉴于一般的认知功能及 AD 风险和进展与 CBF 相关，因此，问题在于是否可以优化 CBF 水平。如果是这样，CBF 修饰对神经变性过程有积极影响吗？有证据表明，认知正常的成年人体育锻炼和 CBF 的增加与健康的认知衰老相关，这表明体育锻炼可能是有价值的 AD 干预措施，例如，终身有氧运动可保留与 AD 和衰老相关的基线 CBF。最近一项认知正常的老年运动随机对照试验发现，与对照组相比，运动组的成年人表现出前扣带回皮质中的 CBF 增加，认知表现改善。此外，还有证据表明，CBF 和身体活动模式可能会改变 AD 风险。最近报道了在左侧海马遗传风险修正久坐时间与 CBF 的关系，相对于非携带者，*ApoEε4* 携带者的久坐时间越长，CBF 越高。这表明久坐时间可能作为一种行为危险因素，在通常 CBF 增加的 *ApoEε4* 携带者中，久坐时间加剧 CBF 调节异常。高久坐时间（通过加速度计客观测量）和较高的 CSF tau 水平相关。同样，通过 PET PIB 测量，久坐的认知正常的 *ApoEε4* 携带者可能会增加脑淀粉样蛋白沉积的风险。生活方式因素可能与 AD 的遗传易感性相互作用并可能影响 AD 疾病病理学和病程。

体育锻炼不仅会改变 CBF，而且还能增强认知能力。体育锻炼可能也是维持老年人 CBF 水平的关键行为工具。认知训练可以增加老年人前额叶皮层与年龄相关的补偿性 CBF，这表明认知训练可能起扩展补偿机制的作用，也许可保持 AD 高风险成年人的认知水平，而需要进行更多的干预研究以确定增强的体育活动和（或）认知训练是否可以改变 CBF，进而预防转换为 MCI 或 AD。综上所述，脑灌注的变化在 AD 的临床症状之前很早就出现了。血管功能障碍在 AD 的发病机制中发挥重要作用，CBF 的改变甚至比其他 AD 病理证据都早。

八、VSMC 调控动脉和小动脉血流量

大动脉、小动脉和毛细血管网以高度规范精准的方式将 O_2 和营养物质传递给大脑。滋养大脑的动脉分离出沿脑表面运行的软脑膜动脉，并且潜入脑实质，分枝成小动脉和毛细血管。随着分枝的大小和水平的变化，NVU 的细胞组成随着分枝而变化（图 6-1）。

在动脉开始潜入脑实质的地方，NVU 由血管内皮细胞组成，内皮细胞组成血管，外被 1 ~ 3 层 VSMC 和星形胶质细胞的终末突起包围，形成了从大脑间质液和神经元传入投射中分离含 CSF 的 Virchow–Robin 间隙的胶质界膜。在脑实质中，动脉用单层 VSMC 狭窄缩小成小动脉，并且更紧密地黏附星形胶质细胞终末突起（图 6-1）。动脉和小动脉确保了血液以相当均匀的压力输送到大脑，使下游脑微血管中心跳搏动产生的脉动效应较不明显。

在功能性动脉性充血期间，小动脉扩张，并且该扩张在逆行方向上以高速度传播到上游动脉，包括软膜动脉分枝。大

鼠模型的研究表明，扩张可能会从大脑反应区域中心延伸超过1 mm。除了调节 CBF 输送到活化的脑区域之外，在大鼠和小鼠中的研究已经证明小动脉在静息状态期间输送大部分的 O_2，这被认为是给脑组织的 O_2 供应提供了的安全标准。然而，最近在周细胞缺陷小鼠中的研究表明，毛细血管和毛细血管周细胞也在 O_2 输送到脑的过程中起作用。

九、周细胞在毛细血管水平调节 CBF 和神经元活动

毛细血管是脑中最小的血管，从小动脉分枝出来，形成一个丰富的微血管网络，每克脑最大表面积为 $120cm^2$，可用于血液和大脑之间的分子穿过 BBB 内皮进行交换运输。BBB 由紧密连接的连续单层的内皮细胞形成，这限制了大分子、细胞和病原体进入脑中。BBB 允许 O_2 从血液迅速扩散到大脑和依照浓度梯度的 CO_2 从大脑扩散至血液中，并调节能量代谢物和营养物质进入大脑的运输，还通过许多专门的载体介导将大脑的代谢终产物清除到静脉循环和受体介导的内皮细胞转运系统中。

CBF 增加是由强大的神经元功能活动引起的，这也是影像学功能成像的基础。CBF 是否仅仅由小动脉平滑肌细胞控制，或者同时被毛细血管周细胞控制，这是有争议的。但近期的实验证明，神经元活动和谷氨酸的神经递质释放信号激活放松周细胞引起毛细血管扩张。血管扩张由前列腺素 E_2 介导，但需要释放 NO 以抑制血管收缩物质 20-羟-二十烷四烯酸（20-hydroxyeicosatetraenoic acid，20-HETE）的合成。在体内，当传入刺激输入增加 CBF 时，毛细血管在小动脉之前扩张，估计可增加 84% 的血流量。在病理学上，缺血导致周细胞引起毛细血管收缩，紧随其后的周细胞死亡，可能不可逆地收缩毛细血管并损害 BBB。因此，周细胞是 CBF 的主要调节剂，是功能性成像

信号的发起者。

周细胞是分布在血管壁基底膜上的血管顶壁细胞，位于内皮细胞、星形胶质细胞和神经元之间。周细胞沿着毛细血管、毛细血管的前小动脉及毛细血管后的小静脉延伸。周细胞可以整合、协调和处理来自邻近细胞的信号细胞，产生多种功能性反应，对中枢神经系统在健康中的作用至关重要，与疾病、调节BBB的通透性、维持BBB完整性、血管生成、清除有毒代谢物、毛细血管血流动力学、调节神经炎症和干细胞活性都有联系。AD患者周细胞的退化、丢失及脑血流的减少导致神经血管功能障碍。

脑毛细血管被周细胞覆盖，其与内皮细胞共享基底膜（图6-1）。毛细血管周围被周细胞突起环绕，毛细血管前动脉和毛细血管后小静脉在毛细血管床中间具有更多的纵向足突，在毛细血管末端具有更多的周细胞足突于周围环绕，并且在毛细血管的小静脉末端具有更多的星状足突形态。周细胞和内皮细胞直接交错对插，或者类似"插座样"的连接——一种类型的细胞质突起插闩样插入对面另一类型细胞的"插座样"口袋中。虽然不清楚哪种类型的连接蛋白介导周细胞和内皮细胞之间的体内相互作用，但是免疫染色研究表明N-钙黏蛋白参与脑血管发生。几种体外培养研究表明，周细胞表达连接蛋白43（CX43）。CX43和CX37在周细胞中的表达已经通过小鼠皮层和海马中不同细胞类型的单细胞RNA测序研究证实。然而，是否这些连接蛋白介导周细胞-内皮细胞、周细胞-周细胞和（或）周细胞-星形胶质细胞之间的相互作用仍有待今后的研究确定。

周细胞调节大脑发育，形成和维持BBB，清除毒素、调节神经炎症和干细胞反应期间的血管发生。使用多模型的研究表明，周细胞可以调节CBF、毛细血管紧张度及毛细血管直径。

毛细血管周细胞是毛细血管上分离的收缩细胞，可调节脑血流及稳定新形成的毛细血管，维持 BBB，导致病理学中的"神经胶质瘢痕"，并具有干细胞特性。在体外，神经递质可通过信号传导途径引起周细胞收缩和扩张，毛细血管血流异质性可能反映出周细胞张力的差异。周细胞可以在体内收缩，但有人认为它们没有积极舒张血管以增加脑血液流量。类似争议围绕着效果病理学中周细胞对血流的影响。在新皮质和小脑中的神经元活动中，周细胞是神经元过程中首先膨胀的血管成分，是它们成为功能性成像信号的发起者。

维持正常 CBF 决定了正常的脑功能。通过"神经血管耦合"这一紧密协调的过程，CBF 的局部调节响应了神经元激活对 O_2 和其他循环代谢产物的需求波动。通过改变具有收缩特性的血管细胞来改变血管直径从而调节 CBF，如平滑肌细胞和周细胞。但是具有争议是细胞反应神经血管耦合的机制及在哪里沿动、静脉轴发生耦合。既往认为，脑小动脉平滑肌细胞介导这个任务，但更新的证据表明血流实际上是在毛细血管水平上调节。

周细胞是多功能血管细胞，它是覆盖毛细血管内皮细胞水平，围绕并延伸的手指状周细胞。脑周细胞还具有其他细胞功能，包括调节 BBB、维持血管稳定性、改变毛细血管直径和毛细血管血流及参与脑血管生成和神经炎症。像血管平滑肌一样，周细胞表达收缩蛋白，对内源性神经元或星形胶质细胞反应并改变毛细血管直径，但也有一些研究怀疑周细胞通过对大脑激活的反应调节 CBF。

为了更好地描绘周细胞、毛细血管和小动脉中平滑肌细胞的贡献，最近的研究分别对这两者进行神经血管耦合。为此，研究者利用平滑肌细胞无变化的周细胞缺陷小鼠（Pdgfrb$^{+/-}$ 小鼠，周细胞减少约 30%），测量血流反应、大脑氧合和神经元代谢及小鼠大脑中的活动。荧光实时显微镜分析体感皮层的血管造影照片是一种体内多光子技术显微镜检查,它显示毛细血管扩张邻近小动脉前约 2 s,单根血管对感觉的反应刺激加快血流速度。在 Pdgfrb$^{+/-}$ 小鼠中,毛细血管缺少周细胞,但小动脉未能放松,导致神经元激活对大脑激活的血流反应的解偶联。值得注意的是,在血管内皮细胞、平滑肌细胞或星形胶质细胞依赖的血流调节机制中没有其他可检测到的变化去解释这些发现。

在小鼠中测量局部脑氧分压(pO$_2$)以明确神经血管解耦的结果。在正常小鼠中 pO$_2$ 通常在 20 ～ 40 mmHg。但在 Pdgfrb$^{+/-}$ 小鼠中,大部分大脑皮层的 pO$_2$ 水平较低(< 15 mmHg),更远的皮质区域小动脉水平(pO$_2$ < 5 mmHg)与低氧相符。作为对于大脑激活的回应,内在光学成像和细胞代谢指标烟酰胺腺嘌呤二核苷酸的多光子成像分别证明,Pdgfrb$^{+/-}$ 小鼠具有氧化血流的钝化流入和减少氧化代谢的特征。体内微透析证实了 Pdgfrb$^{+/-}$ 小鼠的脑间质液乳酸的增加,确认厌氧菌占优势代谢。但是后果不限于急性代谢变化,在 5 ～ 7 个月的时间里,Pdgfrb$^{+/-}$ 小鼠随后发生神经元功能异常,最终表现为神经元不可逆变性退化。

近期实验利用小鼠模型提供了进一步的证据证明周细胞在毛细血管水平激活介导 CBF 与神经元的耦合。脑周细胞的丢失及大脑血液流动失调导致大脑氧合作用降低和神经元代谢应激减少,反过来足以改变神经元功能,并导致不可逆的神经元损伤。但是,周细胞是否可以作为新的恢复神经血管稳态并阻止神经损伤恶化的治疗靶标还有待确定。

第三节　阿尔茨海默病血管功能障碍

除了 Aβ、tau 蛋白导致的病理改变和神经元丢失外，AD 还与早期神经血管功能障碍相关。最近的流行病学、临床、病理和实验研究表明神经血管功能障碍与 AD 的发病机制密切相关。此外，包括 AD，脑小血管疾病引起的痴呆估计约占全球所有痴呆症的 40%。

多种危险因素影响 AD 发病机制，包括遗传学、血管、环境和生活方式等（图 6-2）。根据 AD 的双重打击血管假说，Aβ 非依赖性（打击途径 1）和 Aβ 依赖性（打击途径 2）机制相互作用并聚集在血管上，独立地和（或）协同地导致神经元和突触功能障碍、神经元变性及认知障碍。除了 CBF 减少和功能失调的直接负面效应、BBB 破坏、神经元功能的破坏，以及 Aβ 在脑中的积累（打击途径 1）之外，Aβ 介导的血管功能障碍（打击途径 2）也可能是 AD 发病机制中的早期事件。值得注意的是，在 AD 的不同阶段调节 CBF 和 BBB 完整性的每种 NVU 细胞类型（如 VSMC、周细胞、星形胶质细胞和内皮细胞）的功能都会受到 Aβ 非依赖性和（或）Aβ 依赖性机制的影响，并最终导致出现痴呆的临床症状。虽然此假说归纳总结了两个主要的疾病发病途径，但 AD 的双重打击血管假说仍然考虑影响 AD 的多个因素。

在这一节中，我们回顾了 AD 发病机制中的神经血管功能障碍，并重点阐述了 CBF 变化。我们总结在动物模型中的发现，描述了人类与认知障碍和 AD 相关的神经血管功能障碍。然而，在本章第二节中已经讨论论过的关于 CBF 调节动脉、小动脉和毛细血管构成成分的许多分子学和细胞学机制，远未在 AD 动物模型或在有 AD 患病风险的人群和已诊断 AD 的人群中进行深

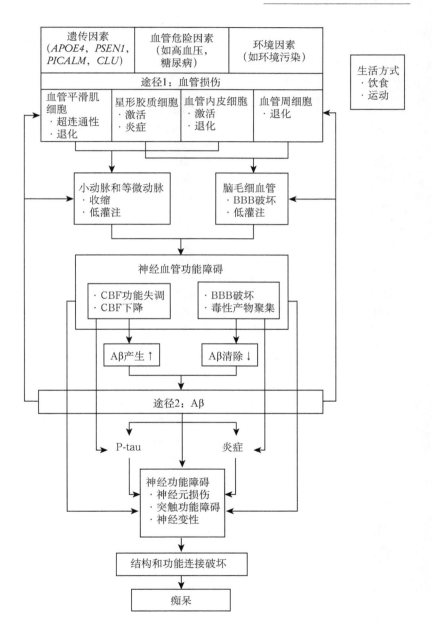

AD 的几种遗传危险因素，例如 *ApoE4*、*PSEN1*、*PICALM* 和 *CLU* 突变，血管危险因子（如高血压和糖尿病）和环境因素（如环境污染）均可通过 Aβ 非依赖性（打击途径 1）和（或）Aβ 依赖性（打击途径 2）途径引起小动脉、微动脉和脑毛细血管损伤及神经血管功能障碍。两种途径相互作用并且聚集在血管上，并且可以独立地或协同地导致神经元损伤、突触功能障碍和神经变性，从而导致痴呆。生活方式可以修改这些打击途径的影响；例如，中等强度的适度运动和饮食调节对心血管和脑血管系统有益。AD 影响 NVU 的不同细胞类型，例如，VSMC 超收缩和退化导致小动脉和微动脉的异常反应，以独立于 Aβ 机制或以 Aβ 依赖的方式使 CBF 调节异常和降低。在 Aβ 途径中，对小动脉和微动脉的损伤通常与 Aβ 血管病理相关，血管壁的破裂通常与微出血有关。周细胞的退化导致毛细血管对神经元刺激产生的舒张反应缺失、低灌注和 BBB 破坏、血液源性毒素和体液在血管周围间隙积累。Aβ 非依赖性（如缺氧和缺血）和 Aβ 依赖性机制都会导致毛细血管循环的变化。内皮损伤导致内皮依赖性血管舒张丧失、CBF 失调和减少。星形胶质细胞和小胶质细胞的激活调节炎性反应、血管活性细胞因子和趋化因子的释放，进一步危及 CBF 调节和 BBB 完整性。对血管的损伤可以引发一系列级联反应，进而导致 Aβ 在脑中的积累（打击途径 1），这加速了神经变性 Aβ 依赖性的途径（打击途径 2）。例如，脑缺血变化（打击途径 1）刺激 α- 分泌酶和 γ- 分泌酶的表达，调节 Aβ 生成，并导致 Aβ 产生增加。此外，BBB 中 Aβ- 清除受体和多药耐药蛋白 1 的功能障碍导致 Aβ 清除错误和在大脑中残留。降低的 CBF（打击途径 1）和升高的 Aβ（打击途径 2）可以各自独立地或协同地导致神经元中的 tau 磷酸化和 tau 病理化，并且恶化神经炎症。它们协同作用时，会加速神经元的损害和损伤。

图 6-2 AD 神经血管功能障碍：双重打击血管假说

（图片来源：KISLER K，NELSON A R，REGE S V，et al. Pericyte degeneration leads to neurovascular uncoupling and limits oxygen supply to brain. Nat Neurosci，2017，20（3）：406–416.）

入的探索和研究。因此，在下面的部分中，我们努力发现目前的机制研究中的不足，并尝试探索在未来研究中应该着重解决、立即解决的一些突出的问题。

一、动物模型中 Aβ 非依赖性的血管损伤变化

周细胞缺陷型转基因动物模型中，存在初始正常神经元活动、内皮依赖性和非依赖性血管舒张，以及星形胶质细胞数量和血管覆盖度的情况下，虽检测不到 Aβ 病理化损伤，但仍发生了早期大脑灰质的 CBF 减少和异常 CBF 反应。同时，周细胞变性也导致早期大脑活化部分的氧供应减少。这些血管变化是独立于 Aβ 发生的，并且先于在几个月后进展的神经元功能障碍和神经变性。这些发现表明，周细胞可能是与周细胞缺失和神经血管功能障碍相关的神经障碍疾病的重要靶点，这些疾病包括 AD、ALS 和脑卒中。还已知 Aβ 不仅会杀死周细胞，且 Aβ 反过来可能加速过表达 APP 的转基因 AD 动物模型和（或）AD 患者的神经血管功能障碍。如缺血性大脑和 Aβ 依赖性周细胞变性所示，Aβ 与周细胞缺失无关的相对依赖仍然是 AD 患者 CBF 障碍需未来研究的重要课题。

高血压是 AD 的危险因素。一些研究表明，高血压改变功能性充血和血管内皮功能。由于乙酰胆碱依赖性和内皮依赖性血管舒张减少，血管紧张素Ⅱ（AngiotensinⅡ，ANGⅡ）诱导的高血压在啮齿动物中减弱 CBF 对胡须刺激的反应。有趣的是，ANGⅡ的脑血管作用独立于血压升高。在只有慢性高血压的啮齿动物模型中也显示了脑血管反应性对内皮依赖性血管扩张剂的改变。然而，关于其他 NVU 细胞类型在高血压发病机理中的作用和关于高血压在 AD 发病机理中的作用目前所知甚少。例如，在高血压的 ANGⅡ模型中已经显示了周细胞的年龄依赖性减少，但是对其神经血管耦合作用及潜在的分子和细胞机制研究仍然很少。

皮质下梗死和脑白质脑病的常染色体显性脑动脉病模型

（CADASIL）的代表性转基因 Notch3^{R169C} 小鼠研究显示，表达VSMC 和周细胞中的致病性 Notch3 突变，如人类 CADASIL 所示，两种类型的壁神经细胞都发生了毒性 Notch3 聚集和变性。与壁细胞减少一致，这些小鼠也发生了 CBF 自动调节功能受损。然而，VSMCs 与周细胞对 CBF 失调的确切作用和可能的下游分子靶点目前尚不清楚。

在用人的 *ApoE4* 基因（AD 的主要遗传风险因子）靶向替代小鼠 Apoe 的转基因小鼠中也发现 CBF 减少和血管功能障碍。这项研究表明，表达 ApoE4 的小鼠的血管表型先于神经元和突触功能障碍。目前尚不清楚在表达 ApoE4 的小鼠中是否有介导BBB 分解的亲环蛋白 A 途径参与 CBF 失调。

总之，这些研究表明 CBF 失调在周细胞、VSMC 或内皮功能障碍的实验模型早期发生，这可能导致 Aβ 非依赖性的神经元功能障碍和缺失。然而，我们对于在这些模型中导致 CBF 失调的 NVU 中的信号传导途径知之甚少。故需要更多的研究来发现Aβ 非依赖性血管模型的 CBF 失调同星形胶质细胞 – 周细胞信号系统与星形胶质细胞 Ca^{2+}、神经元、内皮 NO 的作用之间的机制联系。

二、动物模型中 Aβ 依赖性血管损伤变化

对分离的大鼠主动脉的早期研究表明，Aβ 具有血管收缩性质。在表达 APP 瑞典突变的转基因小鼠的体内跟踪研究发现，Aβ 减弱了乙酰胆碱介导的内皮依赖性血管舒张。对表达APP 瑞典突变的年轻 Tg2576 小鼠的研究表明，Aβ 能降低脑血管对内皮依赖性血管扩张剂（如乙酰胆碱、缓激肽或钙离子载体 A23187）的反应性，使直接作用于 VSMCs（如血栓素 A2 类似物 U46619）的血管收缩剂的反应增加，并能改变神经血管耦

合反应性。总而言之，这些研究表明 Aβ 沉积之前，低水平的可溶性 Aβ 的积累会导致血管反应的全面损伤。在大脑内皮中，Aβ 介导的由高级糖基化终末产物受体（receptor for advanced glycation end-products，RAGEs）产生的内皮素 -1（endothelin1，ET-1）也被证明通过结合 Aβ 可以导致 Tg2576 小鼠的 CBF 减少。

另外的研究表明，NADPH 氧化酶是介导由 Aβ 引起的神经血管功能障碍的关键，Aβ 通过聚 ADP- 核糖聚合酶途径激活内皮细胞中的瞬时受体电位 M 型 2 通道而引起内皮功能障碍。结合 Aβ 的另一个清道夫受体 CD36 也会导致脑血管中 Aβ 介导的氧化应激，使神经血管耦合减少。有趣的是，RAGE 调节 CD36 表达，但是在 CD3 和 Aβ 诱导性 CBF 失调的 RAGE 之间的确切关系还有待进一步的探索。

与这些研究一致，在对 APP 瑞典突变小鼠（即 Tg-SwDI 小鼠，也称为 APPSwDI 小鼠）和 Tg2576 小鼠中交叉的编码 Aβ 的基因中的伴有血管兴奋的荷兰和爱荷华突变的转基因小鼠的研究发现，动脉 VSMC 表现出清除 Aβ 的能力降低，导致 Aβ 在血管壁中积累，从而引起 CAA 和受损的血管反应性。最近在携带瑞典和印第安纳州突变的年长的 APP 表达小鼠（即 hAPP-J20 小鼠）中也证实了这一点。

与 AD 患者相似，Tg-SwDI 小鼠和 Tg2576 小鼠表达低水平的血清反应因子（serum reaction factor，SRF）和心肌素（myocardin，MYCD）——两个控制 VSMC 分化的转录因子，导致几种 SRF-MYCD 指导的 VSMC 收缩蛋白表达升高，如 α 缩平滑肌肌动蛋白（α 滑肌肌动，也称为 Acta2）、钙调理蛋白和肌球蛋白重链。这反过来导致高收缩 VSMC 表型，并减少内皮依赖性和内皮独立舒张，从而引起 CBF 反应减弱。此外，调节 Ca^{2+} 稳态的基因，如肌球蛋白轻链激酶、钙通道蛋白 1 和

肌浆 / 内质网钙 ATP 酶 2，也在 AD 的 VSMC 中升高，并导致 VSMC 超收缩表型。尽管 VSMC 收缩的 SRF-MYCD 依赖性调节蛋白质和 Ca^{2+} 体内平衡调控基因是独立于 Aβ 内的，但这些变化可能与 Aβ 协同作用，以加速 AD 模型及可能的 AD 中的 CBF 减少。最后，Aβ 导致人工培养的周细胞和 Tg2576 小鼠中的周细胞死亡，这可能导致 CBF 失调。

总之，一系列证据表明，Aβ 对脑血管具有血管活性和血管毒性作用，影响调节 CBF 的 NVU 中的不同细胞组分。因此，阻止 Aβ 积聚将消除 Aβ 依赖性对 CBF 失调的作用。去除 Aβ 是否会对已经受损的血管产生相同的有益作用尚不清楚。然而，最近在老年 Tg-SwDI 小鼠中的研究表明，抵消 Aβ 在血管沉积后的有害作用在逆转由老化和大量 Aβ 沉积引起的 VSMC 损伤所致的神经血管功能障碍方面无效。重要的是，在 BBB 中和降低的 CBF 的过程中，Aβ 清除受体的功能障碍可以促进大脑和血管壁中的 Aβ 积聚（打击途径 1），增加 Aβ 致病作用。

三、联合 Aβ 和血管模型血管损伤变化

在这里，我们简要说明 Aβ 与影响脑循环的一些不良反应因素的相互作用。

关于高血压，已经显示 ANG Ⅱ 诱导的小鼠高血压使 Aβ 诱导的神经血管功能障碍恶化并促进 β- 分泌酶活性，从而增加淀粉样变性 APP 加工，这可能导致高血压和 AD 之间的致病相互作用。ANG Ⅱ 诱导的高血压也导致 APP/ PS1 小鼠中的 CBF 功能障碍，损伤认知和功能联系，并降低野生型小鼠的功能联系，这也提示中年高血压是降低的脑血流动力学和功能联系之间的另一个可能机制。

脑低灌注加速了 Tg-SwDI 小鼠中的 CAA。另外，正如在

Tg2576 小鼠中所发现的，CAA 能导致比单独的 Aβ 作用下更严重的脑血管功能障碍，导致内部缺血和缺血后 CBF 缺陷，并进一步加重脑梗死。

同型半胱氨酸血浆水平升高，称为高同型半胱氨酸血症（hyperhomocysteinemia，HHcy），已被证明会损害 eNO 的功能和合成，导致 CBF 功能障碍。HHcy 诱导野生型小鼠模型通过诱导脑微血管和神经炎症而出现血管性痴呆。此外，HHcy 将 Aβ 沉积转移到脉管系统，并加剧 APP/PS1 小鼠的记忆障碍。

四、AD 患者的脑血管反应性

可能具有 AD 的早期患者与认知正常人相比，脑血管反应性受损，对 CO_2 吸入引起的高碳酸血症反应性受损，并且在重复坐、站体位后显示较大的 CBF 波动，而全身动脉血液波动没有明显变化，这表明在完整的心血管控制动脉血压的情况下，失调 AD 早期发生了局部 CBF 功能障碍。

ApoE4 基因是 AD 的主要遗传风险因子，最近的研究表明，携带 *ApoE4* 基因的个体，与非携带者相比，记忆任务功能受损且二氧化碳吸入期间会早期出现脑血管反应性受损。使用 CO_2 吸入激发，与 *ApoE4* 非携带者相比，认知正常 *ApoE4* 携带者的较大样本研究证实了 CBF 反应性受损，这项研究表明早期 CBF 功能障碍导致 *ApoE4* 携带者的认知功能障碍。另外一项研究，通过使用二氧化碳吸入激发和 BOLD–fMRI 发现，AD 的脑血管缺陷可能与 Aβ 沉积有关，这与使用 ^{11}C 匹兹堡化合物 B 的 PET 所检测到的结果一致。

脑血管反应性受损表明脑血管和 CBF 调节机制受损，如下所述，这可能导致 CBF 减少和（或）神经血管偶联失调。然而，这其中涉及的分子和细胞机制目前几乎是未知的。

1. AD 患者 CBF 减少

早期大量基于人群的研究表明，CBF 速度降低先于认知衰退和海马萎缩。此外，表现出更大 CBF 速度降低的个体具有较大的海马和杏仁体积。

使用 SPECT 发现 MCI 记忆丧失（如遗忘性 MCI）患者后扣带回和楔前叶早期即会出现 CBF 减少，这一现象在可能患有 AD 的个体中得到证实。由于后扣带回和楔前叶早期参与了 AD 脑损伤，联合病理生理学表现推测，可能在这些区域早期的血管功能失调先于和（或）触发了大脑的损伤。有意思的是，在 AD 早期后扣带回和楔前叶区域 CBF 的减少发生在灰质体积减小之前，表明 CBF 减少先于脑萎缩发生。使用 ^{18}FDG–PET 所检测到的结果与较低的 CBF 值的结果一致，证明葡萄糖输送到脑中取决于 CBF，在显示 CBF 减少的相同脑区域也显示出 AD 早期脑葡萄糖摄取减少。

双侧顶叶和楔前叶的区域性 CBF 减少者先于 MCI 转为 AD。另外，与 *ApoE4* 基因非携带者相比，没有发生痴呆的 *ApoE4* 基因携带者，先发生额叶、顶叶、颞叶皮层的 CBF 减少后发生认知的下降。与这些发现一致的是，与 *ApoE4* 基因非携带者相比，年轻的 *ApoE4* 基因携带者的后扣带回、顶叶、颞叶和前额叶皮层的葡萄糖摄取较低。最近，通过非侵入性 ASLMRI 进行的体内局部 CBF 评估，依靠动脉血的磁性标记和同步 ^{18}FDG–PET 采集证实了与健康对照组相比较，AD 患者的局部大脑低灌注与受损的葡萄糖摄取之间具有高度相关性。总之，这些研究结果表明，区域性的 CBF 减少和局部葡萄糖输送减少是 AD 认知衰退之前的最早的功能变化。

最近一项关于健康对照和 MCI 或 AD 患者的大型研究表明，通过 ASL MRI 和血管功能障碍确定的 CBF 变化是经典 AD

生物标志物 Aβ 和 tau 发生变化之前，与认知衰退相关的初始现象。另一项最近的研究显示，与 *ApoE4* 基因非携带者相比，在 Aβ 沉积发生之前，认知正常的 *ApoE4* 基因携带者的全脑 CBF 处于较低状态。此外，发生 Aβ 沉积的携带 *ApoE4* 的个体与没有淀粉样蛋白的人相比，具有较低的全脑 CBF。这些数据表明，与动物研究结果一致，*ApoE4* 基因可以独立于 Aβ 降低人类的 CBF，但是在 AD 进展期间，*ApoE4* 诱导的 Aβ 沉积会导致更严重的 CBF 下降。最近的对比增强灌注 MRI 研究证实，在任何灰质脑萎缩之前，与健康对照相比，MCI 患者的顶颞叶和基底核的 CBF 明显降低，这表明 CBF 改变是由 *ApoE4* 基因驱动的。这些最近的研究支持在皮层厚度减少和（或）海马萎缩之前，大脑的低灌注在认知衰退发展中的作用。

2. AD 患者神经血管失偶联

使用 BOLD-fMRI 的研究检测了 AD 患者对视觉刺激和记忆编码任务及面部名称关联任务做出反应时的海马的脑激活变化。在具有 AD 遗传风险因素（即至少一个 *ApoE4* 等位基因）的认知正常个体中进行的 BOLD-fMRI 研究显示，与没有危险因素的年龄匹配的健康对照相比，在记忆编码任务及面部名称关联任务期间，关键区域的脑激活降低。与健康老年对照组相比，对不同认知任务的 BOLD-fMRI 显示，脑激活降低呈区域特异性，BOLD-fMRI 结果显示了 AD 早期改变及有 AD 遗传风险因素的个体神经血管耦合的多种病理生理学改变，表明局部 CBF 失调在 AD 进展期间发挥重要作用。

由于 CBF 与神经元活动之间的紧密关系，使用 fMRI 的大脑静息状态，也称为脑默认模式网络（DMN）的研究依赖于对局部 CBF 变化的测量。DMN 通常包括内侧前额皮质、后扣带回、楔前叶、下顶叶，外侧颞皮层和海马。与年龄相匹配的老年健康对照组相比，在 AD 早期个体中发现了后扣带回和海马中的静息状态活动能力降低，这表明两个区域之间的联结受到了破坏。此外，与认知正常对照组相比，AD 患者的内侧前额叶皮层和扣带皮层的活动降低，这也证实了海马联结受损。

使用 fMRI 的大型横断面研究发现，常染色体显性 AD，包括早老素 1（*PSEN1*）、*PSEN2* 和 *APP* 突变的患者，在其出现临床痴呆症状之前，DMN 功能性联结显著降低。不管是常染色体显性 AD 还是散发性 AD，随着痴呆的进展大脑功能性联结同样下降。fMRI 证实，与 *ApoE4* 基因非携带者相比，非痴呆的 *ApoE4* 基因携带者在 Aβ 沉积之前在默认模式网络区域（DMN），包括海马、海马旁回、楔前叶、扣带回、内侧颞叶和眶皮质会早期出现功能性联结的破坏，而正常 DMN 区域中包括海马、海马前回和扣带回在内的功能连通性是早已被证实的。

总而言之，这些研究提供了强有力的证据，证明了脑血管反应性受损、CBF 减少和 BBB 破坏是 AD 病理生理学级联反应中的早期改变。但它们是如何相互联系、又是如何破坏大脑联结的，仍有待今后的研究来明确。

五、神经血管和神经元功能障碍的早期成像生物标志物

目前在人类活体大脑中已经发现了多种成像生物标志物来评估 AD 早期阶段的神经血管和神经元功能障碍。在这里，我们简要总结回顾一下这些生物标志物是如何相互关联的，以及它们与认知功能的相关性。

使用超声成像探针、核素成像和不同的 MRI 技术对 CBF 的研究表明，在 AD 的早期阶段，海马、扣带皮层和楔前叶中的 CBF 减少先于认知衰退、海马和皮质萎缩和（或）Aβ 沉积，并且显示 CBF 的减少出现在具有 AD 遗传危险因素的个体，包括

载脂蛋白 E4（*ApoE4*）携带者。类似的，使用改进的 MRI 技术与造影剂的近期研究已经显示，在正常老化期 BBB 通透性增加，但在海马体积变化之前的轻度认知功能受损时，BBB 即开始恶化。这些 MRI 研究还证实了早期 AD 和血管性认知障碍患者海马、皮层和皮质下区域的 BBB 被破坏。为了支持这一观点，一些研究表明神经血管功能障碍可能发生在 Aβ 沉积和 tau 介导的神经变性之前，和（或）在 Aβ 和 tau 的 CSF 生物标志物可见的变化之前就已经发生神经血管功能障碍。然而，还需要进行纵向研究以确定相对于脑萎缩，Aβ 和 tau CSF 生物标志物、Aβ 和 tau 损伤及认知衰退有关的神经血管变化的确切时间模式，特别是在具有散发性 AD 的遗传风险因素的个体（即 ApoE4 载体）和常染色体显性 AD，即 *PSEN1*、*PSEN2* 和（或）*APP* 突变携带者中。CBF 变化与老年 MCI-AD 早期阶段的 BBB 变化和白质高信号之间的关系尚不清楚。

第四节　结论和观点

最近的研究已经描述了调节 CBF 的星形胶质细胞、VSMC、周细胞和内皮细胞中的信号通路。重要的是，许多通路在不同的 NVU 细胞类型中被发现，这提高了对 CBF 调控作用中更常见的协同细胞的反应通路认识的可能性。但是，正如本章前文指出的那样，一些突出的问题仍然存在。例如，对 CBF 生理调节的基本理解和认识与对动物疾病模型、大脑健康的人及神经血管功能失调相关的神经系统疾病（如 AD）的研究和认识仍有很大的差距，动物模型疾病和人类神经系统疾病也有很多的不同。

应用创新的基因工程和药理学方法，以细胞特异性的方式可以确定 CBF 调控的不同类型细胞和信号通路的相对作用，例如，细胞特异性消融模型和（或）在 VSMC、周细胞、内皮细胞和星形胶质细胞中的以细胞特异性方式对通路的破坏，联合单细胞 RNA 测序及蛋白质组学分析可以使研究者更准确地定义和理解在神经血管耦合和维持脑血管完整性的过程中每个 NVU 细胞类型的作用。体内 CBF 研究可以更好地了解 CBF 调节的神经元成分和不同神经递质系统在神经血管耦合中的作用，因此该研究也是十分必要的。

虽然我们知道调节 CBF 的每种细胞类型都在 AD 等神经变性疾病中发挥作用，但是从实验室到临床，研究成果的转化一直很慢。人类活体大脑中的研究已经证实，在年老 –MCI–AD 进化谱的早期阶段，异常的脑血管反应性、CBF 的减少和失调是突出的特征。然而，制药业和学术界仍然没有做出相应的反应以系统地探索治疗神经血管功能障碍是否可以延缓神经变性的发生和（或）减缓神经变性的过程。我们正在错过一个重要的机会，因为不利用血管研究领域得出的丰富知识，因为没有对神经血管失调给予足够的关注，因为没有将血管失调作为神经退行性疾病(如 AD)的一个主要治疗靶点，这个问题仍然存在。

（马璟曦）

参考文献

1. HALL C N，REYNELL C，GESSLEIN B，et al. Capillary pericytes regulate cerebral blood flow in health and disease. Nature，2014，508（7494）：55-60.

2. KISLER K，NELSON A R，MONTAGNE A，et al. Cerebral blood flow regulation and neurovascular dysfunction in Alzheimer disease.

Nat Rev Neurosci, 2017, 18（7）: 419-434.

3. ZLOKOVIC B V. Neurovascular pathways to neurodegeneration in Alzheimer's disease and other disorders. Nat Rev Neurosci, 2011, 12（12）: 723-738.

4. ATTWELL D, BUCHAN A M, CHARPAK S, et al. Glial and neuronal control of brain blood flow. Nature. 2010; 468（7321）: 232-43.

5. IADECOLA C. The pathobiology of vascular dementia. Neuron, 2013, 80（4）: 844-866.

6. CAULI B, HAMEL E. Revisiting the role of neurons in neurovascular coupling. Front Neuroenergetics, 2010, 2: 9.

7. ZHAO Z, NELSON A R, BETSHOLTZ C, et al. Establishment and dysfunction of the blood-brain barrier. Cell, 2015, 163（5）: 1064-78.

8. CHEN B R, KOZBERG M G, BOUCHARD M B, et al. A critical role for the vascular endothelium in functional neurovascular coupling in the brain. J Am Heart Assoc, 2014, 3（3）: e000787.

9. SAKADZIC S, MANDEVILLE E T, GAGNON L, et al. Large arteriolar component of oxygen delivery implies a safe margin of oxygen supply to cerebral tissue. Nat Commun, 2014, 5: 5734.

10. HAYS C C, ZLATAR Z Z, WIERENGA C E. The utility of cerebral blood flow as a biomarker of preclinical Alzheimer's disease. Cell Mol Neurobiol, 2016, 36（2）: 167-179.

11. WINKLER E A, RUTLEDGE W C, KALANI M Y S, et al. Pericytes regulate cerebral blood flow and neuronal health at a capillary level. Neurosurgery, 2017, 81（5）: N37-N38.

12. LIU X, HOU D, LIN F, et al. The role of neurovascular unit damage in the occurrence and development of Alzheimer's disease. Rev

Neurosci，2019，30（5）：477–484.

13. KISLER K，NELSON A R，REGE S V，et al. Pericyte degeneration leads to neurovascular uncoupling and limits oxygen supply to brain. Nat Neurosci，2017，20（3）：406–416.

14. HILL R A，TONG L，YUAN P，et al. Regional blood flow in the normal and ischemic brain is controlled by arteriolar smooth muscle cell contractility and not by capillary pericytes. Neuron，2015，87（1）：95–110.

15. MSHRAL A，REYNOLDS J P，CHEN Y，et al. Astrocytes mediate neurovascular signaling to capillary pericytes but not to arterioles. Nat Neurosci，2016，19（12）：1619–1627.

16. TSAI H H，LI H，FUENTEALBA L C，et al. Regional astrocyte allocation regulates CNS synaptogenesis and repair. Science，2012，337（6092）：358–362.

17. GORDEN G R，CHOI H B，RUNGTA R L，et al. Brain metabolism dictates the polarity of astrocyte control over arterioles. Nature，2008，456（7223）：745–749.

18. FERNANDEZ-KLETT F，PRILLER J. Diverse functions of pericytes in cerebral blood flow regulation and ischemia. J Cereb Blood Flow Metab，2015，35（6）：883–887.

19. ZEISEL A，MUNOZ-MANCHADO A B，CODELUPPI S，et al. Brain structure. Cell types in the mouse cortex and hippocampus revealed by single-cell RNA-seq. Science，2015，347（6226）：1138–1142.

20. SWEENEY M D，AYYADURAI S，ZLOKOVIC B V. Pericytes of the neurovascular unit：key functions and signaling pathways. Nat Neurosci，2016，19（6）：771–783.

21. PEPPIATT C M，HOWARTH C，MOBBS P，et al. Bidirectional

control of CNS capillary diameter by pericytes. Nature, 2006, 443(7112): 700–704.

22. ALATA W, YE Y, ST-AMOUR I, et al. Human apolipoprotein E ε4 expression impairs cerebral vascularization and blood-brain barrier function in mice. J Cereb Blood Flow Metab, 2015, 35（1）: 86–94.

23. NIWA K, YOUNKIN L, EBELING C, et al. Abeta 1–40–related reduction in functional hyperemia in mouse neocortex during somatosensory activation. Proc Natl Acad Sci USA, 2000, 97（17）: 9735–9740.

24. PARK L, WANG G, MOORE J, et al. The key role of transient receptor potential melastatin–2 channels in amyloid-β-induced neurovascular dysfunction. Nat Commun, 2014, 5: 5318.

25. KIMBROUGH I F, ROBEL S, ROBERSON E D, et al. Vascular amyloidosis impairs the gliovascular unit in a mouse model of Alzheimer's disease. Brain, 2015, 138（Pt 12）: 3716–3733.

26. OKAZAWA H, IKAWA M, JUNG M, et al. Multimodal analysis using [^{11}C]PiB-PET/MRI for functional evaluation of patients with Alzheimer's disease .EJNMMI Res, 2020, 10（1）: 30.

27. LIN A L, PARIKH I, YANCKELLO L M, et al. APOE genotype-dependent pharmacogenetic responses to rapamycin for preventing Alzheimer's disease. Neurobiol Dis, 2020, 139: 104834.

28. KISLER K, NIKOLAKOPOULOU A M, SWEENEY M D, et al. Acute ablation of cortical pericytes leads to rapid neurovascular uncoupling. Front Cell Neurosci, 2020, 14: 27.

第七章

血脑屏障与阿尔茨海默病

AD 是最常见的一种痴呆症，影响了全球数百万人。脑血管功能障碍是 AD 发病的重要原因之一，由于 BBB 的保护功能丧失，过量的 Aβ 清除受损，会导致血管紊乱和认知功能下降。AD 患病率与血管危险因素之间的关系是复杂的，且尚未完全了解。在这章节中，我们阐述了血管危险因素对 BBB 功能的影响，以及它们促发 AD 的机制。此外，我们还将讨论导致 AD 的神经血管功能改变和（或）脑低灌注的潜在因素。

第一节　概述

AD 是一种神经退行性疾病，其特征是情节记忆减退，其次是长期记忆丧失、人格和行为改变，最终导致整体认知能力下降。了解疾病发展的第一步是阐明神经元死亡之前的关键事件。血管假说提出，Aβ 虽然明显涉及疾病进展，但并不是 AD 发病的使动因素。该假说描述了由血管介导的病理学和由 Aβ 引起的神经变性之间的实质关系。关键途径包括 BBB 的破坏和脑灌注不足。BBB 的破坏可以诱导炎症反应，导致血管生成分子的分泌增加、淀粉样蛋白清除的减少、Aβ 的增加及形成破损的病理性血管。越来越多的证据表明，外周和脑血管系统的变化可能导致进入大脑的血流改变，从而增加发展为 AD 的风险。此外，

混合性血管疾病与 AD 并存、脑微血管功能障碍和（或）变性
的发生也证明了血管假说。因此，与以前的概念相比，AD 的发
生与血管危险因素之间的关系是错综复杂的，二者的关系不单
单是一种病理的重叠。因此，本章节探讨了这种错综复杂的关系，
阐述影响神经血管系统的危险因素，而这些危险因素可导致 AD
内皮细胞活性和脑新血管生成的改变。

第二节　血脑屏障的结构

　　BBB 是外周血液和脑实质之间的屏障。BBB 由连接蛋白连
接的内皮细胞和在血管的管腔（面向血液）、腔面（面向脑实质）
表达特殊的转运蛋白组成。其中内皮细胞负责受体介导的信号
传递、白细胞向大脑的黏附和转移，同时具有调节营养物质进
入大脑的运输过程的作用。在微血管 / 毛细血管水平下，内皮细
胞被基底膜包围，基底膜由 IV 型胶原、纤维连接蛋白、层粘连
蛋白、穿孔素和巢蛋白等组成。包裹在基膜内的周细胞也表达
转运蛋白，其具有收缩特性，并通过大量的信号通路与星形胶
质细胞、内皮细胞和基底膜进行交流，以调节 BBB 功能。星形
胶质细胞通过突起连接至血管，并通过特殊的末端足突与血管
联系，影响内皮细胞和周细胞的功能（图 7-1）。以下内容将概
述 BBB 的主要组件。

一、内皮细胞

　　内皮细胞除了形成紧密连接、缝隙连接和黏附复合体外，
还可通过特殊转运体的表达调控血浆蛋白、营养物质和离子从
血液到脑的转入，以及代谢物和毒素从大脑到血液的转出，这
些转运体被分为溶质载体介导的转运体、受体介导的转运体、

主动的外流转运体和离子转运体等。内皮细胞表达广泛的离子转运体和氨基酸转运体，它们在维持血/脑离子浓度梯度和转运谷氨酸等氨基酸方面发挥关键作用。在炎症发生时，内皮细胞通过这些转运体与周细胞和基底膜分子的相互作用来调节白细胞从血液到大脑的迁移。

二、连接蛋白

脑内皮细胞连接复合物由一系列紧密连接蛋白组成，包括 occludin、claudins 和连接黏附分子（junctional adhesion molecules，JAMs）；缝隙连接蛋白包括连接蛋白、黏附连接蛋白，如 VE-cadherin 及其他适配蛋白。紧密连接形成脂质和蛋白质的屏障，并调节溶质和离子穿过内皮细胞屏障的运动。claudins 是具有 4 个跨膜结构域的完整膜蛋白，是 BBB 密封的重要结构成分。许多 claudins 亚型已经被确定并且具有组织特异性，其中 claudin-5 是脑内皮细胞 BBB 的主要和必要成分。claudin-5 的表达受多种因素的调节，包括磷酸化和泛素化，以及血管内皮生长因子（vascular endothelial growth factor，VEGF）、转化生长因子 -β（transforming growth factor-β，TGF-β）、肿瘤坏死因子 -α（tumor necrosis factor-α，TNF-α）、谷氨酸和 MMPs 等诱导的信号通路，是紧密连接的另一个核心调节元件，与脑损伤和神经退行性疾病的神经炎性因素相关。据报道，封闭蛋白是细胞因子诱导的紧密连接变化所必需的，与 claudin-5 一样，磷酸化是 occludin 功能的关键调节因子。JAMs 是一种单一的跨膜蛋白，是免疫球蛋白家族的成员。JAMs 在紧密连接复合物的组装中发挥重要作用，可以拉紧细胞旁的裂隙并调节白细胞 - 内皮细胞的相互作用。脑内皮细胞表达的黏附分子包括选择素、整合素、免疫球蛋白，如血小板内皮细胞黏附分子–1（PECAM–1/CD31）和细胞间黏附分子–1等。白细胞在BBB中的迁移依赖于它们与内皮细胞的相互作用，黏附分子的表达及由黏附分子的改变而导致的免疫细胞运输失调均与AD的炎症和Aβ病理变化有关。例如，PECAM–1在暴露于Aβ或炎性刺激后的白细胞的跨内皮细胞迁移过程中发挥重要作用。

三、周细胞

周细胞也被称为壁细胞，由于其收缩特性、受体和转运体的表达、信号和炎症分子的释放，被认为是BBB的重要组成部分。周细胞是内皮细胞紧密连接所必需的，周细胞的减少或丢失与内皮细胞转运增加、紧密连接蛋白丢失、BBB通透性改变及外流运输系统改变有关。周细胞可调节中性粒细胞在炎症状态下的运输，对炎症分子做出反应并分泌炎症分子；这些分子会进一步影响内皮细胞及附近的胶质细胞和神经细胞。最近的一项研究报道，周细胞可诱导周细胞敲除的转基因小鼠丧失促性腺激素信号，这表明周细胞在神经营养支持中也发挥了作用。周细胞通过分泌细胞因子、趋化因子、一氧化氮和MMPs影响脑内皮细胞的通透性，这些分子可以影响内皮细胞结合蛋白的表达和BBB的通透性。周细胞通过上调黏附分子的表达来调节白细胞的浸润和迁移，以减轻炎症反应，它们还调节脑损伤后新生毛细血管的形成。周细胞和内皮细胞之间的信号分子包括转化生长因子、作用于带有免疫球蛋白样和表皮生长因子样结构域2（epidermal growth factor–like domain 2，EGF–LIKE DOMAIN2）受体的酪氨酸激酶的血管生成素，以及作用于血小板衍生生长因子受体β（platelet–derived growth factor receptor

$-\beta$，PDGFR$-\beta$）的血小板衍生生长因子 BB（platelet-derived growth factor-BB，PDGF-BB）。

四、基底膜

基底膜是 BBB 的细胞外基质（extracellular matrix，ECM）成分，由Ⅳ型胶原、层粘连蛋白、巢蛋白、硫酸乙酰肝素蛋白多糖和集聚蛋白等组成。基底膜成分由内皮细胞、周细胞和星形胶质细胞产生和分泌，它们在维持 BBB 稳定中具有重要作用，包括维持紧密连接的正常功能和调节单个核细胞的跨细胞作用。基底膜通过内皮细胞、周细胞和星形胶质细胞与整合素和多糖受体的相互作用来维持 BBB 中内皮细胞、周细胞和星形胶质细胞的联系。

五、星形胶质细胞

星形胶质细胞与包围基底膜、周细胞和内皮细胞的特殊末端足突接触，通过分泌影响酶活性、内皮细胞紧密连接和抗原呈递的因子来调节 BBB 的发育和维持。星形胶质细胞末端足含有水通道蛋白 4（aquaporin，AQP4）通道，并在 BBB 水平影响间质液的含水量。体外研究表明，星形胶质细胞通过调节紧密连接蛋白的表达和分布，如低密度脂蛋白受体、P-糖蛋白和GLUT1，来影响 BBB 的形成。星形胶质细胞末端足部 AQP4 通道依赖于与基底膜上的聚集素 – 聚糖的相互作用，来影响末端足突定位的离子、神经递质通道和转运体进而影响 BBB 的局部环境。星形胶质细胞产生和分泌大量影响内皮细胞和周细胞功能的肽、蛋白质、生长因子、细胞因子、趋化因子、基质蛋白、载脂分子和神经递质。

BBB 是维持最佳神经元功能的保护性屏障，它是一种细胞屏障，不仅能抑制循环系统中的神经毒性物质进入中枢神经系统，还能动态调节中枢神经系统的血流以满足神经元的需求。特殊的内皮细胞排列在脑毛细血管的壁上，通过表达黏附连接蛋白和紧密连接蛋白来形成基本的细胞屏障，这些连接蛋白将限制水、离子和大分子从细胞旁路流动进入大脑中。周细胞以不规则的间隔在外腔侧包围内皮细胞而发挥屏障作用。大脑内皮细胞和周细胞被基膜环绕，并进一步被星形胶质细胞支撑，星形胶质细胞围绕脑毛细血管包裹着它们的足突。不同类型的细胞在一起紧密地相互作用，创建了一个高度动态的 BBB，也被称为 NVU。

BBB 不仅通过分离脑中的血液，还通过表达一系列特定的转运蛋白和离子通道来维持离子平衡以保证突触及神经元的正常功能，以便为神经元的功能提供稳定和最佳的环境。BBB 的正常运转对于维持脑内稳态至关重要，否则可能导致神经功能障碍。影像学研究发现在 AD 患者的多个层面存在功能障碍的 BBB。在 AD 患者中使用 MRI 可以观察到受损的微血管。使用 PET 的功能研究表明 AD 患者参与脑淀粉样蛋白清除的内皮外排转运蛋白（P- 糖蛋白）的功能降低。此外，尸检研究还显示 AD 患者 ATP 结合盒（ATP-binding cassette，ABC）转运蛋白被破坏，且 BBB 上的紧密连接表达改变，它们与血管痉挛、CBF 自动调节异常和凝血功能亢进，都证明了 AD 中 BBB 的失调。尽管脑血管疾病和功能失调的 BBB 可以共存，但其因果关系尚不清楚。

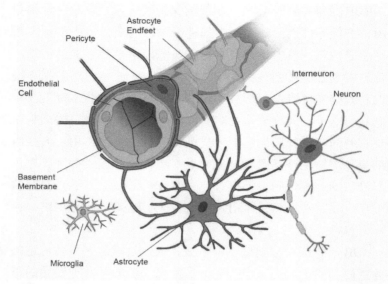

Astrocyte Endfeet：星形胶质细胞末端足突；Pericyte：周细胞；Endothelial
Cell：内皮细胞；Basement Membrane：基膜；Microglia：小胶质细胞；
Astrocyte：星形胶质细胞；Neuron：神经元；Interneuron：中间神经元。

图 7-1　BBB 的结构（彩图见彩插 5）

第三节　影响血脑屏障功能的血管危险因素

BBB 的破坏是许多神经系统疾病进一步损害细胞的重要原
因。在本节中，我们将讨论影响 BBB 完整性的血管危险因素，
它同时也是 AD 进展的一个易感性因素。

一、动脉粥样硬化

动脉粥样硬化的发生增加了 AD 和其他类型痴呆的风险。
颈动脉粥样硬化，尤其是颈动脉内膜中层增厚区的斑块与加速

认知功能下降有关。此外，高血浆胆固醇水平也可诱导海马神经元产生 Aβ，这可能是导致神经退行性疾病的一种原因。反之亦然，Aβ 可能改变胆固醇代谢，从而增加神经变性和 AD 的风险。在心血管、外周血管和脑动脉的动脉粥样硬化性病变会引起缺血性损伤进而引起一系列的事件，包括离子失衡、氧化应激、炎症。这些事件可能导致 BBB 的渗透性增加和退化，并进一步影响痴呆的发展。据推测，脑血管功能障碍可能导致脑中的氧和营养物质转运受损，易导致神经元死亡或某些脑区域的神经变性，进而导致脑血管功能失调；但哪一个是初始事件，这仍是个有争议的问题。

二、缺氧／缺血

在散发性 AD 患者中，动脉粥样硬化被认为是缺血性卒中发展的首要因素。反之亦然，已经证明了发生卒中与老年期 AD 的发展有着紧密的关系。缺血和（或）炎症过程中的血流减少或衰竭会损害脑血管系统，导致氧和必需营养物质的耗竭。增强的微血管通透性是缺氧或缺血的主要后遗效应之一。长时间的缺氧会引起血管密度的增加，减少毛细血管间距，以便改善氧合作用。NVU 在缺氧条件下会释放一组缺氧标志物，引起脑血管系统剧烈变化，促进或减弱血管舒张。脑血管系统慢性缺氧可引起血管生成因子，如成纤维细胞生长因子（fibroblast growth factor，FGF）-1 和 VEGF 的分泌。分泌是通过缺氧诱导因子 1α（hypoxia-inducible factor-1α，HIF-1α）介导的，HIF-1α 是细胞对缺氧反应的关键调节递质，可以增强 Aβ 的有害作用。在 AD 患者及 AD 的小鼠模型中发现 HIF-1α 在脑微血管系统中升高。还有报道说，HIF-1α 增加促进炎性细胞因子的产生，这可能导致 BBB 功能的降低。在各种神经变性疾病中，可以观察到 BBB 的通透性增强常常先于临床症状出现。此外，CBF 的变化是 AD 进展的强预测因子。缺血条件引起人脑皮层区域 SP 和 NFTs 形成。脑缺血后会发生 Aβ 的积聚，因此患有脑血管功能不全或血管性痴呆的患者可能会有 Aβ 水平提高和 SP 的增加。脑血管损伤和无症状性脑卒中会导致持续的病理事件，涉及微栓塞、小血管疾病和微循环变化，进而导致无明显临床症状的认知衰退。而且，Aβ 会使血管过度增生，这增加了脑血管系统对缺血性发作的易损性，会导致恶性循环。因此，血管功能不全和神经退行性疾病的协同作用导致了 AD 的进展。

三、高血压

高血压或血压高是痴呆最显著的危险因素之一。神经影像学和尸检分析显示高血压相关的血管变化会引起脑萎缩和 NFTs 及 Aβ 斑块增加。与脑微血管系统相关的超微结构异常涉及基底膜增厚、红细胞积聚和周细胞变性，这会导致 BBB 通透性增强和认知功能损害。最近已发现，ApoE4 与高血压和其他血管危险因素的发展有很强的相关性，反过来又增加了淀粉样蛋白负荷。与高血压相关的血管活性分子，如 ANG Ⅱ 和血管紧张素转换酶（angiotensin converting enzyme，ACE），可引起血管收缩，增加血流量，并导致血管损伤和 ROS 产生及氧化应激反应，这可能进一步促进疾病的发生、发展。而且，高血压通过动脉粥样硬化和血管功能受损进一步导致大脑白质改变、灌注不足和小血管重塑。

四、糖尿病

糖尿病的定义为导致体内总葡萄糖水平升高的代谢紊乱。有证据支持患有 2 型糖尿病（type 2 diabetes mellitus，T2DM）

的患者发展为 AD 的风险会增加。T2DM 进展的标志是胰岛素抵抗和高胰岛素血症，这与认知衰退相关。糖尿病的动物模型已经表明胰岛素抵抗会加剧认知衰退。而且，AD 患者还表现出脑胰岛素抵抗增加、胰岛素摄取减少和受体表达减少，从而导致胰岛素向大脑的运输减少。线粒体级联功能失调和氧化应激是将这两种截然不同的疾病联系起来的一个合理的解释。线粒体损伤增加了 ROS 的产生，而 ROS 对 Aβ 的产生有直接的下游效应。

五、肥胖

流行病学研究表明，肥胖和相关的代谢紊乱是认知能力下降的危险因素。肥胖期间血浆中较高的游离脂肪酸（free fatty acid，FFA）水平可能不仅会导致高脂血症、高胆固醇血症和动脉粥样硬化，还可能导致胰岛素抵抗和葡萄糖生成。胰岛素抵抗主要与 T2DM 有关，它对与学习和认知有关区域的胰岛素受体有影响。FFA 的增加也与 tau 蛋白和淀粉样蛋白表达的升高有关。升高的 FFA 还可增加血管紧张素 II 和促炎细胞因子 TNF-α 的释放，进而增加 AD 进展的风险。而且，血浆 FFA 的积累抑制了参与淀粉样蛋白的处理和清除的蛋白酶的活性，如 MMPs。因此，FFA 的积累阻碍了这一过程，FFA 通过抑制 MMPs 并引起 ECM 的变化，导致易损的 BBB 形成。肥胖也增加了血管系统中的氧化应激和 Aβ 积聚，说明肥胖通过各种机制增加了 AD 的风险。

总之，多种血管危险因素可能导致血管系统的结构变化，从而促进 AD 的进展。BBB 相关的恶化导致神经毒性化合物的积累、神经元的损伤和死亡，并促进 AD 的发展。

第四节　脑血管功能障碍：阿尔茨海默病发展的
原因或后果？

各种血管危险因素导致的慢性脑低灌注可能直接影响 BBB 的功能，从而破坏脑内稳态。BBB 的功能障碍通过促进氧化应激和破坏区域血流量来介导间接的毒性作用。因此，脑灌注不足可能引发恶性循环，通过多个途径使神经变性加速（图 7-2），这将在下文详细讨论。

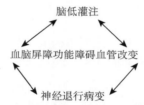

脑低灌注

血脑屏障功能障碍 血管改变

神经退行病变

图 7-2　脑灌注不足通过多途径引起神经变性

一、内皮改变：血管功能障碍的后果

脑血管功能障碍和灌注不足与由于 Aβ 的积累引起的 ROS 产生增加相关，反过来也会导致 BBB 的功能受损和脑缺氧。由于大脑需要大量的氧气，CBF 的轻微变化可能已经扰乱了脑内稳态。最近的研究结果表明，在病理状况下，脑血管不再对血管扩张剂做出完全的反应。这种无反应性血管不能保持最佳的血管收缩和舒张，从而无法保持稳定的 CBF。因此，小动脉灌注不足和缺乏侧支循环的区域，即脑室周围白质，可能会发生明显的组织损伤，正如在 AD 患者中观察到的局灶性白质病变。

尽管有多种危险因素能引起血管功能障碍，但几项研究也显示了 Aβ 本身对内皮功能的直接作用。例如，在实验动物脑中注射 Aβ 可导致血管收缩的 ET-1 水平升高，最终导致脑皮质 CBF 明显降低。使用人脑内皮细胞也证实了这一发现，与 Aβ 接触后出现了 ET-1 的产生和释放，这表明 Aβ 可能直接影响内皮功能。而且 AD 后期，在血管细胞分化、重塑和淀粉样蛋白清除中发挥关键作用的间质同源异型基因（MEOX2）在晚期 AD 中表达下降，这强调了内皮功能障碍在 AD 发展中的作用。有趣的是，MEOX2 表达的降低与 VEGF 依赖性途径的异常血管发生相关。而且，Aβ 的积累进一步降低了低密度脂蛋白受体相关蛋白（low density lipoprotein receptor-related protein，LRP）的表达，LRP 是一种内皮细胞淀粉样蛋白转运蛋白，可以缓解内皮功能障碍。Aβ 也对线粒体 DNA 具有负面影响，对凋亡途径起直接作用。广泛存在于 AD 中的 TNF-α 和 Aβ 也对引起内皮细胞损伤和死亡的凋亡信号途径有影响。此外，Aβ 直接抑制内皮修复和血管再生，诱导正向循环，这会导致慢性内皮损伤。

二、脑中血管生成：内皮功能障碍的后果

血管损伤是 AD 发展的关键因素之一，两个主要原因是 CBF 改变和 BBB 破坏，造成缺氧环境和释放炎性细胞因子。炎症细胞因子与血管活性因子如 VEGF、成纤维细胞生长因子（fibroblast growth factor，FGF-2）的产生相关，并且可以协调血管发生。研究表明，VEGF 可以诱导海马神经发生，从而改善 AD 动物模型中的海马依赖联想和空间学习。有趣的是，Aβ 和 FGF-2 对增强内皮细胞活性和促血管生成因子分泌之间具有明显协同作用。在 AD 患者和动物模型中都可以看到血管密度增加和许多新生血管，这可能是对受损 CBF 的代偿性反应。然而，VEGF 的有益和有害影响之间存在细微差别；尽管它可以

增加新血管生成，但另一方面，VEGF 也会诱导血管通透性增加、脑水肿和血管过度增生，这可能导致神经毒性成分渗入大脑。研究表明，VEGF 诱导的血管增生导致的血管不成熟和功能障碍会损害 BBB，从而造成更多的伤害而不是获益。新形成的血管具有加宽的血管直径、异常的血管分支和不规则的基底膜。这种血管异常会导致血流量下降，营养物质的释放减少，并且在其他方面限制分子进入，使 AD 进展升级。

第五节　早期发现血管改变

最近的发展和实验证据证明血管功能障碍与 AD 发展相关。临床环境中对内皮功能障碍进行常规测量是困难的。然而，随着无创性新技术的发展，测量内皮功能和形态的检测方法正在出现，将来有可能会得出 AD 患者的血管功能障碍与 AD 之间是相关的。

例如，激光多普勒灌注成像（laser Doppler perfusion imaging，LDPI）基于记录在激光的后向散射光中的血细胞的运动和散射所引起的多普勒频移，并连续扫描周围区域，产生组织灌注的空间分布彩色编码图像。LDPI 在规定的时间范围内对组织上的血流进行测量。它用于测量 AD 和非 AD 患者的血管舒张以确定血管反应性，并被认为是有应用前景的诊断工具。现在这种方法越来越多地被作为血管灌注和闭塞的早期诊断方法。

作为对切应力做出的反应，血流介导的舒张（flow-mediated dilation，FMD）可测量血管舒张反应。组织中的缺氧或缺血激活一系列下游反应，其具有局部和全身作用，如局部和远端血管中的反应性充血、局部血管舒张和血流量增加。肱动脉介导的血流血管扩张可用作动脉粥样硬化的突出表现，并可作为内皮功能障碍的有效标志。在 AD 中，FMD 值与内皮功能障碍有显著相关性，严重 AD 患者显示出较差的内皮功能。

脉搏波速度是测量动脉脉搏期间传播能量的另一种方法，它可测量动脉硬度、血液密度和动脉几何形状。影响血管硬度的主要因素是血管壁的结构变化，即胶原增加和弹性蛋白减少。而且，结构变化也与老化、收缩压升高、脉压升高相关，这与导致认知衰退的脑微血管疾病和额叶皮质下区域的病变相关。早期检测血管硬化并通过抗炎等治疗（如皮质类固醇、TNF-α 和他汀类药物降血脂药物）进行干预可延缓 AD 进展。

先进的 MRI 技术现在被用于研究 CBF 和 BBB 通透性的改变。ASL 是一种无创性技术，目前被用于研究 CBF。动脉血液在达到可成像平面之前被磁化。由于它不需要造影剂注射，所以它增加了静息状态的信息，主要被用于评估脑萎缩和缺血性损伤。现在常规用于评估 BBB 功能完整性的另一种技术是动态对比增强（dynamic contrast enhancement，DCE）-MRI 技术，即在患者中引入低分子量 MRI 造影剂，超时生成 T_1 图像以显现细胞外空间积累的对比粒子。这些新型成像技术的开发将有助于我们检测可作为 AD 进展的指标的 CBF 早期变化。

由于 AD 的治疗和诊断信息有限，早期干预需要对 AD 进行先兆症状检测。可以通过检测患者的 CSF 和（或）血浆中的分泌分子来实现疾病的早期检测。在血管性痴呆和 AD 患者表现血管损伤时，内皮损伤的标志物，如 C- 反应蛋白（C-reactive protein，CRP）、血管性血友病因子、血清纤维蛋白原和因子Ⅶ，明显升高。在 AD 患者的多中心队列研究中发现，分泌型内皮黏附分子（如 E- 选择蛋白和 P- 选择蛋白）的含量变化与 tau / $A\beta_{42}$ 比值呈负相关，这提示分泌型内皮黏附分子可以作为 AD 诊断的临床标志物，基于人群的研究和荟萃分析还表明，CRP

与脑卒中和认知能力下降有密切的关系。在另一项研究中，纤溶酶原激活物抑制剂水平升高与痴呆严重程度相关。然而，尽管有几种生物标志物的检测可用于疾病的进展，但由于异质性、价值低和高变异性，目前还没有一种正式在临床应用中得到验证。

第六节　讨论与展望

本章节主要阐明了血管因素参与了 AD 的发展。脑血管系统的形态学变化在 AD 中是明显的，包括基底膜增厚、BBB 的功能减退和内皮修复机制的减少。在正常老化过程中，血管损伤可能先于 Aβ 积聚，但是难以确定哪个过程是关键事件、哪个过程在血管损伤的下游。

目前，已经创建了许多动物模型来模拟 AD 的病理生理学过程，包括炎症、APP 和分泌酶基因突变。然而，大多数动物模型是基于淀粉样蛋白沉积作为疾病的原因，而没有涉及 AD 发病机制的其他方面。当前用于研究疾病进展的 AD 动物模型缺少 BBB 慢性功能障碍这一 AD 的显著特征。接受 AD 疾病过程包括多种不同的遗传和病理因素，对开发出更精确的 AD 动物模型至关重要。

机体为了代偿缺氧而形成新生血管，神经炎症影响新生血管的形成过程，导致新生血管的结构缺陷，这样的血管不能传递营养物质和氧气。研究表明，Aβ 的产生加重了氧化应激，氧化应激诱导了内皮损伤，导致血管内凝血酶积聚，进一步损害了血管。这种内皮依赖性反应循环导致 AD 发展和神经元死亡。在低氧区试图形成新生血管时，AD 患者的微血管会分泌可溶性血管生成因子，促进内皮介导的神经元死亡，这为病理血管生成提供了新的认识。临床上，尽管来自 AD 的证据有限，但有些化合物的确可能提供保护作用，如他汀类药物、抗炎药、抗高血压药等。本章节提供的证据支持了血管因素和脑血管危险因素参与 AD 发展的这一观点。血管因子和神经变性因子二者都在疾病进展中起着重要作用。为获得更好的治疗方法，需要进一步的研究来探索二者的这种联系。

（乔沛丰）

参考文献

1. LANE C A，HARDY J，SCHOTT J M. Alzheimer's disease. European journal of neurology，2018，25（1）：59–70.

2. ZHAO N，LIU C C，QIAO W，et al. Apolipoprotein E，receptors，and modulation of Alzheimer's disease. Biological psychiatry，2018，83（4）：347–357.

3. HIRSCHSTEIN Z，VANGA G R，WANG G，et al. MA–[D-Leu–4]-OB3，a small molecule synthetic peptide leptin mimetic，improves episodic memory，and reduces serum levels of tumor necrosis factor-alpha and neurodegeneration in mouse models of Type 1 and Type 2 Diabetes Mellitus. BiochimBiophysActa GenSubj，2020，1864（11）：129697.

4. DI MARCO L Y，VENNERI A，FARKAS E，et al. Vascular dysfunction in the pathogenesis of Alzheimer's disease—A review of endothelium-mediated mechanisms and ensuing vicious circles. Neurobiology of disease，2015，82：593–606.

5. LOVE S，MINERS J S. Cerebrovascular disease in ageing and Alzheimer's disease. Actaneuropathologica，2016，131（5）：645–658.

6. NELSON A R，SWEENEY M D，SAGARE A P，et al. Neurovascular dysfunction and neurodegeneration in dementia and

Alzheimer's disease. Biochim biophysActa, 2016, 1862（5）：887–900.

7. AHMAD A, PATEL V, XIAO J, et al. The role of neurovascular system in neurodegenerative Diseases. Mol Neurobiol, 2020, 57（11）：4373–4393.

8. GUO C, YANG Z H, ZHANG S, et al. Intranasal lactoferrin enhances α-secretase-dependent amyloid precursor protein processing via the ERK1/2–CREB and HIF–1α pathways in an Alzheimer's disease mouse model. Neuropsychopharmacology, 2017, 42（13）：2504–2515.

9. CRUZ HERNANDEZ J C, BRACKO O, KERSBERGEN C J, et al. Neutrophil adhesion in brain capillaries reduces cortical blood flow and impairs memory function in Alzheimer's disease mouse models. Nat Neurosci, 2019, 22（3）：413–420.

10. JAVANSHIRI K, WALD M L, FRIBERG N, et al. Atherosclerosis, hypertension, and diabetes in Alzheimer's disease, vascular dementia, and mixed dementia: prevalence and presentation. Journal of Alzheimer's disease, 2018, 65（4）：1247–1258.

11. DE HEUS R A A, OLDE RIKKERT M G M, TULLY P J, et al. Blood pressure variability and progression of clinical Alzheimer disease. Hypertension, 2019, 74（5）：1172–1180.

12. CARNEVALE D, PERROTTA M, LEMBO G, et al. Pathophysiological links among hypertension and Alzheimer's disease. High blood pressure & cardiovascular prevention, 2016, 23（1）：3–7.

13. YUAN M, CHEN S J, LI X L, et al. Blood pressure and the risk of Alzheimer's disease: Is there a link？ American journal of Alzheimer's disease and other dementias, 2016, 31（1）：97–98.

14. ARNOLD S E, ARVANITAKIS Z, MACAULEY-RAMBACH S L, et al. Brain insulin resistance in type 2 diabetes and Alzheimer

disease: concepts and conundrums. Nature reviews Neurology, 2018, 14（3）: 168-181.

15. CHORNENKYY Y, WANG W X, WEI A, et al. Alzheimer's disease and type 2 diabetes mellitus are distinct diseases with potential overlapping metabolic dysfunction upstream of observed cognitive decline. Brain Pathol, 2019, 29（1）: 3-17.

16. KARKI R, KODAMULLIL A T, HOFMANN-APITIUS M. Comorbidity analysis between Alzheimer's disease and type 2 diabetes mellitus（T2DM）based on shared pathways and the role of T2DM drugs. International journal of molecular sciences, 2017, 60（2）: 721-731.

17. RAD S K, ARYA A, KARIMIAN H, et al. Mechanism involved in insulin resistance via accumulation of β-amyloid and neurofibrillary tangles: link between type 2 diabetes and Alzheimer's disease. Brain pathology, 2018, 12: 3999-4021.

18. TUMMINIA A, VINCIGUERRA F, PARISI M, et al. Type 2 diabetes mellitus and Alzheimer's disease: role of insulin signalling and therapeutic implications. Int J Mol Sci, 2018, 19（11）: 3306.

19. WILSON D M, BINDER L I. Free fatty acids stimulate the polymerization of tau and amyloid beta peptides. In vitro evidence for a common effector of pathogenesis in Alzheimer's disease. The American journal of pathology, 1997, 150（6）: 2181-2195.

20. PALMER J C, BARKER R, KEHOE P G, et al. Endothelin-1 is elevated in Alzheimer's disease and upregulated by amyloid-β. Journal of Alzheimer's disease, 2012, 29（4）: 853-861.

21. HARRIS R, MINERS J S, ALLEN S, et al. VEGFR1 and VEGFR2 in Alzheimer's disease. Journal of Alzheimer's disease, 2018, 61（2）: 741-752.

第八章

糖代谢异常与阿尔茨海默病

目前，全世界共有 3.66 亿人患有糖尿病，到 2030 年，这一数字预计将达到 5.52 亿。在美国，T2DM 患者已经超过了 2300 万。T2DM 是由于肌肉、肝脏和脂肪细胞对胰岛素的敏感性降低（也称为胰岛素抵抗）和相对缺乏胰岛素引起的高血糖症。近年来的研究认为，T2DM 会导致 AD 的发生率增加。

关于糖尿病与 AD 之间联系的临床研究始于一项在鹿特丹的临床调查：此调查跟踪随访 6370 名无痴呆的受试者 2.1 年，其中 126 人发展为痴呆，89 人最终被确诊为 AD。对包括 10 个纵向研究进行荟萃分析发现，T2MD 患者患 AD 的风险增加了 54%。而另外一些观察性研究发现，T2DM 患者患 AD 的风险是正常人群的 2 倍。一项 Meta 分析共纳入病例 1258 人，对照 7708 人，结果发现糖尿病患者罹患 AD 是非糖尿病患者的 1.31 倍。近期，我国上海的 1 项针对社区居民的大规模临床调查也显示，糖尿病患者中痴呆发生率显著高于非糖尿病者。由此可以认为糖尿病是 AD 发生的一个独立危险因素，这提示 AD 患者可能存在大脑对葡萄糖利用的障碍，这种障碍会进而导致和加重痴呆的发展。

第一节 大脑葡萄糖代谢的特点

大脑只占人体重量的 2%，但在基础代谢下，大脑对葡萄糖的消耗占人体葡萄糖消耗总量的50%，葡萄糖在脑内通过有氧氧化和糖酵解两种形式提供能量，是大脑能量的唯一来源。人体大脑储存能量及利用其他营养物质的能力十分有限，脑组织的糖原储存只有0.1%，仅够维持几分钟的正常活动，并且不能自身合成和分泌葡萄糖，只能通过外周血液持续将葡萄糖运送至大脑以维持大脑的正常功能。随着年龄的增加，人体大脑对葡萄糖的利用会有不同程度的下降，而在AD患者中这种下降则更加明显。有研究证明葡萄糖代谢率下降是老年人认知功能下降和MCI向AD转化的一个特征。

葡萄糖是大脑的主要能量底物，对于维持正常的大脑功能至关重要。在糖尿病患者中，大脑会发生低血糖和高血糖事件，急性发作会导致大脑功能障碍、发生意识混乱甚至癫痫发作，而慢性代谢失调则会使患者患糖尿病相关抑郁症和AD的风险增加。此外，胰岛素的作用和代谢状态与短期和长期的脑功能状态及个体生存状态密切相关。

在生理状态下，大脑葡萄糖通过糖酵解或戊糖磷酸途径（pentose phosphate pathway，PPP）在细胞中代谢。在糖酵解途径中，葡萄糖被转化为丙酮酸，而丙酮酸可通过乳酸脱氢酶转化为乳酸，或被送入三羧酸（tricarboxylic acid，TCA）循环以通过氧化磷酸化生成ATP。另外，葡萄糖可以通过6-磷酸葡萄糖脱氢酶（glucose-6-phosphate dehydrogenase，G6PD）的作用进入PPP，生成5碳糖和烟酰胺腺嘌呤二核苷酸磷酸（nicotinamide adenine dinucleotide phosphate，NADPH）。NADPH是胆固醇生物合成的辅助因子，可防止氧化应激。尽管每个细胞都可以使用葡萄糖进行糖酵解或PPP，但不同的细胞群体倾向于不同的代谢途径。

小鼠的大脑由大约70%的神经元和30%的非神经元细胞

组成，不同的大脑区域由不同的细胞类型组成。神经元和星形胶质细胞主要通过糖酵解来代谢葡萄糖以生成 ATP，而少突胶质细胞由于必须生成富含胆固醇的髓鞘，因此需要将更多的葡萄糖穿梭到 PPP 中，以生成用于胆固醇生物合成的 NADPH。据估计，少突胶质细胞中有 10% 的葡萄糖用于 PPP，但是这一小比例似乎被低估了，实际中可能会有更高比例的葡萄糖用于 PPP。

在大脑中，葡萄糖代谢存在显著的区域差异，与皮层相比，丘脑的己糖二磷酸（糖酵解中间体）水平较低而 PPP 酶 G6PD 和 PPP 代谢产物磷酸己糖水平较高。与髓鞘较少区域相比，在白质传导束（如胼胝体）中，ATP/ADP 的比例明显更高。虽然在禁食期间大脑能够维持磷酸己糖、磷酸二氢己糖、ATP/ADP 的正常比例，但禁食会导致皮质和海马区的乳酸盐大量增加。

不同的大脑区域由不同比例的多种细胞类型组成。大脑区域的活动及组成该区域的细胞都可能影响大脑该区域的代谢。对于葡萄糖代谢，G6PD 是控制 PPP 的限速酶，免疫组织化学发现 G6PD 的染色区域分布存在显著差异，在丘脑中有强烈染色，运动皮层有较低染色，而杏仁核中染色则非常少。丘脑富含少突胶质细胞；运动皮层富含神经元，其中少突胶质细胞和星形胶质细胞水平中等；相对的，杏仁核中有丰富的神经元、小胶质细胞和星形胶质细胞，少突胶质细胞含量较低。综上所述，这些数据表明丘脑中的少突胶质细胞依赖 PPP，而其他细胞可能更依赖糖酵解。

磷酸己糖、磷酸二氢盐，以及 ATP 和 ADP 的区域差异在进食和禁食状态下相似，这表明脑代谢能够保持体内稳态。但在禁食状态下，乳酸盐的分布受到显著影响，乳酸盐的组织水平在皮质和海马中的禁食状态下均显著增加，而丘脑、下丘脑或杏仁核则没有变化。这与先前的全脑研究得出的在禁食状态下乳酸增加有关的结论一致。但这是乳酸水平主要在皮质和海马区局部增加的证据。

空腹会导致脑乳酸的区域性增加。与随机喂养的小鼠相比，禁食不会引起己糖磷酸酯、己糖二磷酸酯、ATP 或 ADP 的变化。空腹诱导皮质和海马中乳酸的增加，而未改变其他大脑区域乳酸的水平。

脑代谢是许多影响脑部疾病的关键，包括神经变性疾病 AD，以及由代谢障碍引起的疾病如 T2DM。与其他在细胞类型上相对同质的组织相反，大脑因具有独特的区域解剖结构，故其细胞类型更加复杂。大脑中的每个区域均由功能不同的多种细胞类型组成，并由不同的新陈代谢刺激激活。

通过糖酵解和 PPP 途径精确控制神经元葡萄糖代谢对于神经元的功能激活和神经元存活很重要。脑葡萄糖代谢随着年龄的增长而变化，有氧糖酵解在老年人大脑的特定区域中降低。由饮食引起的衰老大脑中的代谢物变化可能揭示肥胖与痴呆之间的新联系。由于葡萄糖代谢物可以调节多种信号通路，从基础代谢通路一直到细胞生存通路，如自噬和线粒体诱导的细胞凋亡，因此使用质谱成像将提高我们识别意料之外的发生大脑葡萄糖代谢变化的潜在区域的能力，并确定大脑中容易发生神经变性的区域，为 AD 的基础研究提供新的理论依据。

第二节　阿尔茨海默病患者大脑葡萄糖代谢的降低及作用机制

脑 PET 已经被广泛用于痴呆诊断，它能检测大脑的葡萄糖代谢水平。通过对 AD 患者进行头颅扫描发现其脑葡萄糖代谢均有弥漫性减低，但部分脑区呈代谢增强，增强区域主要位于旧皮质、次级运动及感知觉中枢和局部皮质下白质等。AD 患者大脑新皮质代谢及高级功能容易受损，而旧皮质及皮质下结构则会出现代谢和功能的代偿性增强，具体表现为广泛的白质葡萄糖代谢减低，减低较为明显的区域有右侧额叶皮质下白质、左侧额叶上中回皮质下白质，而左侧额叶内侧回皮质下白质、左侧枕叶楔回皮质下白质的葡萄糖代谢代偿性增强。

研究发现，AD 患者在表现出临床症状之前就已经出现了大脑葡萄糖代谢的降低。一项研究对早发性和迟发性 AD 患者行大脑 PET 检查后发现，葡萄糖代谢障碍在早发性 AD 患者中更明显，主要发生在后扣带回、楔前回、双侧颞叶区，然后扩展到海马和海马旁回。另一项采用同样方法对早发性和晚发性 AD 进行的研究发现：早发性 AD 组葡萄糖代谢减低的脑区为双侧额上回、额中回、左侧顶下小叶、右侧缘上回、扣带回等部位；而迟发性 AD 组葡萄糖代谢减低的脑区为双侧额上回、额中回、楔前叶、右侧角回等部位。而海马及海马旁回是 AD 主要的病变部位，扣带回连接海马及海马旁回，是构成与记忆相关联的 Papez 回路的重要组成部分，与记忆、定向力、行为构成等各种功能有关。扣带回后部的局部损伤会引起记忆障碍或空间的定向力障碍，这与痴呆的精神行为症状相一致。另一项研究发现在 AD 早期阶段，大脑葡萄糖利用下降了 45%、血流量下降了 18%，而在晚期阶段由于大脑的代谢和生理异常更加严重，大脑血流量降低 55% ～ 65%。以上研究提示大脑葡萄糖代谢降低很可能是 AD 的一个病因，而不是 AD 发展的结果。因此，大脑的能量代谢异常可以作为 AD 早期诊断的检测指标之一。

大脑对葡萄糖的需求完全依靠血液中的葡萄糖跨 BBB 转

运至颅内，而这必须有葡萄糖转运体（glucose transports，GLUTs）的协助。到目前为止，已经报道在人类大脑组织中有14种GLUTs，而在哺乳动物大脑中，GLUT1和GLUT3对葡萄糖的转运起主要作用。GLUT1主要在BBB的内皮细胞上高表达并将葡萄糖从血液中转运至大脑的细胞外组织中；GLUT3主要存在于神经元并将葡萄糖从细胞外组织转运至神经元内。对死后大脑组织的GLUT1和GLUT3进行定量Western blots检测发现，AD组患者大脑组织的GLUT1和GLUT3较对照组下降了25%～30%。为了进一步确定GLUT1和GLUT3的减少导致了大脑葡萄糖代谢降低，又对GLUT1和GLUT3的水平与氧连N-乙酰葡糖胺（O-GlcNAc）糖基化的水平进行了线性相关性分析，结果显示两者之间存在正相关性，这更加支持GLUT1和GLUT3的减少导致了大脑葡萄糖代谢的降低及O-GlcNAc糖基化水平的降低的观点。

GLUT3主要存在于神经元上，而AD患者又存在大脑神经元的丢失，是否是由于神经元丢失导致GLUT3的减少呢？经实验证明，GLUT3的减少并非由神经元的丢失所致。O-GlcNAc主要存在于细胞内，与细胞信号通路密切相关。蛋白质O-GlcNAc糖基化是单糖β-N-乙酰葡糖胺（β-N-acetyl glucosmine，GlcNAc）在O-GlcNAc糖基化转移酶（O-GlcNAc Glycosyltransferase，OGT）的作用下以O-糖苷键连接到肽链上的一种蛋白质翻译后修饰方式，而蛋白质的磷酸化和糖基化之间可能通过负相关性来保持一种平衡。因此，大脑tau蛋白的磷酸化和O-GlcNAc糖基化彼此相互调节。降低O-GlcNAc糖基转移酶或O-GlcNAc糖基水解酶活性可以导致tau蛋白O-GlcNAc水平下降，进而导致脑内tau蛋白过度磷酸化，促进AD的发生。

通过对 AD 患者和 T2DM 患者死后大脑组织的检测发现，AD 患者 tau 蛋白在 Thr181、Ser199、Ser202、Ser422、Ser262、Ser396、Ser404、Thr205、Thr217、Thr231 等 10 个位点出现过度磷酸化，而 T2DM 患者也在上述部分位点出现过度磷酸化，这进一步验证了 GLUT1 和 GLUT3 与 tau 蛋白的过度磷酸化之间存在线性相关性。上述研究表明，大脑 GLUTs 的减少导致了 tau 蛋白 O-GlcNAc 糖基化水平的降低进而引起 tau 蛋白的过度磷酸化。tau 蛋白在 Ser199、Ser396、Ser404 等位点的过度磷酸化影响了 tau 蛋白结合微小管的生物学活性继而导致 tau 蛋白异常聚合形成 NFTs。

第三节　糖尿病和阿尔茨海默病之间共享的细胞和分子连接：3 型糖尿病

糖尿病是由于外周组织对葡萄糖的利用发生障碍，而 T2DM 患者主要涉及胰岛素功能异常，流行病学调查显示，T2DM 是 AD 的一个独立危险因素。因此，有人认为 AD 患者大脑中可能存在胰岛素抵抗。胰岛素抵抗是由于胰岛素受体（insulin receptor，IR）对胰岛素的反应性降低，在这种情况下，胰腺的胰岛 β 细胞就会分泌过多的胰岛素来弥补 IR 功能的下降，从而导致高胰岛素血症。虽然大脑的 IR 与外周组织具有不同的结构和功能，但有证据显示，过高的胰岛素水平与中枢神经系统的 IR 功能降低有关。胰岛素水平通常随年龄增加而增加，并且它是非糖尿病成人出现认知功能损害的一个早期信号；同时对一组老年人进行 Mini-Mental State 测试，结果显示具有较高胰岛素水平的老年人比低胰岛素水平的老年人犯错误的概率高 25%。AD 患者具有高胰岛素血症而对照组则无，这充分说明 AD 患者存在胰岛素抵抗。近 30 年来人们研究发现，大脑 IR 主要分布在嗅球、大脑皮层、海马、小脑扁桃体和下丘脑；大脑 IR 的主要功能包括控制机体的能量平衡、调控突触的可塑性、调节认知功能及参与与年龄相关的神经退行性变，而这与 AD 的认知和记忆功能障碍的临床表现相吻合。

鉴于 AD 与糖代谢之间的密切联系，在 2005 年就有人提出 AD 是 3 型糖尿病的概念。大量的流行病学证据表明，T2DM 与认知障碍密切相关，原因是神经元中的葡萄糖无法产生能量。T2DM 和 AD 之间的关联很复杂，两者都与胰岛素抵抗、胰岛素生长因子（insulin-like growth factor，IGF）的信号传导通路、糖原合酶激酶 3 原（glucose synthase kinase 3，GSK-3S）信号传导机制、NFTs 形成，以及淀粉状蛋白前体蛋白有关，此外，炎症反应、氧化应激、乙酰胆碱酯酶活性调节都存在于 T2DM 和 AD 的发病机制中。由于 1 型糖尿病（type 1 diabetes mellitus，T1DM）、T2DM 和 AD 之间存在共享机制，故研究人员将 AD 称为"3 型糖尿病"。

早期的 T2DM 和 AD 被认为是两种独立的代谢性疾病。但是，最近关于临床和基础研究的文献表明，两者之间存在共同的病理生理变化和信号传导途径，如 PI3K-GSK-3β 信号传导、神经元应激信号传导和炎症途径，它们将这两种病理联系在一起。当前观点是，AD 中异常激活的神经元应激信号通路在大脑病理变化过程中具有功能性，这增加了通过靶向抗糖尿病药物和（或）小分子抑制剂等机制治疗有缺陷的大脑胰岛素信号通路、认知障碍和神经变性的可能性。了解疾病可修改的风险因素（如衰老、ApoE 异常、胰岛素信号传导不良和新陈代谢）对治疗干预措施的发展至关重要。

第四节　胰岛素与阿尔茨海默病

一、胰岛素与 tau 蛋白

胰岛素信号通路的损伤抑制了磷脂酰肌醇 -3 激酶（phosphoinositide 3-kinase，PI3K）和蛋白激酶 B（protein kinase B，PKB 又称 AKT）的活性而增加了 GSK-3β 的活性。GSK-3β 是表达于各种组织的丝 / 苏氨酸激酶，参与多种信号通路的表达；GSK-3β 能阻碍葡萄糖代谢，体内葡萄糖代谢障碍又会引起 GSK-3β 的活性增强，进而导致 tau 蛋白的过度磷酸化。另外，胰岛素信号的异常阻碍了 Wnt 通路，其通过 PI3K 和 AKT 负相调控 GSK-3β 的活性。所以，在 AD 患者，由于胰岛素抵抗引起的氧化应激会过度激活 GSK-3β，进一步引起 tau 蛋白的过度磷酸化，而过度磷酸化的 tau 蛋白不能被转运至轴索内，只能在神经元核周体积累和聚集；神经元内磷酸化的 tau 异常积累增加了氧化应激，进而会引起神经纤维退行性变并诱发一系列病理生理反应，最终导致线粒体的功能障碍、细胞凋亡的增加和坏死。在小鼠中则表现为大脑胰岛素信号通路受损、GSK-3β 的活性增高、主要葡萄糖转运体减少、蛋白质 O-GlcNAc 糖基化水平降低、tau 蛋白磷酸化、NFTs 增加、tau 蛋白连接微小管的活性下降。

二、胰岛素与 Aβ

AD 最明显的临床症状之一是进行性记忆衰退，目前普遍认为 Aβ 在疾病早期发展过程的分子机制中扮演了重要角色，包括诱导细胞凋亡、氧化应激和炎症反应，并可引起细胞内钙稳态失衡，影响突触可塑性，损伤胆碱能神经系统功能等。Aβ 是由 APP 被淀粉样前体蛋白 β 位分解酶 1（β-site of APP cleaving enzyme，BACE1）经过一系列蛋白水解反应催化而来，主要包括 $A\beta_{1-40}$ 和 $A\beta_{1-42}$，通常认为 $A\beta$ 异常积累会导致 $A\beta$ 分子发生聚合，而正是这些错误折叠的 $A\beta$ 分子对神经网络是有害的。相比 $A\beta_{1-40}$，$A\beta_{1-42}$ 更易迅速聚合，形成从低聚体、原纤维到 SP 的多层次中间体。以前认为不溶的 $A\beta$ 沉积导致了 AD 的记忆损伤，然而，最近的研究反而表明可溶性的 $A\beta$ 低聚体是导致记忆丢失的主要原因，尤其是在 AD 的早期阶段，$A\beta$ 低聚体抑制了神经元中介导学习和记忆的长时程增强（long-term potentiation，LTP）。

在过量表达人类 APP 的 AD 转基因小鼠的实验中发现，$A\beta$ 的增加和记忆损伤有密切联系，通过对 AD 患者和 AD 转基因小鼠的大脑组织的检测发现，引起记忆损伤和神经元毒性的是分子量在 $50 \sim 56$ kDa（相当于约 12 个单体聚合）的 $A\beta$ 低聚体分子。胰岛素通过加速 $A\beta$ 从高尔基体到细胞膜的转运来影响其代谢，另外，胰岛素还通过促进 $A\beta$ 的分泌和竞争性抑制胰岛素降解酶（insulin degrading enzyme，IDE）对 $A\beta$ 的降解来增加其在细胞外的水平，而胰岛素对 $A\beta$ 代谢的调节则是通过促分裂素原活化蛋白激酶（mitogen-activated protein kinases，MAPK）途径进行的。因此，胰岛素信号途径的异常影响了 $A\beta$ 的生理代谢过程。与此同时，$A\beta$ 通过竞争性抑制胰岛素与其受体结合和降低胰岛素与其受体结合的亲和力反作用于胰岛素信号通路，并且异常积累的 $A\beta$ 会干扰胰岛素信号并通过 PI3K/AKT 途径增加 $GSK-3\beta$ 的活性，促进 tau 蛋白的过度磷酸化，最终形成 NFTs。

IDE 能催化胰岛素的降解和负性调控胰岛素信号，同时，IDE 也能降解可溶性 $A\beta$，从而调节细胞外的 $A\beta$ 水平，即胰岛素和 $A\beta$ 是 IDE 的竞争性底物。此外，胰岛素能反馈调节 IDE 的水平，若中枢胰岛素水平下降则会使 IDE 水平下调，从而使

Aβ 的降解减少；若中枢出现胰岛素水平增高，则会竞争性抑制 IDE 对 Aβ 的降解。如前所述，Aβ 能与胰岛素竞争结合 IR，故未能被有效降解的可溶性的 Aβ 可能通过影响胰岛素信号而导致 AD 中枢性胰岛素抵抗，而胰岛素抵抗又促进胰岛素大量增加，进一步抑制 IDE 对 Aβ 的降解，从而形成恶性循环（图 8-1）。

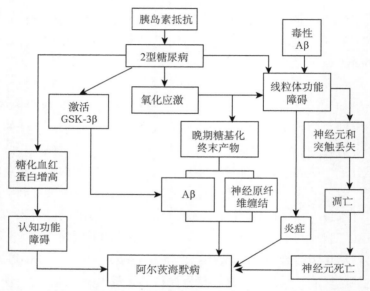

AD 中 T2DM/ 胰岛素抵抗：a. 线粒体功能障碍，继而引起突触损伤和神经元死亡；b. 由于神经元葡萄糖转运失败，糖基化血红蛋白损害了认知功能；c. 氧化应激通过晚期糖基化终产物诱导 Aβ 和磷酸化 tau 形成；d. 线粒体功能障碍引起的炎症及 Aβ 和糖基化终产物的毒性；e. 通过 Aβ 诱导神经元丢失激活电压依赖性阴离子通道。

图 8-1 AD 中的 T2DM/ 胰岛素抵抗

图片来源：KANDIMALLA R，THIRUMALA V，REDDY P H. Is Alzheimer's disease a type 3 diabetes？ A critical appraisal. Biochim Biophys Acta Mol Basis Dis，2017，1863（5）：1078-1089.

三、大脑中胰岛素和 IGF 的功能受损

IR 在大脑的神经元和神经胶质中都有表达，尤其是在海马、下丘脑、大脑皮层和嗅球中表达最高。在大脑中，胰岛素和 IGF 信号传导机制对于建立认知功能的突触可塑性很重要。一旦胰岛素与 IR 结合，就会通过自身磷酸化激活各种酪氨酸残基（图 8-1）。

胰岛素通过神经递质受体的内在调节调控突触的可塑性。胰岛素不仅参与存活神经元的葡萄糖代谢，而且还参与突触传递的调节，影响突触可塑性。胰岛素的神经元功能还包括刺激神经突增生和轴突再生。迄今为止，研究人员已经对 T2DM 人群中不同类型的认知缺陷进行了探究，但尚未开始研究胰岛素对突触密度、突触数量和大小的影响。越来越多的证据支持 T2DM 患者中神经元及周围组织的胰岛素敏感性有缺陷。胰岛素抵抗患者在未出现高血糖（糖尿病前期）时即出现神经变性和认知能力下降，这提示高血糖与胰岛素作用丧失同样重要。

四、胰岛素在 AD 中的细胞和分子机制

最近的研究表明胰岛素在大脑中具有重要功能，如葡萄糖的代谢（及通过 GLUT4 的运输）、调节 GSK-3β 信号传导以维持神经元可塑性、神经营养和神经内分泌功能。IGF/胰岛素信号转导的神经保护功能的关键分子是 AKT，它可通过调节已知的凋亡因子（如促凋亡的线粒体蛋白 Bad 和转录因子 FOXO）及转录因子环磷腺苷效应元件结合蛋白（cAMP-response element binding protein，CREB）和 NF-κB 的直接磷酸化来介导。FOXO 控制凋亡前 B 淋巴细胞瘤 -2 因子（B-cell lymphoma-2，

Bcl-2）家族成员 BIM-1 的转录，NF-κB 控制凋亡前 Bcl-2 家族成员 Bcl-XL、A1 和 c-IAP2 的转录，CREB 控制 Bcl-2 和 BDNF 的表达。

胰岛素可通过 BBB 进行主动转运，也可能在局部大脑中产生。IR 调节突触神经递质的释放和受体的募集，参与突触/神经元的可塑性。IR 在大脑皮层和海马中含量很高，调节学习和记忆过程，管理认知功能。当 IR 受到干扰时，大鼠的认知功能受损；注射胰岛素可改善大鼠的记忆功能。在糖尿病中，胰岛素通过三种信号级联反应（如磷脂酶 C、PI3K 和 MAP 激酶）调节 A 酶和 tau 的代谢。

tau 是一种神经元的细胞骨架蛋白，负责微管蛋白的聚合和稳定。GSK-3β 负责将 tau 蛋白与微管结合，该过程由蛋白激酶通过磷酸化调节。GSK-3β 的活性可以被胰岛素或 IGF-1 下调，因为它是胰岛素信号通路的下游事件。胰岛素和 IGF-1 的受体同源，并触发相似的细胞内信号传导事件，可以减少 tau 磷酸化，并通过 PI3K 途径抑制人神经元培养物中的 GSK-3β，减少 tau 与微管的结合。通常，AKT 信号转导涉及磷酸化 GSK-3β 并使糖原合酶失活。胰岛素抵抗会导致 GSK-3β 的去磷酸化和激活。除了调节 tau 的磷酸化活性外，胰岛素还可以调节 APP 的代谢并平衡 Aβ 的合成和分解。胰岛素会影响 AD 患者大脑中清除 Aβ 的 IDE 的活性。IDE 是主要的金属蛋白酶，与胰岛素及其他肽一起参与细胞外 Aβ 的降解。有趣的是，在大鼠皮质神经元的原代培养物中及过表达野生型 APP 的小鼠神经母细胞瘤细胞中，胰岛素与可溶性 APPα 一起会增加细胞外 $Aβ_{1-40}$ 和 $Aβ_{1-42}$ 的水平，并且通过抑制 IDE 的活性从而抑制 Aβ 的细胞外降解，并能通过刺激 Aβ 分泌来显著降低 $Aβ_{1-40}$ 和 $Aβ_{1-42}$ 的细胞内浓度，从而改变 Aβ 的细胞外浓度。

胰岛素可能在调节 tau 蛋白及神经元的 Aβ 和 APP 代谢中起重要作用。因此，胰岛素信号的功能障碍可能与 AD 大脑中的 SP 病理事件有关。淀粉样 β 寡聚体对突触的毒性作用，包括突触变性、异常的神经递质释放和细胞骨架损伤。突触毒性作用会导致轴突转运不良、线粒体断裂、激酶活性降低、氧化应激、LTP 受损、细胞内钙水平升高。

五、胰岛素和 IGF 与 AD 中的乙酰胆碱（acetylcholine，ACh）相关

ACh 是神经元信号传递过程中的神经递质，并和突触可塑性相关。ACh 水平降低与 AD 的进展有关。随着临床 AD 分期的进展，IGF–Ⅰ、IGF–Ⅱ及其受体，以及受 IGF–I 和 Hu D 神经元蛋白调节的 tau 蛋白水平逐渐降低；相反，Aβ、胶质纤维酸性蛋白（glial fibrillary acidic protein，GFAP）和小神经胶质转录物的水平逐渐升高。

因此，胰岛素抵抗和 IGF–Ⅰ/Ⅱ缺乏症可能通过改变神经元结构而破坏突触/神经可塑性的建立，并影响 ACh 的产生，从而通过在 T2DM 和 AD 之间建立细胞联系来损害认知功能。

第五节　阿尔茨海默病与糖尿病的氧化应激、线粒体功能障碍、晚期糖基化终末产物

氧化反应是哺乳动物物种中每个细胞的有氧代谢中发生的基本过程。当 ROS 和活性氮（reactive nitrogen species，RNS）的产生与抵抗这些自由基的发炎反应不平衡时，就会发生氧化应激。AD 和 T2DM 都是氧化应激诱发疾病过程的典型例子。自由基作为新陈代谢的生理副产品，不断在细胞中产生，为了

维持体内平衡，局部激活酶可产生抗氧化剂，从而维持细胞完整性并防止细胞氧化损伤和凋亡。自由基根据其氧化能力可分为较低反应性自由基（如有氧代谢产生的自由基）及 AD 和 T2DM 中那些反应性更长的自由基。较低反应性的自由基通常会引起较小的细胞损伤，并且可以得到相对有效的修复。人脑中富含脂质的膜特别容易受到氧化应激的影响，氧化应激通过激活包括线粒体、细胞质和细胞膜在内的不同细胞组分上的各种酶联级联反应，引起细胞损伤和死亡。细胞损伤也可以通过蛋白质的结构改变等其他方式来解释，如 Aβ 和 tau 蛋白的作用方式。胰岛素抵抗会降低葡萄糖代谢，并在线粒体损伤、DNA 损伤和 ROS 形成中起关键作用。

一、线粒体及其功能障碍

细胞线粒体被认为是细胞的动力源，是产生 ROS 和 RNS 的关键结构。线粒体膜对 ROS 和 RNS 具有很高的通透性，因此它们很容易进入细胞质。但是，这些产物大多数是由新陈代谢产生的，因此很容易转化为水和（或）氧气。这种转化可以发生在线粒体本身中，也可以在进入细胞质后在存在歧化酶的情况下发生，从而防止细胞损伤。尽管有这种高效的系统，但是当线粒体功能障碍且ATP生成效率较低时则会发生氧化失衡，这导致了 AD 和 T2DM 中 ROS 生成的增加。几种酶促反应可能是线粒体产生 ROS 的原因，这些酶可以存在于线粒体或线粒体基质本身的外膜或内膜上，可将有氧呼吸的分子氧转化为超氧离子或过氧化氢。也有人提出 Aβ 有可能在线粒体功能破坏中起直接作用，线粒体局部的 Aβ 会诱导自由基产生增加，引起 AD 小鼠大脑中线粒体的功能障碍和神经元损伤。

二、Aβ 和 tau 蛋白继发氧化应激的机制

Aβ 是由 APP 蛋白水解而形成的，它可能会改变细胞对线粒体氧化损伤的保护机制。有证据表明，线粒体内膜上的解偶联蛋白（uncoupling proteins，UCPs）会减少自由基的产生。这种机制在 AD 大脑中似乎无效，Aβ 的积累可能会导致细胞对氧化应激的反应发生变化。过磷酸化的 tau 蛋白会引起 NFTs，这是 AD 病理学的标志之一。这些 tau 蛋白和人胰岛淀粉样多肽（human islet amyloid polypeptide，hIAPP）导致氧化应激的机制尚不清楚，但一些研究人员认为这是次要过程。这些蛋白质触发细胞途径如 MAPK 和 AKT，从而导致氧化应激和细胞结构破坏。还有一些蛋白质与 tau 磷酸化有关（图 8-2）。

三、高血糖和氧化应激

高血糖症可能是由于胰岛细胞产生的胰岛素减少或 IR 受损引起的。高血糖会导致晚期糖基化终末产物（advanced glycation endproducts，AGEs）积聚，增加 ROS 生成和细胞损伤。研究表明，AGE 会产生超氧化物和 H_2O_2，引发脂质过氧化和大脑细胞受损。T2DM 中自由基的增加可能是由于抗氧化剂水平的变化引起的，如超氧化物歧化酶（superoxide dismutase，SOD）、谷胱甘肽过氧化物酶（glutathione peroxidase，GSH-Px）和过氧化氢酶（catalase，CAT）等。在 AD 和 T2DM 中观察到这些抗氧化剂导致了促氧化剂和抗氧化剂的不平衡，这就将氧化应激和高血糖联系了起来。

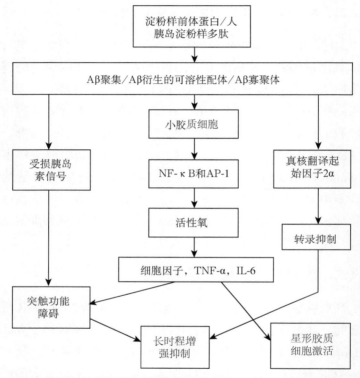

T2DM 中的胰岛素抵抗导致线粒体功能障碍，进而通过 APP/ hIAPP 分解代谢触发炎症反应。Aβ 寡聚物（β–amyloid oligomers，AβOs）在细胞因子产生中激活小胶质细胞。应激激酶触发既促进了对脑胰岛素信号的抑制，又促进了磷酸化 α 亚基的真核起始因子 2（phosphorylated αsubunit of eukaryotic initiation factor 2，P–eIF2α）的升高。虽然这两种事件都可促进糖尿病患者的胰岛素抵抗和代谢失调，但它们很可能会导致突触丢失和长时程增强抑制。

图 8–2　Aβ 导致突触丢失和长时程增强抑制以及星形胶质细胞激活

图片来源：KANDIMALLA R, THIRUMALA V, REDDY P H. Is Alzheimer's disease a type 3 diabetes ？ A critical appraisal. Biochim Biophys Acta Mol Basis Dis，2017，1863（5）：1078–1089.

四、脂质过氧化

由于人脑中易被过氧化的多不饱和脂肪酸含量丰富且抗氧化剂和酶相对较少，因此对氧化应激高度敏感。T2DM 病理学中脂质分布的变化，会导致细胞更容易发生脂质过氧化作用。在 AD 的病理中也已经观察到类似的现象。过氧化的脂质是氧化应激的关键生物标志物，因为细胞中具有多个键的多不饱和脂肪酸很容易与自由基缔合。因此，在任何随氧化应激而发展的疾病过程中，脂质过氧化与 ROS 和 RNS 的水平升高有关，包括 AD 和 T2DM。

五、AGE

AGEs 是由于 Maillard 反应而形成的肽 / 蛋白质分子，其随着年龄的增长而积累，并且在两种类型的糖尿病中也都发现。这些分子由于糖尿病患者的高血糖而在体内形成，因此普遍认为，许多糖尿病并发症是由特定形式的 AGE 的积累及其与 AGE 受体的相互作用而增强或引发的。同时，这些 AGEs 促进 AβOs 形成，由此表现出 AD 神经毒性作用。此外，tau 的糖基化可以增强成对螺旋丝的形成。在原代皮层神经元中添加 AGEs 会降低细胞活力，这也证实了这些分子具有神经毒性。

六、炎症和 AD

T2DM 中的胰岛素抵抗导致线粒体功能障碍，进而触发炎症反应，增加细胞因子的水平，如 IL-6、IL-1β、IL-18、TNF-α、α-1- 抗胰凝乳蛋白酶和 C- 反应蛋白。同样，AD 也会触发相同的炎症反应。也有报道说，T2DM 通过上调 AGEs 的受体来促进 Aβ 聚集和脑血管炎症，加重糖尿病 AD 小鼠模型的神经变性。另一方面，AD 患者的 SP 增加和脑脊液的 IL-6 免疫反应性升高。

AGEs 在神经元细胞、小胶质细胞和脑内皮细胞中表达，并且在 AD 和 T2DM 中均升高。AGEs 和 Aβ 共同诱导促炎细胞因子 IL-6 和 TNF-α 的表达。由于炎症会引起 Aβ 介导的神经胶质细胞活化，其可通过促进 NFTs 的形成和向 AD 的发展而导致神经细胞死亡。有趣的是，服用非甾体抗炎药治疗疼痛或使用抗糖尿病药过氧化物酶增殖体激活受体 –γ（peroxisome proliferator–activated receptor gamma，PPAR–γ）激动剂的患者，AD 的发病率降低。AGEs 还刺激 TNF-α，促进 BACE 的表达，进一步引起 APP 蛋白水解，从而在 AD 糖尿病模型的星形胶质细胞中形成 Aβ。

AβOs 或淀粉样蛋白衍生的可扩散配体会触发 AD 患者大脑中与糖尿病相关的毒性机制。AD 患者脑中 AβOs 的积累导致神经元 IR 从细胞表面清除，Aβ 进一步增加了脑中小胶质细胞 TNF-α 的释放，进而激活了神经元 TNF-α 受体并激发了细胞质应激敏感激酶，如应激活化蛋白激酶（stress–activated protein kinase，SAPK/JNK）、dsRNA- 依赖的蛋白激酶（protein kinase RNA–activated，PKR）、IKR 激 酶（inhibitor of nuclear factor Kappa–B kinase，IKK）。应激激酶触发的协调作用既促进了脑胰岛素信号的抑制，又促进了 P-eIF2a 的升高。这两种事件不仅均能促进糖尿病患者的胰岛素抵抗和代谢失调，而且它们很可能导致突触丧失和 AD 的 LTP 受损，从而导致记忆力减退和行为异常。

所有这些发现表明，T2DM 胰岛素抵抗产生氧化应激，继而引起线粒体功能障碍和激活炎症反应。这一方面，导致 Aβ 病理的形成；另一方面，通过动力相关蛋白的异常表达，导致大脑中 NFTs 的形成。

第六节　阿尔茨海默病与 DM 的双向作用

　　临床研究表明，糖尿病与 AD 和神经变性有关。但是，目前尚未完全阐明这种关联的基础机制。糖尿病通过影响葡萄糖代谢和胰岛素信号传导，诱导血管功能和结构的变化，以及通过修饰 Aβ/tau 代谢而引起神经变性。反过来，AD 通过诱导行为变化、引发记忆障碍和下丘脑功能障碍及调节血浆 / 外周血 Aβ 水平变化来影响全身的葡萄糖代谢。低血糖症是糖尿病患者治疗期间遇到的主要症状之一，也可能导致神经变性。通过这种恶性循环，糖尿病和 AD 可能产生协同作用导致神经变性。各种分子、细胞、组织器官、物理和临床因素的影响都可能有助于糖尿病与 AD 之间的双向相互作用。探索双向相互作用基础的关键因素可能为神经退行性疾病，如 AD 的潜在治疗靶标的发展提供方向。

一、糖尿病和认知能力下降

　　糖尿病 / 糖耐量异常与 MCI 密切相关，且促进 MCI 患者进展为临床痴呆。较高的糖化血红蛋白（glycated hemoglobin，HbA1c）水平是认知功能障碍包括行为和心理症状的危险因素。重要的是，在一项针对具有早老素突变的家族性 AD 患者的研究中，糖尿病患者在 AD 发病后表现出更大程度的认知能力下降。在偶发性 AD 患者中，同时具有糖尿病和 AD 病理变化的患者较仅有 AD 病理变化的患者的认知功能下降更明显。即使没有 AD，糖尿病患者的认知功能下降与对照组相比也更快。通过对糖尿病患者人工胰岛素或葡萄糖输注诱导低血糖和高血糖发现，当患者的血糖水平发生变化时认知功能障碍可能延迟。

根据观察研究，使用抗糖尿病药物治疗与降低痴呆症的风险有关。在随机糖尿病患者的心血管风险（the action to control cardiovascular risk in diabetes，ACCORD）研究中，强化血糖控制对认知功能没有影响，这是由于强化治疗会增加低血糖的发生率。实际上，低血糖症与老年糖尿病患者的认知障碍和痴呆症有关。因此，要同时治疗以预防高血糖和低血糖，才能改善认知、预防痴呆。

二、糖尿病和脑萎缩

糖尿病会减少大脑体积，其中包括海马、灰质和白质。灰质在包括额叶、颞叶和前扣带回的皮层区内丢失，邻近区域也会出现白质的丢失。即使在年轻人中，高血糖也与脑萎缩相关。动物模型实验显示，在过表达突变 APP 与 ob/ob 小鼠杂交的小鼠中，Aβ 水平升高和糖代谢异常，并最终导致了神经变性。此外，高脂饮食、GLUT1 缺乏症、过度激活能量传感器 AMP 激活蛋白激酶。

三、糖尿病和脑血管变化

糖尿病会加重大脑、心脏、肾脏和其他器官的血管变化。与非糖尿病情况下相比，糖尿病会使脑梗死体积增加 2 倍以上。糖尿病还会加剧动脉粥样硬化，诱导胰岛素抵抗和高血糖症。而胰岛素抵抗会减少一氧化氮的产生，改变血管反射并增加黏附分子水平，并将单核细胞募集到血管壁，而单核细胞可穿透到血管壁深处并引起炎症，导致动脉粥样硬化。AGEs 或高葡萄糖水平会增加内皮细胞血管细胞黏附分子 1 的表达、减少一氧化氮的产生，因此会加剧动脉粥样硬化。

四、糖尿病和 AD 病理

1. Aβ

糖尿病 / 高血糖症会影响野生型动物和 AD 动物模型大脑中的 Aβ 聚集。高血糖症可能通过增加突触释放 Aβ 来增加 Aβ 产生，或通过 BACE1、GSK-3β 或 IDE 等分子调节 APP 的处理和代谢。但是，目前尚无确凿的证据表明糖尿病会增加人类的 Aβ 沉积，但是，高血糖症和 Aβ 可能会协同诱导神经退行性变。

2. tau

在人类中，胰岛素抵抗与神经变性、SP 周围的 tau 磷酸化及 CSF 中较高的 tau 水平密切相关。反过来，CSF 中 tau 含量可以预测神经变性和脑葡萄糖代谢的变化。而且，在糖尿病患者的大脑 AD 位点中存在 tau 蛋白磷酸化，T1DM 和 T2DM 动物模型中也表现出 tau 磷酸化增加，这可能是通过降解 c-Jun N 末端激酶（c-Jun N-terminal kinase，JNK）、AMPK 和蛋白磷酸酶 2A（protein phosphatase 2A，PP2A）的调控实现的。然而，根据回顾性人类神经病理学研究，尸检时，有或无糖尿病的 AD 患者，其大脑中 NFTs 的数量并无差异，而糖尿病 / 高血糖症可以影响人类 tau 转基因小鼠的 tau 相关发病机理。基于这些发现，糖尿病可能在早期介导 Aβ 诱导的 tau 磷酸化，但确实在进展阶段不会加剧 NFTs。

五、AD 和糖尿病 / 葡萄糖耐受不良

有趣的是，也有因 AD 的影响而出现葡萄糖不耐受的报道。但是，这些临床研究尚未能确定这两者之间的因果关系。使用动物模型则有效地显示了 AD 对周围葡萄糖代谢的影响。AD 影响糖尿病的几种潜在可能机制如下。第一，由海马和（或）额

叶神经变性引起的行为改变是一种可能。AD 患者常有以暴饮暴食为特征的进食障碍，有时还会反复进食大量食物，尽管还需要进一步的研究，但这些行为改变可能会导致全身代谢的改变。第二，下丘脑中的 Aβ 沉积和 tau 磷酸化可能导致 AD 患者控制外周葡萄糖代谢的中央控制区域的损害。第三，血浆 / 外周抗体水平也可能介导外周胰岛素抵抗。给予 AD 小鼠模型和 AD 患者葡萄糖后出现血浆 Aβ 水平升高，尽管程度较小，但血浆 Aβ 水平也会在 AD 小鼠的葡萄糖耐量受损和肝胰岛素信号传导中发挥作用。此外，抗体的积累也发生在胰腺和骨骼肌，并可能影响对周围葡萄糖的代谢。第四，AD 患者体弱者多见，虚弱 / 肌肉减少症介导 AD 和糖尿病的机制可能是骨骼肌胰岛素抵抗。

六、识别潜在的糖尿病和 AD 之间的双向相互作用

各种分子、细胞、器官、身体和临床因素可能会导致糖尿病和 AD 之间的双向相互作用，而阻断糖尿病和神经变性之间的恶性循环可能有助于预防痴呆。运动和饮食等多方位干预措施可改善或维持高危老年人的认知功能。对于脉管系统，改善功能性血管损伤和预防不可逆血管事件十分重要。而对于代谢调节来说，则需要适当规范的抗糖尿病治疗以避免低血糖，同时还应预防血管并发症。

第七节　PPAR 激动剂与阿尔茨海默病

胰岛素缺乏影响了胰岛素信号传导，进而激活下游的 GSK–3β 和 MAPK/JNK 途径，最终导致 *APP/PS1* 转基因小鼠大脑中 $Aβ_{1-42}$ 产生、Aβ 沉积增加和空间记忆损伤。通过鼻途径给予胰岛素的治疗方法不但能有效改善 AD 患者的认知功能，如增强

回忆之前所学单词的陈述性记忆和注意力，还能增加脑脊液的胰岛素水平，还能避免对血浆胰岛素水平的影响。然而这种治疗方法仅对不携带 *ApoE4* 基因的 AD 患者有效。

还有一些改善胰岛素抵抗的胰岛素增敏剂，如 PPAR 激动剂类（噻唑烷二酮类，TDZ），如 PPARγ 激动剂可被用于治疗 T2DM，其中罗格列酮已经被广泛用于治疗 T2DM，最近研究显示罗格列酮等对 AD 亦有一定的效果。对 T2DM 模型小鼠给予噻唑烷二酮类药物罗格列酮处理，对照组给予生理盐水处理，结果显示实验组小鼠的胰岛素抵抗程度下降，tau 蛋白在 Ser199、Ser202 及 Ser422 位点上的过度磷酸化状态得到了显著逆转，而且 Aβ 沉积量较前减少。一项小规模临床研究表明，罗格列酮对轻度 AD 患者具有记忆保护作用。

PPARs 属于甾体 / 甲状腺激素受体超家族，是配体活化的核转录因子，能够通过配体依赖和非配体依赖机制调节基因的表达。目前发现有 3 种亚型即 PPAR-α、PPAR-β 和 PPAR-γ，它们在氨基酸序列和结构上具有同源性，但是在配体结合区、配体特异性、组织分布和生物学活性等方面则各不相同。其中 PPAR-γ 主要分布在脂肪组织，免疫细胞（单核细胞、巨噬细胞、B 淋巴细胞和 T 淋巴细胞）及大脑部分区域（如纹状体、黑质、中脑、皮层和海马），PPAR-γ 在大脑的高表达必然和中枢神经系统的各种生理、病理过程相关。

一、PPAR-γ 对能量代谢的作用

AD 是一种以进行性学习、记忆和认知功能逐渐减退为临床表现的神经退行性疾病。有研究显示，在 AD 患者未表现出相应临床症状之前就已经出现大脑能量代谢的降低，而这主要是由于大脑部分区域对葡萄糖的利用发生障碍。由于 PPAR-γ 直

接影响线粒体的功能和 ATP 的最终产生，因此，PPAR-γ 在能量代谢中具有重要作用。

线粒体在能量代谢及神经元凋亡中扮演重要角色，是造成 AD 患者大脑代谢降低的主要原因。在 AD 患者的脑组织中，神经元的线粒体数量明显减少，而剩余的线粒体在大小和所包含的嵴的数量等形态学方面亦有明显改变。PPAR-γ 激动剂对 AD 患者的认知和记忆功能的改善主要归因于其修复了线粒体的功能。PPAR-γ 通过 PPAR-γ 辅助激活物 1（peroxisome proliferatoractivated receptor-tocoactivator 1，PGC-1）蛋白家族对线粒体发挥作用，PGC-1 可以诱导解偶联蛋白的表达从而刺激线粒体的生物合成和呼吸，也能刺激负责调节线粒体氧化磷酸化途径及线粒体 DNA 复制的基因表达。

二、PPAR-γ 减少 Aβ 的生成

PPAR-γ 过表达和 PPAR-γ 激动剂被证明可以降低编码 β-分泌酶或 BACE1 的启动子的活性，继而降低 BACE1 mRNA 的水平。因此，PPAR-γ 的减少通过提高 BACE1 启动子的活性而增加 β- 分泌酶 mRNA 的水平。PPAR-γ 反应元件（PPAR response element，PPRE）位于 BACE1 启动子内，如果 PPRE 发生改变，将导致 PPAR-γ 不能和 PPRE 结合，进而增加 BACE1 启动子的活性。吡格列酮治疗 APP 转基因小鼠可以降低 BACE1 mRNA 和蛋白质的水平。由上述结果可以推测，PPAR-γ 激动剂治疗 AD 可能通过减少 BACE1 的转录而降低 Aβ 的水平和在 SP 的沉积。

三、PPAR-γ 增加 Aβ 的降解

目前认为 AD 患者的大脑存在胰岛素抵抗，据推测，AD 患

者大脑的胰岛素抵抗导致 Aβ 增加是由于 IDE 对 Aβ 的降解被抑制所致。IDE 可以同时降解胰岛素和 Aβ，研究显示，在 AD 患者的脑组织中 IDE 明显降低，多者降低高达 50%。而 *IDE* 基因的敲除或部分丢失则导致高胰岛素血症和 Aβ 水平的增加。PPAR-γ 在调节神经元 IDE 的表达中起重要作用，PPAR-γ 可以结合位于 IDE 启动子的 PPRE 并促进 *IDE* 基因的转录。PPAR-γ 参与了神经元 IDE 的表达，并且罗格列酮亦被证明可以增加 AD 动物模型脑组织 IDE 的水平。

四、PPAR-γ 对 tau 蛋白的作用

PPAR-γ 激动剂对 AD 的神经保护作用还涉及 PPAR-γ 和 Wnt 通路的关系，有研究显示，PPAR-γ 激动剂罗格列酮通过调节 Wnt 信号发挥保护海马神经元的作用，其主要原理是增加细胞质和细胞核的 β-catenin 的水平，进而上调 Wnt 靶基因和降低 GSK-3β 的活性，减少 tau 蛋白的磷酸化和 NFTs 的形成。

五、PPAR-γ 的抗炎作用

AD 患者大脑典型的病理改变是由 Aβ 沉积形成的 SP，而研究发现在 SP 部位有大量活化的小胶质细胞和星形胶质细胞，小胶质细胞是脑组织的巨噬细胞，来源于骨髓系。Aβ 原纤维的形成及在脑实质组织的沉积会引起小胶质细胞的活化，而持续大量 SP 诱导的小胶质细胞活化亦是 AD 的典型特征。活化的小胶质细胞分泌细胞因子、化学因子、急性期蛋白及反应性氮和氧化产物，从而引起局部的炎症反应和强氧化环境。活化的小胶质细胞和产生的促炎分子加速了 AD 的病情进展并最终导致神经元的死亡。因此，抗炎治疗有可能可以抑制 Aβ 的沉积和病情的发展。

PPAR-γ 激动剂被证明具有明显的抑制促感染基因表达的作用。实验证明外周免疫细胞可以产生天然的 PPAR-γ 配体，如 15d-PGJ2，从而降低炎症基因的表达。PPAR-γ 激动剂能够抑制炎症因子、化学因子、MMPs、COX-2 和诱导型一氧化氮合酶（inducible nitric oxide synthase，iNOS）等的表达，而所有这些炎症介质的表达均有赖于 NF-κB 的转录。PPAR-γ 抗炎的主要机制是使 NF-κB 依赖的启动子失活。PPAR-γ 通过辅助遏物阻碍 NF-κB 依赖基因的表达。炎症基因启动子中的辅助遏物——NCoR 和 NF-κB 反应元件（κBRE）结合可抑制炎症基因的表达。当 PPAR-γ 与配体结合，引起 PPAR-γ 被 SUMO 化修饰再与 κBRE 启动子结合，进而阻止辅助遏物与启动子的分离，从而阻碍基因的表达。因此，PPAR-γ 激动剂具有广泛的抑制炎症基因表达的作用。PPAR-γ 的天然配体（15d-PGJ2）和人工配体（NSAIDs 和 TZDs）能够抑制单核细胞和小胶质细胞对 IL-6、TNF-α 和 COX-2 的表达。罗格列酮能够改善 AD 转基因动物的小胶质细胞的表型，减少 TNF-α 和 COX-2 等促炎因子的表达。

六、PPAR-γ 的抗凋亡作用

一些研究发现，罗格列酮能够增加发生了 Aβ 诱导的线粒体损伤的海马神经元的存活率，这可能和 PPAR-γ 可以上调抗凋亡蛋白 Bcl-2 的表达有关。通过采用 PC12 细胞研究发现，持续过表达 PPAR-γ 能够保护细胞免受 Aβ 诱导的损伤，而这些细胞中 Bcl-2 的表达增加了 4 ～ 5 倍（表 8-1）。

表 8-1　PPAR-γ 激动剂治疗 AD 动物模型的相关实验

药物	剂量	动物模型	实验结果
罗格列酮	5 mg/（kg·d）	hAPP/K670N/M671L/V717F 转基因小鼠	①改善记忆损伤 ②减少大脑 Aβ 沉积 ③减少 P-tau 的聚集 ④减少促炎因子表达，如 TNF-α、Cox-2
	5 mg/（kg·d）	hAPPswe-ind 转基因小鼠	①改善记忆损伤 ②增加血浆皮质酮的水平
	30 mg/kg 食物	Tg2576 转基因小鼠	①改善学习和记忆水平 ②增加 IDE 的量及活性 ③减少大脑 $Aβ_{42}$ 的水平
	每只 0.18 mg/d	Tg2576 转基因小鼠	①逆转 9 月龄小鼠的学习和记忆损伤
吡格列酮	20 mg/（kg·d）	APP 转基因小鼠	①恢复脑血管活性的正常水平，改善脑血流灌注 ②增加抗氧化酶的活性，如 SOD2 ③ Aβ 和 SP 无明显的减少 ④没有改善认知功能
	40 mg/（kg·d）	APPV717I 转基因小鼠	①减少 BACE1 的水平和 $Aβ_{1-42}$ 的量 ②缓解胶质细胞介导的炎症反应
	30 mg/（kg·d）	脑室注射链脲佐菌素的 AD 模型大鼠	①改善学习和记忆损伤 ②降低丙二醛和增加谷胱甘肽 ③增加大脑对葡萄糖的利用率

　　AD 是多因素、多方面共同作用的结果。PPAR-γ 具有多途径的作用，虽然动物实验在某些方面表现出一定的矛盾性，但总的来看，PPAR-γ 激动剂可以通过改善胰岛素抵抗、提高大脑

能量代谢及缓解氧化应激等多方面治疗 AD。因此，PPAR-γ 有望成为治疗 AD 的靶点，这有助于为临床治疗 AD 寻找新的可靠、有效的药物。

（马璟曦）

参考文献

1. KANDIMALLA R, THIRUMALA V, REDDY P H. Is Alzheimer's disease a type 3 diabetes？ A critical appraisal. Biochim Biophys Acta Mol Basis Dis，2017，1863（5）：1078-1089.

2. AKHTAR A, SAH S P. Insulin signaling pathway and related molecules：Role in neurodegeneration and Alzheimer's disease. Neurochem Int，2020，135：104707.

3. AKIMOTO H, NEGISHI A, OSHIMA S, et al. Antidiabetic drugs for the risk of Alzheimer disease in patients with type 2 DM using FAERS. Am J Alzheimers Dis Other Demen，2020，35：1533317519899546.

4. CANDASAMY M, ELHASSAN S A, BHATTAMISRA S K, et al. Type 3 diabetes（Alzheimer's disease）：new insight for promising therapeutic avenues. Panminerva Med，2020，62（3）：155-163.

5. CARVALHO C, CARDOSO S. Diabetes-Alzheimer's disease link：Targeting mitochondrial dysfunction and redox imbalance. Antioxid Redox Signal，2020.

6. DUBEY S K, LAKSHMI K K, KRISHNA K V, et al. Insulin mediated novel therapies for the treatment of Alzheimer's disease. Life Sci，2020，249：117540.

7. GONZALEZ H M, TARRAF W, GONZALEZ K A, et al.

Diabetes, cognitive decline, and mild cognitive impairment among diverse hispanics/latinos: study of latinos-investigation of neurocognitive aging results（HCHS/SOL）. Diabetes Care, 2020, 43（5）: 1111-1117.

8. HIERRO-BUJALANCE C, DEL MARCO A, JOSE RAMOS-RODRIGUEZ J, et al. Cell proliferation and neurogenesis alterations in Alzheimer's disease and diabetes mellitus mixed murine models. J Neurochem, 2020, 154（6）: 673-692.

9. HIERRO-BUJALANCE C, INTANTE-GARCIA C, DEL MARCO A, et al. Empagliflozin reduces vascular damage and cognitive impairment in a mixed murine model of Alzheimer's disease and type 2 diabetes. Alzheimers Res Ther, 2020, 12（1）: 40.

10. HÖLSCHER C. Brain insulin resistance: role in neurodegenerative disease and potential for targeting. Expert Opin Investig Drugs, 2020, 29（4）: 333-348.

11. HU Z, JIAO R, WANG P, et al. Shared causal paths underlying Alzheimer's dementia and Type 2 diabetes. Sci Rep, 2020, 10（1）: 4107.

12. JAYARAJ R L, AZIMULLAH S, BEIRAM R. Diabetes as a risk factor for Alzheimer's disease in the Middle East and its shared pathological mediators. Saudi J Biol Sci, 2020, 27（2）: 736-750.

13. KACÌROVÀ M, ZMESKALOVA A, KORÌNKOVÀ L, et al.Inflammation: major denominator of obesity, Type 2 diabetes and Alzheimer's disease-like pathology？ Clin Sci, 2020, 134（5）: 547-570.

14. LI L, CAVUOTO M, BIDDISCOMBE K, et al.Diabetes mellitus increases risk of incident dementia in APOEε4 carriers: A meta-analysis. J Alzheimers Dis, 2020, 74（4）: 1295-1308.

15. MADHUSUDHANAN J, SURESH G, DEVANATHAN V. Neurodegeneration in type 2 diabetes: Alzheimer's as a case study. Brain Behav, 2020, 10（5）: e01577.

16. SHI Q, ZHOU F, MEI J, et al. The effect of type 2 diabetes mellitus on neuropsychological symptoms in Chinese early Alzheimer's disease population. Neuropsychiatr Dis Treat, 2020, 16: 829–836.

17. SUN J, MURATA T, SHIGEMORI H. Inhibitory activities of phenylpropanoids from Lycopus lucidus on amyloid aggregation related to Alzheimer's disease and type 2 diabetes. J Nat Med, 2020, 74（3）: 579–583.

18. SUN Y, MA C, SUN H, et al. Metabolism: anovel shared link between diabetes mellitus and Alzheimer's disease. J Diabetes Res, 2020, 2020: 4981814.

19. TASLIMI P, TURHAN K, TURKAN F, et al. Cholinesterases, α-glycosidase, and carbonic anhydrase inhibition properties of 1H-pyrazolo[1, 2-b]phthalazine-5, 10-dione derivatives: Synthetic analogues for the treatment of Alzheimer's disease and diabetes mellitus. Bioorg Chem, 2020, 97: 103647.

20. WEIGEL T K, KULAS J A, FERRIS H A. Oxidized cholesterol species as signaling molecules in the brain: diabetes and Alzheimer's disease. Health Psychol Behav Med, 2019, 3（4）: NS20190068.

21. GRATUZE M, JOLY-AMADO A, BUEE L, et al. Tau, diabetes and insulin. Adv Exp Med Biol, 2019, 1184: 259–287.

22. KULAS J A, WEIGEL T K, FERRIS H A. Insulin resistance and impaired lipid metabolism as a potential link between diabetes and Alzheimer's disease. Drug Dev Res, 2020, 81（2）: 194–205.

23. PENG X, XU Z, MO X, et al. Association of plasma β-amyloid

40 and 42 concentration with type 2 diabetes among Chinese adults. Diabetologia, 2020, 63（5）: 954–963.

24. SALARINASAB S, SALIMI L, ALIDADIAN N, et al. Interaction of opioid with insulin/IGFs signaling in Alzheimer's disease. J Mol Neurosci, 2020, 70（6）: 819–834.

25. SHINOHARA M, SATO N. Bidirectional interactions between diabetes and Alzheimer's disease. Neurochem Int, 2017, 108: 296–302.

26. KLEINRIDDERS A, FERRIS H A, REYZER M L, et al. Regional differences in brain glucose metabolism determined by imaging mass spectrometry. Mol Metab, 2018, 12: 113–121.

27. KLIMOVA B, KUCA K, MARESOVA P. Global View on Alzheimer's disease and diabetes dellitus: threats, risks and treatment Alzheimer's disease and diabetes mellitus. Curr Alzheimer Res, 2018, 15（14）: 1277–1282.

28. TUMMINIA A, VINCIGUERRA F, PARISI M, et al. Type 2 diabetes mellitus and Alzheimer's disease: role of insulin signalling and therapeutic implications. Int J Mol Sci, 2018, 19（11）: 3306.

第九章

胆固醇与阿尔茨海默病

AD 是神经退行性痴呆的最常见形式，影响全球达 1500 万人以上。虽然没有确定 AD 的单一原因，但最近的研究表明，多种病理因素会影响它的患病风险。越来越多的证据强调了大脑中胆固醇代谢与 Aβ 斑块形成之间的联系，过量的脑内胆固醇与 Aβ 的形成和沉积增加有关，Aβ 来自淀粉样前体蛋白。降低胆固醇的他汀类药物已经成为 AD 研究的焦点。与脑组织中胆固醇代谢关键点相关的遗传多态性可能参与了 AD 的患病风险和病理。在本章节中，我们总结了当前胆固醇代谢在 AD 发病机制中的作用，以及他汀类药物在 AD 预防和治疗中的潜力。

第一节　概述

AD 患者大脑有特异性的异常蛋白聚集体，如 NFTs 中区域化积累的磷酸化 tau 蛋白和 SP 中的 Aβ，会导致进行性脑萎缩。大量研究证实 AD 和脑血管损伤之间的联系，然而，AD 和血管性痴呆曾被视为相互排斥的两种疾病，现在认为是可以共存且会加剧痴呆的进展。两种疾病的危险因素、病理特征和临床症状有很大的重叠，高血压、脑卒中史、糖尿病和高胆固醇血症都是 AD 相关的高危因素。越来越多的证据表明胆固醇代谢与 AD 易感性之间存在联系，突触变性也可增加胆固醇的释放，使用降低胆固醇的他汀类药物与降低 AD 的患病风险相关。

第二节　脑内的胆固醇

一、脑内的胆固醇代谢

大脑是胆固醇含量最多的人体器官，胆固醇是形成细胞膜的重要组成部分，对神经元可塑性及功能的发育和维持起着至关重要的作用。大脑胆固醇稳态维持需要一系列相互依赖的过程，包括胆固醇的合成、储存、运输和清除。胶质细胞和神经元可以从头合成胆固醇，而胆固醇也可以从 CNS 内的细胞外回收。

二、生物合成

大脑所用的胆固醇基本上都是在中枢神经系统内合成的。尽管胆固醇在整个脑内分布不均匀，在发育期间，神经元合成了其生长和突触形成所需的大部分胆固醇，但成熟神经元合成内源性胆固醇减少，转而依赖由神经胶质细胞（主要是星形胶质细胞）合成和分泌的胆固醇。成年人大脑内源性神经元胆固醇生物合成的减少可能是因为胆固醇生物合成代谢需求量大，需要在 CNS 内实现最佳能源效率。胆固醇的生物合成是个漫长的过程，需要 20 多个反应和中间体（图 9-1）。

3- 羟 基 -3- 甲基戊二酰辅酶 A 还原酶（HMG-CoAR）催化甲羟戊酸的形成，这是胆固醇生物合成的限速步骤，因此是重要的药理靶点。由于甲羟戊酸在胆固醇生物合成的早期形成，他汀类药物抑制 HMG-CoAR 后，使合成每个胆固醇分子需要消耗的细胞能量明显增加，达 100 多个 ATP 当量。然而，该步骤的抑制可能会减少几种具有重要代谢功能的下游中间产物的形成。例如，含有法呢基焦磷酸盐的类异戊二烯是涉及

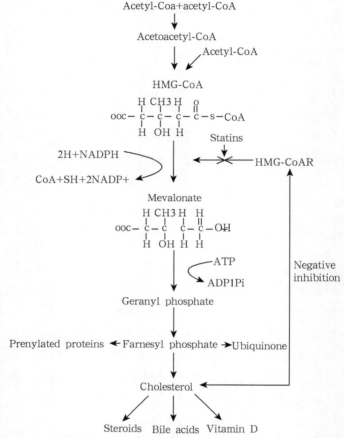

胆固醇在大脑合成需要的 20 多个反应中，3- 羟基 -3- 甲基戊二酰辅酶 A 还原酶（HMG-CoAR）催化 3- 羟基 -3- 甲基戊二酰辅酶 A（HMG-CoA）转化为甲羟戊酸是整个途径的主要调控步骤。他汀类药物通过竞争性抑制 HMG-CoAR 的活性来抑制胆固醇生物合成。

图 9-1　胆固醇生物合成

图片来源：LEILA A，GING-YUEK R，HOWARD H. Cholesterol in Alzheimer's disease. Lancet Neurol，2005，4（12）：841-852.

细胞信号传导和炎症反应的分子的重要前体物质。泛醌（辅酶
Q10），是线粒体呼吸功能必需的电子载体，是该胆固醇生物合
成途径的中间代谢物。这种抗氧化剂的浓度降低可能对 AD 有
不良影响。一些研究表明，与他汀类药物相关的肌病可能是由
辅酶 Q10 浓度下降引起的。

三、运输和储存

胆固醇在 CNS 的运输和储存涉及多个途径。星形胶质细胞
不仅可以合成胆固醇，而且可以内化并循环已经从退行性神经
末梢释放的胆固醇，这种胆固醇与 ApoE 形成复合物，同磷脂一
起输送到神经元，形成新的细胞膜和突触。ApoE 可结合胆固醇
并可作为细胞表面脂蛋白受体，如 LRP 的配体，具有将脂质转
运到神经元并从 ECM 清除胆固醇的重要代谢功能。

肝脏是 ApoE 合成的主要部位，CNS 是 ApoE mRNA 浓度
第二高的部位，ApoE 是 CNS 中最常见的脂蛋白。神经元和神
经胶质细胞都含有 LRP 受体，LRP 受体是一种大的内吞膜受体，
可以结合和内化 LDL。内化的 ApoE- 胆固醇 – 磷脂复合物形成
内涵体与溶酶体融合，内涵体内的胆固醇被溶酶体的水解酶以
游离形式在细胞内释放，游离胆固醇可向 HMG–CoAR 提供负
反馈，以减少胆固醇的内源性合成，同时被酰基辅酶 A 胆固醇
酰基转移酶（ACAT）酯化来实现更有效的储存。这种细胞内的
胆固醇库会作为突触和树突形成和重塑的来源。

四、中枢神经系统胆固醇的流出

与脑动脉循环一样，完整的 BBB 会限制胆固醇从大脑直接
转运到脑静脉循环中。在 AD 中，不仅从退化的神经元和突触
中释放的胆固醇增加，而且从受损的 ApoE4 载体运输中释放的

胆固醇也增加。由于胆固醇在哺乳动物细胞内没有降解机制，因此必须将过量的胆固醇从大脑转运到循环系统中。HDL 样脂蛋白参与的 ApoE 依赖机制允许每天从 CNS 中清除 1 ~ 2 mg 的胆固醇。此外，还有 6 ~ 7 mg 的胆固醇以氧化代谢物 24S- 羟基胆固醇的形式从大脑中清除，它是亲脂性的，可自由地穿过BBB。游离的胆固醇转化为 24S- 羟基胆固醇需要通过胆固醇24- 羟化酶的介导。脑脊液中 24S- 羟基胆固醇与胆固醇的比值，比血浆高 30 倍，这表明 CNS 是 24S- 羟基胆固醇的主要来源。由于超过 90% 的循环 24S- 羟基胆固醇来源于脑部，血液中的24S- 羟基胆固醇浓度可以反映 CNS 内胆固醇的流出。除了胆固醇 -24- 羟化酶相关机制外，来自 CNS 的胆固醇交换也可能由ATP 结合盒膜转运蛋白超家族的成员来介导。这些蛋白质具有通道样拓扑结构，并且能够通过细胞膜传输各种溶质，包括离子、药物、肽、蛋白质、糖和脂质。这样的运输系统是能量依赖性的，通过偶联 ATP 水解于转运分子而实现（图 9-2）。ATP 结合盒A1（ABCA1）介导了脂质不足的载脂蛋白 A-1 转化为 HDL 颗粒，携带过量胆固醇回到肝细胞进行储存或降解。在全身循环中，ABCA1 会影响人体患动脉粥样硬化和冠状动脉疾病的风险，并影响小胶质细胞的活性。在 CNS 中，ABCA1 存在于神经元、星形胶质细胞和小胶质细胞中。最近的研究表明，需要 ABCA1来维持 CNS 中 ApoE 的正常浓度，并维持由星形胶质细胞和小胶质细胞分泌的含 ApoE 的脂蛋白的产生及其正常脂质化。此外，ABCA1 在猪和人的 BBB 内皮细胞中也有表达。ABCA1 或这个转运蛋白超家族的其他成员是否参与胆固醇经脑血管上皮细胞流出的过程，这一点尚不清楚。

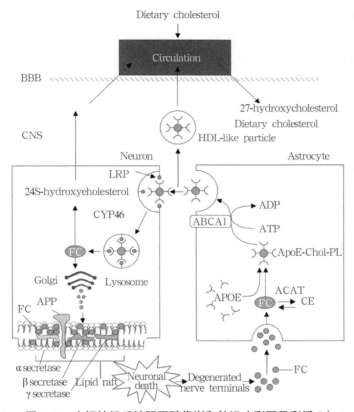

图 9-2 中枢神经系统胆固醇代谢和转运（彩图见彩插 6 ）
图片来源：LEILA A，GING-YUEK R，HOWARD H. Cholesterol in Alzheimer's disease. Lancet Neurol，2005，4（12）：841-852.

　　BBB 阻止胆固醇在外周循环和中枢神经系统之间的直接转运。胆固醇在大脑中羟基化为 24S- 羟基胆固醇，在外周羟基化 27- 羟基胆固醇可穿过 BBB。高胆固醇环境可能导致细胞内外胆固醇比例下降，促进 β 分泌酶和 γ 分泌酶的活性，增加 APP 分裂 Aβ 的量。过多的神经元丢失和突触变性会导致细胞外游离胆固醇（FC）的积累，其中一些被星形胶质细胞内化。胆固醇被酰基辅酶 A 胆固醇酰基转移酶（ACAT）酯化作为胆固醇酯（CE）储存，或与 ApoE 及磷脂一起包装以传递给神经元。内化的胆固醇也向 HMG-CoAR 负反馈，以减少星形胶质细胞内源性胆固醇的合成。多余的胆固醇转运到细胞外的过程是由膜蛋白 ABCA1 介导的，它可以促进 ApoE-胆固醇-磷脂（ApoE-Chol-PL）复合物的形成和转运，ABCA1 是一种膜蛋白，需要水解 ATP 保持其活性。当 ApoE-Chol-PL 复合物被分泌到细胞外环境中时可能与 LRP 结合而被神经元吸收，或形成高密度脂蛋白样颗粒被运输至外周循环。

五、胆固醇和 BBB

完整的 BBB 会阻止胆固醇从外周循环运输到大脑，也隔开了外周和中枢的胆固醇调节。然而，当脑血管受损破坏了 BBB 的完整性时，受调控的携带胆固醇的脂蛋白进入大脑的转运可能会受到影响。脑血管损伤对 BBB 和胆固醇进入大脑产生的影响尚不完全清楚，但可能导致膜胆固醇的积累增加，不利于胆固醇与代谢 Aβ 的分泌酶之间的相互作用。最近 Tg2576 淀粉样蛋白前体-前体-蛋白转基因 AD 模型小鼠的实验支持了这一假说，其显示 BBB 受损先于 Aβ 沉积。这些事件可能是联系脑血管损伤与 AD 的重要"通路"。虽然未修饰的胆固醇不能通过 BBB，但其 2 种氧化代谢物——27-羟基胆固醇和 24S-羟基胆固醇能够通过 BBB，它们在完整的 BBB 中都存在浓度梯度。24S-羟基胆固醇的水平在大脑中浓度很高，因为大脑是它在体内唯一的合成部位，而 27-羟基胆固醇主要来源于大脑之外。大脑中的 27-羟基胆固醇浓度大约为 24S-羟基胆固醇 1/10，而其血浆浓度约是 24S-羟基胆固醇的 3 倍。当 BBB 损伤时，

24S–羟基胆固醇从大脑到外周循环的流出增加，而且从外周循环到大脑的 27–羟基胆固醇流出也增加。故血液中的 24S–羟基胆固醇与 27–羟基胆固醇的比例增加可能表明 BBB 有损伤。

近来研究表明，检测 AD 患者血浆和脑脊液中这些胆固醇代谢物的浓度，可以评估胆固醇代谢的变化和胆固醇穿越 BBB 的运输调节情况。在 AD 的早期阶段，脑脊液和外周血循环中的 24S–羟胆固醇浓度高，反映脑中胆固醇转运增加。而在 AD 的后期阶段，24S–羟基胆固醇的浓度下降，这表明随着疾病的进展，胆固醇转运或代谢率降低。因此，血浆 24S–羟基胆固醇浓度、CSF 中 24S–羟基胆固醇与 27–羟基胆固醇的比例可能是一系列神经疾病进展的生物化学标记，这也提示了对胆固醇代谢进行药理学干预最合适的时间点。

第三节　胆固醇与阿尔茨海默病

一、胆固醇在 AD 发病中的机制

胆固醇会影响淀粉样前体蛋白代谢相关酶和 Aβ 产生相关酶的活性。β 和 γ 分泌酶、膜相关蛋白对淀粉样前体蛋白进行翻译后切割，生成淀粉样变性产物在细胞外聚集形成斑块，而由 α 分泌酶切割则生成非淀粉样变性或可溶性淀粉样前体蛋白。在动物研究中，膳食胆固醇加速了大脑中的 Aβ 沉积，而降胆固醇药物则会降低大脑中的 Aβ 沉积。其他体外研究表明，高胆固醇可导致可溶性淀粉样前体蛋白生成减少。但胆固醇影响 Aβ 生成和代谢的机制尚未完全清楚。细胞膜特性的改变，包括刚度和流动性，可以影响膜结合蛋白和酶（包括分泌酶）的活性。这些酶所在的细胞膜区域上有高含量的胆固醇，构成了多个脂质筏（运送小体），可以促使 β 和 γ 分泌酶与其底物聚集形成一

个最佳构型，其会促进淀粉样前体蛋白的不良致病性切割。这种现象在人类中的意义尚不清楚。

在神经元和神经胶质细胞膜中，胆固醇在细胞外层和内层膜小叶之间不对称分布。在突触质膜中细胞内层膜小叶上含有超过 85% 的细胞膜胆固醇，而外层膜小叶的胆固醇含量则较低。总体膜胆固醇的差异分布对于正常的生理功能是必需的。老年和 *ApoE4* 基因型是内外层膜小叶胆固醇比例低的相关因素。一些他汀类药物可以通过降低外层膜小叶的胆固醇含量来提高这个比例。外层膜小叶高浓度胆固醇与 Aβ 产生增加间的直接因果关系尚不清楚。

二、NFTs 和 tau 蛋白磷酸化

胆固醇稳态在 tau 蛋白磷酸化和 NFTs 中的作用尚不明确。胆固醇可能会对 NFTs 的产生和 tau 蛋白的磷酸化有直接和间接的影响。将 $Aβ_{42}$ 注入大鼠皮质可引起 tau 蛋白过度磷酸化的显著增加。由于细胞膜胆固醇调节 Aβ 纤维发生和上调 $Aβ_{42}$ 的形成，所以过量的膜胆固醇会间接促进 NFTs 的产生。

对尼曼 – 匹克病 C1 型和 AD 的并行比较研究显示，前者是儿童和青春期的遗传性神经变性疾病，其破坏了细胞内胆固醇的运输，导致细胞内胆固醇的积累，包括 CNS 神经元细胞内出现的胆固醇积累。尽管尼曼 – 匹克病 C1 型和 AD 的临床症状和病理学表现不同，但相似之处在于 NFTs 的形成和 *ApoE* 基因型对疾病发展的影响。两种疾病中，缠结神经元相比无缠结的神经元内沉积着更大量的游离胆固醇。在尼曼 – 匹克病 C1 型患者的大脑尸体解剖中看到的神经元缠结的结构和免疫学与 AD 患者的相似。flotillin 1 是与细胞膜脂质筏上富含胆固醇区域有关的蛋白，flotillin 1 蛋白在 AD 患者的皮质中的缠结神经元溶酶

体中过度表达，这表明胆固醇可能参与缠结的形成。神经元胆固醇稳态失衡可能是 AD 和尼曼－匹克病 C1 型潜在的共同病因。然而，用 HMG-CoAR 抑制剂减少培养神经元内源性胆固醇的生物合成，却增加了 tau 蛋白的磷酸化。所以，还有待进一步研究去解释这些明显矛盾的结果。

三、脑血管

由于脑血管动脉硬化引起的 CBF 调节异常和脑组织灌注不足，可能比痴呆症状的出现早很多年。对那些已有 SP 和 NFTs 病变的个体，即使很小的无症状脑梗死，也会将痴呆的临床症状出现的可能性提高 20 倍。胆固醇也会影响其他与痴呆进展相关的血管危险因素，如炎症、高血压、糖尿病及陈旧性卒中。然而，是否某些特定脂蛋白组分或总胆固醇构成了这种危险关系尚不清楚，或者是否某些血浆脂蛋白的特定性质（如其抗炎作用）更重要，目前也不清楚。

另一个与 AD 血管变化有关的是脑淀粉样血管病变，这在 AD 中很常见，其中 Aβ 异构体，特别是 $Aβ_{40}$，沉积在脑血管壁。虽然胆固醇和 Aβ 沉积没有直接联系，但有间接证据表明了 ApoE－胆固醇－脂蛋白复合物参与了这个过程。*ApoE4* 等位基因增加了 $Aβ_{40}$ 在血管的沉积，并在 AD 的转基因小鼠模型中发挥促进神经炎斑块和脑淀粉样血管病变病理改变的作用。与神经元一样，LRP 可能也参与了 Aβ 在脑 VSMC 上的沉积。胆固醇和脑淀粉样血管病变之间的功能联系仍需要进一步的研究来评估（表 9-1）。

表 9-1 AD 胆固醇代谢的遗传关联研究

	设计	大小	AD 风险等位基因	*OR*（95% *CI*）
ApoE				
Corder	家系病例对照	42 个 LOAD 家系	ε4 携带者	2.84（2.03 - 3.96）
Rubinsztein	Meta 分析	42 个病例对照研究（2310 例病例，4256 例对照）	杂合子 ε4；纯合子 ε4	3.18（2.93 ～ 345）；11.57（8.67 ～ 15.4）
CYP46A1				
Kolsch	无关个体病例对照	114 例病例，144 例对照	内含子 3 43C 等位基因	1.89（1.21 ～ 2.95）
Desai	无关个体病例对照	434 例病例，401 例对照	内含子 2 rs754203 T 等位基因或 TT 基因型	无关联
Papassotiropoulos	无关个体病例对照	201 例病例，248 例对照	内含子 2 rs754203 TT 基因型	2.16（1.41 ～ 3.23）
Johansson	无关个体病例对照	3 组人群，452 例 LOAD，403 例对照；93 例 LOAD，102 例对照；121 例 EOAD，152 例对照	内含子 2 rs754203TT 基因型	无关联

续表

	设计	大小	AD 风险等位基因	*OR*（95% *CI*）
ABCA1	—	—	—	—
Katzov	无关个体病例对照	1750 例，来源于 3 个欧洲人群	单倍型 2 单倍型 5	1.59（1.36～1.82）2.90（254～327）
Li	无关个体病例对照	419 例病例，377 例对照	8 个 SNP 和单倍型	无关联
Wollmer	无关个体病例对照	166 例病例，169 例对照	Arg 219 Lys，rs2234884	无关联
LRP				
Causevic	无关个体病例对照	74 例病例，20 例对照 38 例病理确认 AD	外显子 3766 多态性	无关联
Kolsch	无关个体病例对照	212 例病例，337 例对照	外显子 3766C 等位基因	0.17（0.04～0.69）
Sanchez–Guerra	无关个体病例对照	373 例病例，300 例对	内含子插入等位基因 5	0.29（0.13～0.68）
Lendon	无关个体病例对照	256 例病例，161 例对	87 等位基因	1.57（1.12～2.2）*

* 校正在年龄、性别和 *ApoE* 基因型后消失。LOAD= 晚发性阿尔茨海默病；EOAD= 早发性阿尔茨海默病。

[表来源：LEILA A，GING–YUEK R，HOWARD H. Cholesterol in Alzheimer's disease. Lancet Neurol，2005，4（12）：841–852.]

第四节　在阿尔茨海默病中胆固醇所造成的风险

一、饮食

在过去的 15 年中，一些流行病学研究表明血清高胆固醇与 AD 易感性增加有关。此外，中年时期而不是老年时期的血高胆固醇，可能会决定迟发性 AD 的发病风险。来自鱼类或植物的不饱和脂肪酸、ω-3 多不饱和脂肪酸的消耗及氢化脂肪的低摄入可能降低发生 AD 和其他痴呆的风险，特别是有血管因素参与的痴呆。目前还不清楚这些公认的饮食益处是否通过直接降低血浆 LDL 或间接通过某些脂类的抗炎作用来介导，它们与 AD 病理学的因果关系尚未确定。

二、胆固醇代谢基因

据报道有 50 多个基因影响晚发性 AD 发生的风险，这些基因中有好几个可能在胆固醇代谢和运输中起重要作用（表 9-1）。

三、ApoE

19 号染色体上的 ApoE 编码 299 个氨基酸蛋白，共有三个亚型。*ApoE4* 与 *ApoE3* 和 *ApoE2* 不同的是，在 112 处和 158 处含有精氨酸残基而不是半胱氨酸。氨基酸不同决定了载脂蛋白的三维结构不同，这会导致蛋白质结合特性的改变。一般来说，ε2 亚型与较低的血浆胆固醇有关，而 ε4 等位基因与血浆总胆固醇、低密度脂蛋白胆固醇浓度升高，以及动脉粥样硬化风险升高有关。ε4 等位基因是散发性和迟发性 AD 发病的主要危险因素。*ApoE4* 是唯一一种被一致公认的能增加 AD 风险的遗传标记。

在 AD 中，ε4 基因型以基因剂量依赖的方式降低痴呆发病年龄，1 个等位基因可将 AD 发病提前 7 ～ 9 年。与 ε3 号纯合子的人相比，在分别具有 1 个或 2 个 ε4 拷贝的个体中，AD 的患病风险分别高达 3 ～ 8 倍。在大多数研究中，40% ～ 50%的 AD 患者至少有一个 ε4 等位基因，而健康对照组中有 10% ～ 15% 的人有一个 ε4 等位基因。带有 ε4 等位基因的纯合子个体活到 80 岁的话，几乎均会发展为 AD，但大约有 10% 的 ε4 杂合子携带者在 80 岁仍保持无 AD 的状态。*ApoE4* 基因携带者对 CNS 的各种血管损伤和创伤性损伤的初始反应和临床恢复均较差。

四、CYP46AI

几个关于胆固醇 24- 羟化酶（*CYP46A1*）基因多态性与 AD 患病风险相关的遗传关联研究结果相互矛盾，一些研究说，CYP46 中 DNA 的非翻译区内含子 2 中的 TT 基因型与 AD 的患病风险增加有关，特别是当与 *ApoE4* 共同遗传时。据说有这种基因型的 AD 患者的认知功能下降速度会加快，脑和脑脊液 Aβ 负荷增加。然而，其他的研究没有发现 *CYP46A1* 基因多态性与晚发性 AD、脑中的 Aβ 浓度或 NFTs 之间有关联。

五、ABCA1

ABCA1 中的单核苷酸多态性可能使 CSF 的总胆固醇浓度降低 33%，并将 AD 发病年龄延迟约 1.7 年，但其临床相关性尚不明确。最近，四个独立的病例对照研究发现，ABCA1 中的几个错义单核苷酸多态性与早发性 AD 和晚发性 AD 有关。然而，这些关联在最近的晚发性 AD 发病研究中还没有被验证。

六、LRP-1

LRP-1 与 AD 风险的遗传学研究结果也不一致。一些研究报道了 LRP-1 多态性与 AD 风险增加呈正相关，而其他研究尚未证实这一发现。尽管这些遗传关联研究都确认 ApoE 在 AD 风险中的作用，但其他胆固醇相关基因的作用仍然存在争议。此外，ApoE 还可能通过调节胆固醇转运之外的其他机制影响 AD 发病的风险。AD 复杂的遗传特性，以及研究设计的局限性可能造成了这种结果的不一致。

第五节　他汀类药物和阿尔茨海默病

一、生物化学和药理学

他汀类药物是 HMG-CoAR 的竞争性抑制剂，HMG-CoAR 是调节 HMG-CoA 和甲羟戊酸步骤中胆固醇合成的关键酶。他汀类药物的一般化学结构包括三个主要组成部分（图 9-3），可变侧链决定了其透过 BBB 的溶解度。阿托伐他汀、洛伐他汀和辛伐他汀是亲脂性的，容易进入脑中，而西立伐他汀、氟伐他汀和普伐他汀是亲水性的，难以进入大脑。关于他汀类药物的一个悬而未决的问题是它们是否需要越过 BBB 才能在中枢神经系统中发挥有益的作用。

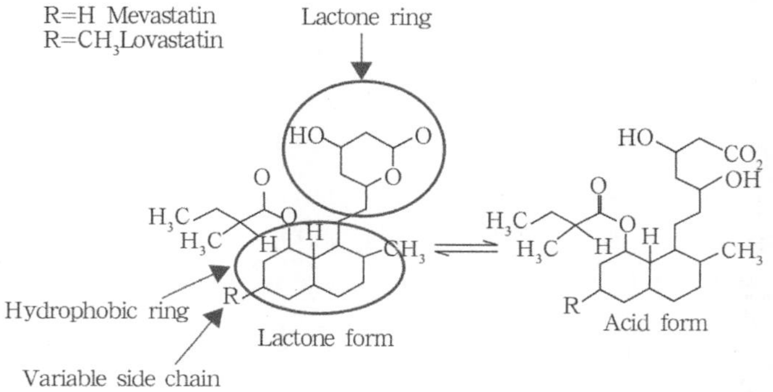

图 9-3　他汀类药物的一般化学结构

图片来源：LEILA A，GING-YUEK R，HOWARD H. Cholesterol in Alzheimer's disease. Lancet Neurol，2005，4（12）：841-852.

内酯环（lactone ring）是底物类似物，与甲羟戊酸（mevalonate）竞争 HMG-CoAR 的底物结合位点。他汀存在开环的活性羟基酸构型（普伐他汀、阿托伐他汀、氟伐他汀）或封闭的内酯环构型（辛伐他汀、洛伐他汀、美伐他汀），后者吸收后被酶裂解才有活性。可变侧链（variable side chain）确定他汀类药物的溶解度和疏水性。

二、临床前研究

关于他汀类药物影响胆固醇代谢和 Aβ 产生的体外和动物研究已有很多。用他汀类药物处理转染人类（瑞典人）突变淀粉样前体蛋白的人类海马神经元和神经母细胞瘤细胞，会导致 α 分泌酶的活性增加和细胞外 Aβ 的浓度降低。他汀类药物预处理人类神经母细胞瘤和神经胶质瘤细胞，也能减少由 Aβ 引起的炎症反应。他汀类药物也可以改变突触细胞膜外的胆固醇分布，导致细胞外表面的胆固醇含量降低，并降低 Aβ 的产生。他汀类药物可稳定细胞膜之间的胆固醇分布，帮助膜相关蛋白和酶保持正常的功能，同时防止淀粉样前体蛋白裂解成病理性 Aβ 异构体（$Aβ_{40}$ 和 $Aβ_{42}$）。他汀类药物还有抑制血小板聚集、降低金属蛋白酶表达、改善或恢复内皮功能，以及抑制促炎细胞因子产生的多种效用。在豚鼠模型中，高剂量的他汀类药物可以可逆性降低脑和脑脊液中 Aβ 的浓度。在表达人淀粉样前体蛋白的转基因小鼠模型中，普伐他汀能减少淀粉样蛋白负担，而不增强脑炎症反应。此外，给予卒中大鼠模型他汀类药物可改善神经功能结局和大脑的可塑性。

三、临床研究

1. 生物标志物的开放标记研究

几项开放性研究已经评估了他汀类药物对胆固醇、血液和脑脊液中 Aβ 的影响。辛伐他汀（80 mg/d）治疗高脂血症 24 周的前瞻性研究发现，血浆 24S- 羟基胆固醇浓度、24S- 羟基胆固醇与总血浆胆固醇的比例分别下降 53% 和 23%。在一项 40 mg/d 的辛伐他汀、洛伐他汀或普伐他汀连续治疗 6 周的平行设计的开放性研究中，24S- 羟基胆固醇降低 21%，然而，24S- 羟基胆固醇与总血浆胆固醇的比例保持不变。这些研究结果并不完全一致。大脑中较低的胆固醇生成被认为与较少的 Aβ 形成相关。对于轻度或不严重的 AD 患者，在使用辛伐他汀治疗后的 26 周，也能降低脑脊液中 Aβ 浓度。然而，最近两项关于辛伐他汀治疗 AD 患者的研究没有发现 CSF 或血浆 Aβ 浓度有明显的变化，反而发现可溶性淀粉样前体蛋白的升高，表明他汀类药物可能通过上调非淀粉样前体蛋白基因的表达来降低 Aβ 的产生。

2. 临床流行病学研究

他汀类药物是否能降低 AD 发病率的这一问题已经在一些研究中得到部分回答，但仍有疑问。早期病例对照研究表明，他汀类药物的使用与 AD 或痴呆的患病率显著下降有关。然而，最近的一些前瞻性队列研究并没有发现他汀类药物使用者 AD 或痴呆的发生率显著下降。有趣的是，在两项研究中，研究人员发现，他汀类药物使用者 AD 或痴呆患病率下降，但与 AD 或痴呆在同一人群中的发病率无相关性。这表明，早期的横断面和回顾性设计研究可能受到指示或选择偏倚的影响，而且，前瞻性研究仍有局限性，因为它们不是随机的，可能存在不可测量的混杂因素。在两项他汀类药物治疗的随机对照试验中，以认知功能作为次要终点，结果没有任何显著性差异。这些试验设计时没有将认知结果作为其主要终点，所以它们的样本量没有足够的统计效能将 AD 或痴呆作为主要结果进行统计。在心脏保护研究中，应用改良的电话认知现状访谈是唯一的认知评估手段，不能提供理想的、全面的、综合的认知评估。在 PROSPER 研究中，整体样本认知衰退的速度非常低，尽管样本量较大，但该研究仍未有足够的统计效能去发现他汀类药物对认知衰退的治疗效果。

3. 他汀类药物作为 AD 的治疗

有几个研究检验了他汀类药物治疗 AD 的效果。几项辛伐他汀和阿托伐他汀的有效性和安全性的随机、双盲、安慰剂对照研究正在进行中。在阿托伐他汀治疗轻到中度 AD 的平行研究中，71 名患者被随机分组，有 46 名完成 1 年的研究（表 9-2）。阿托伐他汀治疗 12 个月后，经末次观测值结转协方差分析，从 ADAS-cog、临床大体印象量表（CGI）、神经精神科问卷（NPI）三个量表的评分仅看到治疗有益的趋势，老年抑郁量表

表 9-2 他汀类药物和痴呆的临床研究

研究者	设计	样本量	人口	研究组	测量结果	主要研究结果
Wolozin	横断面研究	6506 例病例 50598 例对照	美国三家医院心血管药物数据库	他汀类药物与其他	AD 患病率	洛伐他汀和普伐他汀降低 AD 的患病率 60% ~ 73%
Jick	巢式病例对照研究	284 例病例 1080 例对照	英国全科医学研究数据库	他汀类治疗高脂血症和其他降脂药	痴呆发病率	降低痴呆风险（RR 0.29，95%CI 0.13 ~ 0.63）
Rockwood	回顾性队列研究	492 例病例 823 例对照	加拿大健康研究和老龄化人口样本（CSHA）（年龄 ≥ 65 岁）	痴呆/AD 与认知功能正常者	痴呆患病率	AD 和痴呆风险降低（OR 2.06，95%CI 0.08 ~ 0.88）
Hajjar	病例对照研究和前瞻性队列研究	655	社区老年人	使用他汀及未使用者	痴呆和 AD 患病率	风险降低，痴呆（OR 0.23，0.1 ~ -0.56），AD（OR 0.37，0.19 ~ 0.74）
Li	前瞻性队列研究	2356	Health Maintenance Organisation 数据库人群	使用他汀及未使用者	痴呆和 AD 发病率	无关联
Zandi	前瞻性队列研究	5092	Cache 县人口样本	使用他汀及未使用者	痴呆和 AD 患病率和发病率	无关联

续表

研究者	设计	样本量	人口	研究组	测量结果	主要研究结果
Rea	前瞻性队列研究	2798	心血管健康研究人群	使用他汀及未使用者	痴呆和AD发病率	无关联
Yaffe	RCT的二次分析	1037	HERS（绝经后妇女）	按胆固醇浓度和他汀治疗分层	认知评分（MMSE评分）	他汀药物使用者有更高的MMSE评分（$P=0.02$）
HPS合作组	RCT的二次分析	20536	冠状动脉疾病或闭塞性动脉疾病患者	辛伐他汀与安慰剂	认知评分（m-TICS）	无关联
Shepherd	RCT的二次分析	5804	PROSPER临床试验（血管危险因素患者）	普伐他汀与安慰剂	神经心理测验	无关联
Sparks	RCT平行研究	71	轻度至中度AD患者	阿托伐他汀与安慰剂	认知（ADAS-cog）和临床总体印象-变化量表（CGIC）	无关联

RR = 相对风险；OR= 比值比；RCT= 随机对照试验；HERS = 心脏和雌激素 / 孕激素替代研究；MMSE = 简易精神状态检查；HPS = 心脏保护研究；m-tics = 改良的电话认知现状访谈；ADAS-Cog = AD评估量表认知量表；CGIC = 临床总体印象 – 变化量表。

表来源：LEILA A, GING-YUEK R, HOWARD H. Cholesterol in Alzheimer's disease. Lancet Neurol, 2005, 4（12）：841-852.

评分则显示出明显的获益。目前和未来的更大规模的随机对照试验应该能够明确他汀类药物治疗 AD 的有效性和安全性。当然，这些试验也必须权衡对比潜在获益和不良反应。他汀类药物一些已知的不良反应包括转氨酶增高（2%）和肌酸激酶活性增高（10%），可引起肝毒性和横纹肌溶解；也有人会关注他汀类药物对认知功能的不良影响。未来的试验应谨慎地回应大家对他汀类药物治疗 AD 安全性的关注。

第六节　结论与展望

有相当多的证据表明胆固醇在 AD 中起着重要作用。在动物模型中，有一致的研究结果表明高胆固醇饮食与皮质中 Aβ 的病理改变有关；在细胞培养研究中，β 和 γ 分泌酶的活性受胆固醇调节。流行病学研究和神经病理学观察强调了脑血管损伤与 AD 之间的共同危险因素和病理学上的重叠。脑血管系统的动脉粥样硬化和 AD 之间有关联性这一点也已被证实。尽管这种联系的本质仍有待阐明，但最近的发现为胆固醇参与 AD 和血管性痴呆提供了有力的论据。作为一个血管危险因素，血浆胆固醇可能是在任何临床症状出现之前，就已经参与了迟发性 AD 的早期病理变化。这一假设使饮食和血浆胆固醇等公认的危险因素，成为早期预防的干预目标。然而，胆固醇的代谢紊乱也可能是一种神经变性过程的结果，包括斑块、氧化应激和炎症反应的积累。但是，无论高胆固醇是作为血管危险因素还是神经退行性疾病的结果，都不影响其作为潜在治疗对象。

面对越来越多争议性的研究结果，临床医生必须确定是否需要，以及何时推荐他汀类药物用于需要预防 AD 的认知正常个体、AD 高风险者及 AD 确诊患者。在有明确的长期前瞻性随机临床试验结果之前，这些问题都悬而未决。所以目前谨慎地推荐使用他汀类药物治疗高胆固醇血症是一个最优化的医疗方案，特别是对已有血管疾病的患者。还需要更多的数据来指导药物的选择、最佳剂量和最佳时机。

在 AD 的未来研究中，饮食和血浆胆固醇，包括 HDL 和 LDL 的作用，以及它们的物理和功能特性都值得进一步探索，研究胆固醇代谢变化反映年龄在整个生命周期中的作用，可提示胆固醇治疗的最佳时机。这些都很重要，因为当需要将 CNS 胆固醇用于突触发生和重塑时，降低胆固醇生物合成的速率可能会弊大于利。虽然对于中枢神经系统胆固醇代谢的复杂性及其在 AD 中的临床意义的理解还很肤浅，然而，这一领域的研究很可能是打开 AD 预防和治疗的一个密钥。

（刘　　洲）

参考文献

1. ZANDI P P, SPARKS D L, KHACHATURIAN A S, et al. Do statins reduce risk of incident dementia and Alzheimer disease？ The cache county study. Archives Of General Psychiatry, 2005, 62（2）: 217–224.

2. WHITMER R A, SIDNEY S, SELBY J, et al. Midlife cardiovascular risk factors and risk of dementia in late life. Neurology, 2005, 64（2）: 277–281.

3. PARVATHY S, EHRLICH M, PEDRINI S, et al. Atorvastatin-induced activation of Alzheimer's alpha secretase is resistant to standard inhibitors of protein phosphorylation-regulated ectodomain shedding. Journal Of Neurochemistry, 2004, 90（4）: 1005–1010.

4. LUTHRA K, TRIPATHI M, GROVER R, et al. Apolipoprotein

E gene polymorphism in Indian patients with Alzheimer's disease and vascular dementia. Dementia And Geriatric Cognitive Disorders, 2004, 17（3）: 132-135.

5. KOLSCH H, HEUN R, KERKSIEK A, et al. Altered levels of plasma 24S-and 27-hydroxycholesterol in demented patients. Neuroscience Letters, 2004, 368（3）: 303-308.

6. WOOD W G, ECKERT G P, IGBAVBOA U, et al. Amyloid beta-protein interactions with membranes and cholesterol: causes or casualties of Alzheimer's disease. Biochimica Et Biophysica Acta-Biomembranes, 2003, 1610（2）: 281-290.

7. UJIIE M, DICKSTEIN D L, CARLOW D A, et al. Blood-brain barrier permeability precedes senile plaque formation in an Alzheimer disease model. Microcirculation, 2003, 10（6）: 463-470.

8. VERMEER S E, KOUDSTAAL P J, OUDKERK M, et al. Prevalence and risk factors of silent brain infarcts in the population-based Rotterdam Scan Study. Stroke, 2002, 33（1）: 21-25.

9. XU C J, APOSTOLOVA L G, OBLAK A L, et al. Association of Hypercholesterolemia with Alzheimer's Disease Pathology and Cerebral Amyloid Angiopathy. Journal Of Alzheimers Disease, 2020, 73（4）: 1305-1311.

10. OH M I, OH C I, WEAVER D F. Effect of cholesterol on the structure of networked water at the surface of a model lipid membrane. Journal Of Physical Chemistry B, 2020, 124（18）: 3686-3694.

11. ERMILOVA I, LYUBARTSEV A P. Modelling of interactions between A beta（25-35）peptide and phospholipid bilayers: effects of cholesterol and lipid saturation. Rsc Advances, 2020, 10（7）: 3902-3915.

12. MERINO-SERRAIS P, LOERA-VALENCIA R, RODRIGUEZ-RODRIGUEZ P, et al. 27-Hydroxycholesterol induces aberrant morphology and synaptic dysfunction in hippocampal neurons. Cerebral Cortex, 2019, 29（1）: 429-446.

13. ERMILOVA I, LYUBARTSEV A P. Cholesterol in phospholipid bilayers: positions and orientations inside membranes with different unsaturation degrees. Soft Matter, 2019, 15（1）: 78-93.

14. STANEVA G, PUFF N, STANIMIROV S, et al. The Alzheimer's disease amyloid-beta peptide affects the size-dynamics of raft-mimicking Lo domains in GM1-containing lipid bilayers. Soft Matter, 2018, 14（47）: 9609-9618.

15. LI Y, GUAN L P, LU T, et al. Interactions of the N-terminal domain of human islet amyloid polypeptide with lipid membranes: the effect of cholesterol. Rsc Advances, 2016, 6（99）: 96837-96846.

16. ELBASSAL E A, LIU H Y, MORRIS C, et al. Effects of charged cholesterol derivatives on A beta 40 amyloid formation. Journal Of Physical Chemistry B, 2016, 120（1）: 59-68.

17. BOUSSICAULT L, ALVES S, LAMAZIERE A, et al. CYP46A1, the rate-limiting enzyme for cholesterol degradation, is neuroprotective in Huntington's disease. Brain, 2016, 139（Pt 3）: 953-970.

18. LIN F C, CHUANG Y S, HSIEH H M, et al. Early statin use and the progression of Alzheimer disease: atotal population-based case-control study. Medicine, 2015, 94（47）: e2143.

19. GROULEFF J, IRUDAYAM S J, SKEBY K K, et al. The influence of cholesterol on membrane protein structure, function, and dynamics studied by molecular dynamics simulations. Biochimica Et

Biophysica Acta-Biomembranes, 2015, 1848（9）: 1783-1795.

20. WARSTADT N M, DENNIS E L, JAHANSHAD N, et al. Serum cholesterol and variant in cholesterol-related gene CETP predict white matter microstructure. Neurobiology Of Aging, 2014, 35（11）: 2504-2513.

21. LIU Q, ZHANG J. Lipid metabolism in Alzheimer's disease. Neuroscience Bulletin, 2014, 30（2）: 331-345.

22. HUANG Y D, MAHLEY R W. Apolipoprotein E: Structure and function in lipid metabolism, neurobiology, and Alzheimer's diseases. Neurobiology Of Disease, 2014, 72Pt A: 3-12.

23. HALL J R, WIECHMANN A R, JOHNSON L A, et al. Total cholesterol and neuropsychiatric symptoms in Alzheimer's disease: the impact of total cholesterol level and gender. Dementia And Geriatric Cognitive Disorders, 2014, 38（5-6）: 300-309.

24. SOLE-DOMENECH S, SJOVALL P, VUKOJEVIC V, et al. Localization of cholesterol, amyloid and glia in Alzheimer's disease transgenic mouse brain tissue using time-of-flight secondary ion mass spectrometry（ToF-SIMS）and immunofluorescence imaging. Acta Neuropathologica, 2013, 125（1）: 145-157.

25. LEVIN O S, TRUSOVA N A. Vascular risk factors for Alzheimer's disease. ZhNevrol Psikhiatr Im S S Korsakova, 2013, 113（7Pt 2）: 3-12.

26. POLIDORI M C, PIENTKA L, MECOCCI P. A Review of the major vascular risk factors related to Alzheimer's disease. Journal Of Alzheimers Disease, 2012, 32（3）: 521-530.

27. SCHIPPER H M. Apolipoprotein E: Implications for AD neurobiology, epidemiology and risk assessment. Neurobiology Of

Aging, 2011, 32（5）: 778-790.

28. VANMIERLO T, BLOKS V W, VAN VARK-VAN DER ZEE L C, et al. Alterations in brain cholesterol metabolism in the APPSLxPS1mut mouse, a model for Alzheimer's disease. Journal Of Alzheimers Disease, 2010, 19（1）: 117-127.

29. BALES K R. Brain lipid metabolism, apolipoprotein E and the pathophysiology of Alzheimer's disease. Neuropharmacology, 2010, 59（4/5）: 295-302.

30. MARTINS I J, BERGER T, SHARMAN M J, et al. Cholesterol metabolism and transport in the pathogenesis of Alzheimer's disease. Journal Of Neurochemistry, 2009, 111（6）: 1275-1308.

31. BU G J. Apolipoprotein E and its receptors in Alzheimer's disease: pathways, pathogenesis and therapy. Nature Reviews Neuroscience, 2009, 10（5）: 333-344.

32. DE CHAVES E P, NARAYANASWAMI V. Apolipoprotein E and cholesterol in aging and disease in the brain. Future Lipidology, 2008, 3（5）: 505-530.

33. SHOBAB L A, HSIUNG G Y, FELDMAN H H. Cholesterol in Alzheimer's disease. Lancet Neurol, 2005, 4（12）: 841-852.

第十章

脑淀粉样血管病及其与阿尔茨海默病的关系

CAA 是一种以大脑血管 β- 淀粉样蛋白沉积为特征的疾病。AD 的患者常伴有 CAA（CAA 所涉及的不同脑区的分级与 AD 的分级相似）。AD 中伴随的 CAA，通常表现为完全模式的 CAA。根据 Aβ 淀粉样蛋白是否在毛细血管内沉积，CAA 可以被分为两种类型：一类是 Aβ 淀粉样蛋白沉积于毛细血管内的类型，该类型与 ApoEε4 的等位基因有很强的关联性，并且在 AD 患者中很常见；另一种是缺乏毛细血管内 Aβ 沉积的类型，该类型与 ApoEε4 的等位基因关系不大。毛细血管沉积型 CAA 可见于 CAA 的各个阶段和 Aβ 沉积相关型 AD。伴有毛细血管 CAA 的 AD 病例与非痴呆伴毛细血管闭塞病例相比，前者有更广泛的 Aβ 沉积。在小鼠 CAA 模型中，毛细血管 CAA 与毛细血管闭塞及脑血流紊乱具有相关性。因此，对 AD 而言，除了有 Aβ 直接的神经毒性作用外，CAA 相关毛细血管闭塞引起的血流改变及其伴随而来的低灌注可能是另一个损伤大脑的机制。本章节主要就 CAA 与 AD 的关系做一概述。

第一节　概述

散发性 CAA 是一种以脑和脑膜血管壁细胞外 Aβ 蛋白沉积

为特征的一种疾病。该种沉积是典型的淀粉样物质沉积。Aβ 淀粉样蛋白是由淀粉样前体蛋白（APP）经 β 和 γ 分泌酶切割产生的 39 ～ 43 个氨基酸的肽（图 10-1）。*APP*、早老素 1（*PS1*）和早老素 2（*PS2*）基因的突变，可能是导致家族性 AD 和 CAA 的原因。最严重的 CAA 通常见于携带 *APP* 突变基因的人，包

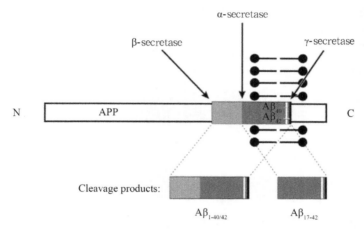

生理状态下 APP 主要是被 α 分泌酶切割。α 分泌酶切割的片段本身不会生成淀粉样蛋白。Aβ 是通过 β 和 γ 分泌酶切割产生的。主要形式为 $Aβ_{1-40}$ 和 $Aβ_{1-42}$。A- 肽的 1D 位置是 β 分泌酶（BACE-1）的主要切割位点。另一个替代的切割点位于 11E，切割后形成 A 形 $_{11-40/42}$。γ 分泌酶复合物由四种蛋白质（早老素 1 或 2、nicastrin、Aph-1 和 Pen-2）组成，属膜内裂解蛋白酶，负责水解 β 分泌酶作用后的 APP 羟基末端，生成 A 基 $_{1-40/42}$ 和 A-$_{11-40/42}$。A1$_{1-40/42}$ 产生的确切机理尚不清楚，但据推测可能由氨肽酶水解 A 肽 $_{1-40/42}$ 生成。P3 蛋白（A 白 $_{17-40/42}$）是由 α 和 γ 分泌酶切割 APP 产生的，它不是淀粉样蛋白，只在 AD 晚期斑块出现。

图 10-1　APP 被切割成 Aβ 的示意

图片来源：THAL D R，GRIFFIN W S，DE VOS R A，et al. Cerebral amyloid angiopathy and its relationship to Alzheimer's disease. Acta Neuropathol，2008，115（6）：599-609.

括 Flemish、Iowa、Dutch 型基因突变，这些突变导致 Aβ 淀粉样蛋白的 21 ~ 23 氨基酸发生改变。*PS1* 和 *PS2* 基因突变也可导致在家族性 AD 病例中出现 CAA，特别是那些在第 200 密码子之外的 *PS1* 基因突变。除 Aβ 诱发 CAA 外，编码血清胱抑素 C、转甲状腺素蛋白、凝溶胶蛋白、朊病毒蛋白、ABri 前体蛋白、ADan 前体蛋白等的基因发生突变，也会导致其他以家族形式遗传的 CAA 的发生，这些疾病中没有 Aβ 淀粉样蛋白的沉积，其血管淀粉样沉积物由血清胱抑素 C、转甲状腺素蛋白、凝溶胶蛋白、朊病毒蛋白、ABri 和 ADan 等组成。

第二节　散发型脑淀粉样血管病在大脑中的形态学特征和分布

　　$Aβ_{1-40}$ 和 $Aβ_{1-42}$ 是血管淀粉样沉积物的主要成分。N 末端截断形式的 Aβ 蛋白和其他蛋白质，如 ApoE 和 α2- 巨球蛋白受体/LRP 也堆积于脑血管淀粉样沉积物中。

　　脑血管中 Aβ 沉积物多见于脑膜动脉、皮质动脉，而在静脉和毛细血管和皮层下血管中较少见。在动脉和静脉中，Aβ 沉积物附着于血管外基膜或血管中膜的平滑肌细胞之间（图 10-2）。一方面，这些 Aβ 沉积物含有所有形式的 Aβ 肽，并且能被针对 Aβ 和 ApoE 不同表位的抗体检测到。CAA 病灶的 $Aβ_{40}/Aβ_{42}$ 比率高于 SP。另一方面，毛细血管沉积物病灶由附着于毛细血管基底膜的 Aβ 沉积物组成，并且经常以斑块状方式突出到神经纤维中（图 10-2d、e，图 10-3a ～ 图 10-3c）。$Aβ_{40}/Aβ_{42}$ 在毛细血管沉积物病灶中的比值明显比动脉和静脉中的低，与在 SP 中的比值相似。因此，$Aβ_{1-40}$ 具有更明显的动、静脉血管壁沉积倾向，而 $Aβ_{1-42}$ 主要沉积在 SP 和被 CAA 影响的毛细血管中。皮层和软脑膜动脉中的 CAA 通常导致血管壁破坏，包括平滑肌细胞的变性或消失、血管的纤维蛋白样坏死以及微动脉瘤的形成（图 10-2f、图 10-2g）。血管壁的破坏有时伴有脑出血和脑血管梗死（图 10-2h、图 10-2i）。

　　CAA 常始于新皮质区的软脑膜或脑实质血管（表 10-1）；到分级 2，皮层和小脑受累；到分级 3，累及皮质下核团、丘脑、基底核及白质、脑干。毛细血管受累可见于所有新皮层区域、内嗅区、CA1/ 下层和 CA4、扣带回、丘脑、下丘脑、杏仁

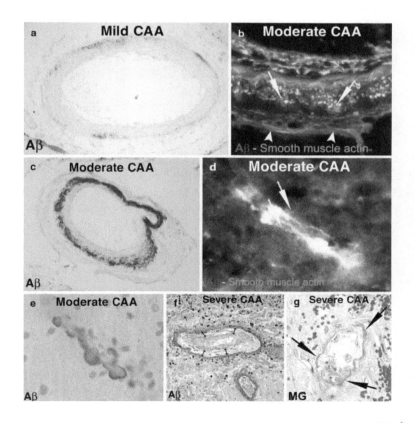

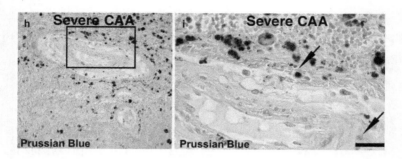

根据 Vonsattel 等人的观点，CAA 的严重程度可分三个等级。a：轻度 CAA
=Aβ 沉积主要限于血管外部基底膜，而血管壁中没有平滑肌细胞丢失。b–e：
中度 CAA =Aβ 沉积物（标记为红色）沉积在血管外部基膜（b 中箭头指向处）
和 VSMC 之间（b 中箭头指向处）。用针对平滑肌细胞肌动蛋白的抗体对平滑
肌细胞（在 b 中以绿色标记）进行染色。通常情况下，与轻度 CAA（a）的动
脉相比，中度 CAA 血管壁平滑肌细胞层存在额外的细胞变性（c），β 染色可
见平滑肌细胞层的变薄。毛细血管型 CAA 的病理切片中可见 Aβ 沿血管壁沉
积（d 中箭头所指处）。当对 $Aβ_{1-40}$（红色）和平滑肌肌动蛋白（绿色）进行
双染色标记时发现，毛细血管型 CAA 的特点是直径小于 15 μm（小动脉和小
静脉的直径可能大于 20 μm），血管平滑肌缺失，斑块样淀粉样蛋白沉积物通
常附着在毛细血管基底膜上，在切片上表现出特征性的 "dyshoric plaques" 或
"dyshoricangiopathy"（e）。f–i：严重 CAA = 血管壁的广泛的 Aβ 沉积和局
灶性血管壁破裂，在切片中，血管表现为嵌套管样图像（如 f 中双箭头所指处）、
纤维素样坏死（g 中箭头所示处，MG、Masson–Goldner 染色后，表现为红色）、
出血象征（h、i 中所示，为普鲁士蓝染色）。i 箭头所指示处为普鲁士蓝染色
阳性的巨噬细胞出现在血管壁中。标尺：a、f、h 为 200 μm；b、g 为 45 μm；
c 为 85 μm；d、e 为 15 μm；i 为 60 μm。

图 10-2　CAA 的分级（彩图见彩插 7）

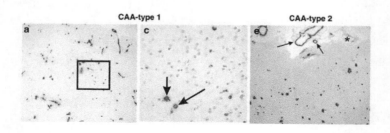

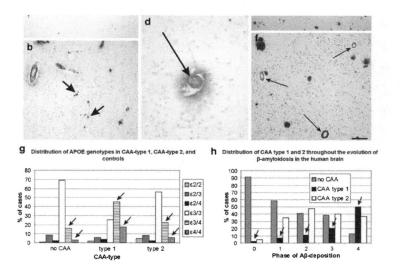

a-d. 毛细血管型CAA（CAA-1型）的血管特征（Aβ沉积于动脉和皮质毛细血管）。b是a中方框区域的放大图像。许多毛细血管（c中箭头所指）和单动脉（d中箭头所指）血管腔闭塞。e、f：CAA无毛细血管受累（CAA-type 2），在软脑膜和皮质动脉（e和f中箭头所指）和静脉（e中*号表示）内Aβ沉积，毛细血管不受影响，毛细血管未见阻塞。g、h：在266例非选择性尸检病例样本中CAA-1型、CAA-2型、无CAA与*ApoE*基因型（g）和β淀粉样沉积分期的关系。*ApoE*基因型的分布显示，与CAA-2型和非CAA病例相比，ApoEε4⁻等位基因携带者在CAA-1型的中比例更大（g箭头所指，经Mann‑Whitney U-test和多重检验校正，$P < 0.001$）。在Aβ沉积的分期中（h），两种类型的CAA都可以被看到。然而，Aβ沉积的晚期表现为Aβ在脑内的完全沉积，此现象在CAA-1型病例中比CAA-2型或非CAA型病例中更常见（h箭头所指；通过Mann‑Whitney U-test和多重检验校正，$P < 0.001$）。标尺：a、e为325 μm；b、f为80 μm；c、d为40 μm。

图10-3　CAA的类型（彩图见彩插8）

图片来源：THAL D R，GRIFFIN W S，DE VOS R A，et al. Cerebral amyloid angiopathy and its relationship to Alzheimer's disease. Acta Neuropathol，2008，115（6）：599-609.

核、Meynert 基底核、中脑和小脑（表 10-1）。然而并不是每个 CAA 个体中都有毛细血管 Aβ 沉积（图 10-3e、图 10-3f），在 CAA 和 AD 的每个阶段中，都可以看到有或没有毛细血管 CAA 的病例（图 10-3h）。因此，我们很容易推测，依据 Aβ 是否在毛细血管中沉积可以用来区分不同的 CAA 类型，而不像有些作者建议的那样，将 Aβ 是否在毛细血管中沉积作为 CAA 严重程度的表现。这一假设确实得到了毛细血管型（最近被称为 CAA-1 型）与 ApoE4 等位基因关联的有力支持，而 ApoE4 等位基因与 CAA-2 类型（图 10-3 g）无关，即无毛细血管受累的 CAA。除了毛细血管受累之外，ApoEε4 携带者小动脉受累更加常见，特别是在白质中，提示 ApoEε4 等位基因与不同类型的 CAA 之间存在相关性。脑膜血管和皮质毛细血管中的 $Aβ_{40}$ / $Aβ_{42}$ 比值的变化再次强调了 CAA 有不同的类型。最后，毛细血管 CAA（CAA-1 型）的病例往往与晚期阶段 AD 患者的病理学表现相关（图 10-3h），并且占 AD 的大多数。

表 10-1　CAA 分布及毛细血管受累的好发部位

脑区	CAA	毛细血管受累
额叶皮层	1 级	+
顶叶皮层	1 级	+
颞叶皮层	1 级	+
枕叶皮层	1 级	+
海马	2 级	CA1/ 下层 + CA4
岛叶皮层	2 级	+
扣带回皮层	2 级	+

续表

脑区	CAA	毛细血管受累
内嗅皮层	2 级	+
小脑扁桃体	2 级	+
下丘脑	2 级	+
中脑	2 级	+
小脑	2 级	+
丘脑	3 级	+
基底节	3 级	−
基底前脑核	3 级	+
脑桥	3 级	+
延髓	3 级	−

CAA1-3 级：意味着 CAA 病变常常波及该脑区。毛细血管受累 +：该脑区存在毛细血管受累；−：该脑区未观察到毛细血管受累。

表来源：THAL D R，GRIFFIN W S，DE VOS R A，et al. Cerebral amyloid angiopathy and its relationship to Alzheimer's disease. Acta Neuropathol，2008，115（6）：599-609.

第三节　脑血管 Aβ 淀粉样蛋白沉积的发病机制

Aβ 肽是 AD 相关 SP 和脑血管淀粉样沉积物的主要成分，它是由 β 和 γ 分泌酶切割 APP 产生的。在生理状态下，APP 主要被 α 分泌酶切割，作用在 Aβ 的第 16、第 17 氨基酸之间。由 α 分泌酶途径分解的 APP 不会产生 Aβ。只有 P3 可以从 α 分泌酶裂解的 C 末端片段加工形成 Aβ，它只有在 AD 晚期淀粉样沉积物中才会出现。然而，即使在生理条件下，β 和 γ 分泌酶途径也会产生低水平的 Aβ。

在生理水平上产生的 Aβ 能被从大脑中清除。目前已经有数种 Aβ 淀粉样蛋白的清除机制：① Aβ 可被星形胶质细胞和小神经胶质细胞吞噬；② Aβ 可通过酶促反应被降解，例如，通过脑啡肽酶或 IDE 被降解；③ Aβ 可以通过 BBB 从脑中被清除；④ Aβ 可以沿着动脉周围间隙被排出。

Aβ 在脑内沉积水平的升高是 Aβ 产生增加或清除减少的结果。*APP*、*PS1* 和 *PS2* 基因的突变会导致 APP 更容易被裂解成 Aβ，并最终导致家族性的 CAA 和 AD。这表明，Aβ 的产生增加是导致 Aβ 的沉积和引起家族性 CAA 的原因。在散发型 CAA 中，脑血管壁内 Aβ 增加的原因仍不清楚。有学者已经提出假设，认为 Aβ 淀粉样蛋白的生产增加和清除减少是其主要原因。上述四种 Aβ 清除机制的异常，可能是 CAA 和 AD 的潜在发病机制。赞成这一假设的论点主要分为六类：①阻断降解 Aβ 的脑啡肽酶会导致小鼠大脑中 Aβ 沉积。② Aβ 的水平和 IDE 水平呈负相关，而编码 *IDE* 基因的等位基因发生突变，有利于散发 AD 中的 Aβ 沉积。③星形胶质细胞能够吸收可溶形式的 Aβ，含有 Aβ 的星形胶质细胞常常出现在散发性 AD 患者的不同弥漫性斑块附近，如在 fleecy 淀粉样蛋白斑块或 vanishing 斑块附近，这些斑块是早期斑块的代表，会随着疾病进展消失或者被其他斑块类型所取代。因此，含有 Aβ 蛋白的星形胶质细胞的出现，提示斑块形态与代偿的星形胶质细胞清除 Aβ 有关。④对 Aβ 产生免疫的 APP 转基因小鼠，在其大脑中发现了含有 Aβ 的小胶质细胞在清除淀粉样斑块。⑤转基因小鼠 Aβ 生成增加后，可通过 LRP 相关转运体，将 Aβ 淀粉样蛋白穿过 BBB 转运出去，这是可溶性 Aβ 的清除途径，减轻了机体 Aβ 负担。⑥动脉周围物质引流不足可能阻碍 Aβ 的清除。血管周围间隙与脑细胞外液引流相关。

最近的一项研究表明，Aβ 出现在老年 APP 转基因小鼠的血管周围间隙中，而非转基因小鼠血管周围间隙内的 Aβ 蛋白明显少于前者。另一个支持周围间隙引流改变会加重 Aβ 在大脑中沉积的证据是，转基因小鼠在神经元特异性 Ty1 启动子的作用下过度表达人类 APP，导致脑血管 Aβ 沉积，这表明神经元来源的 Aβ 沉积于血管周围间隙。Aβ 沿血管周围间隙分布沉积也已被报道。血管周围间隙沉积的 Aβ 会加剧血管周围间隙引流障碍，从而进一步恶化 Aβ 沉积。因此，一旦 Aβ 产生增加或清除率降低，就会导致 Aβ 的沉积，进而阻塞血管周围间隙及使 Aβ 积聚在星形胶质细胞中，而这可能进一步减少 Aβ 的清除，如果一直这样进行下去，机体将会进入 Aβ 沉积和 Aβ 清除降低的恶性循环当中。

目前有证据表明，血管的 Aβ 沉积，不仅是神经元来源的 Aβ 增加所致，动脉和静脉中的平滑肌细胞也有参与产生 Aβ。研究发现表达 APP 的 VSMC，在没有外源性 Aβ 的情况下，在其组织培养物中发现有 Aβ。平滑肌细胞来源的 Aβ 与 ApoE 相互作用的现象，可以解释 Aβ 在血管壁中的沉积。然而，散发型 CAA 仅限于软脑膜和皮质血管，颅外的血管通常不会出现 Aβ 沉积。其他淀粉样血管病变，如 ABri 和转甲状腺素蛋白淀粉样血管病，其淀粉样蛋白沉积在外周的神经、心脏或其他的肌组织中。这些证据支持这样的假设，即平滑肌细胞产生的 Aβ 不足以导致散发性 CAA 的发生，否则，人们也会在脑外血管发现 Aβ 沉积。因此，脑 Aβ 对触发散发性 CAA 有至关重要的作用。另一个支持这一观点的论据是，如果平滑肌细胞来源的 Aβ 能引发血管 Aβ 沉积，则平滑肌细胞层应该首先出现沉积，但现在看到的是 Aβ 沉积始于血管外基膜上。在发病过程中，CAA 相关的 Aβ 沉积通常开始于皮层和近脑膜的动脉，靠近血管周围间隙的外基底膜处出现第一个小 Aβ 沉积，此时平滑肌细胞层无改变。

随着病程的发展，Aβ 也出现在平滑肌细胞层内。此时，Aβ 沉积物占据整个血管周围间隙并且平滑肌细胞层开始退化。严重的 CAA 表现出平滑肌细胞层的完全变性，出现"双管征"、纤维蛋白样坏死和微动脉瘤。最后，受 CAA 严重影响的血管可发生破裂并引起出血或梗死。根据以上的特点，CAA 被分成 4 级：0（正常）= 无 CAA；1（轻度）= Aβ 在血管壁中沉积而不丧失血管壁中的平滑肌细胞；2（中等）= Aβ 在血管壁中沉积和平滑肌细胞层变性；3（严重）= 广泛的 Aβ 沉积，并伴有局灶血管壁破裂、微动脉瘤、出血和纤维蛋白样坏死。

也有作者认为毛细血管 CAA 代表最严重的 CAA 类型，因此可以称为 CAA 的第 4 级。正如前面散发性 CAA 所提及的，毛细血管 Aβ 沉积在 CAA 所有阶段中均可见，并且与 *ApoEε4* 等位基因有关。因此，毛细血管 CAA 代表的不是 CAA 的严重程度，而是 CAA 的独特类型。

第四节　脑淀粉样血管病的临床相关性

CAA 可发生在 AD 患者中，也可发生在大量认知正常的个体中。尸检证明，随着年龄的增加，CAA 发生的概率也逐渐增加（图 10-4a）。在 80 岁以上的个体中，只有 25% ~ 40% 没有 CAA（图 10-4a）。CAA 与年龄的这种相关性，给我们提出了一个问题：CAA 是临床相关疾病特征还是个体衰老的正常表现？在发现非痴呆患者大脑实质也出现 Aβ 沉积后，人们也提出并讨论了相同的问题。用于研究 AD 和 CAA 的 APP 转基因小鼠模型也出现了类似的表现，不同脑区相继出现 Aβ 病理改变，与人脑中类似。这种情况，如 AD 病例中所见，终末期斑块和终末期 CAA 代表着皮质区实质或血管 Aβ 沉积从最初的无症状发展到了最后一步。淀粉样蛋白成像研究得出了类似的结论。动物模型研究发现，不同程度的神经退行性病变与 Aβ 病理变化的发展相关。因此，从生物学的角度来看，AD 和 AD 相关的 CAA 可能在第一个斑块出现时就已经开始，到了晚期，会出现由实质和血管 A 实沉积而导致了严重的神经细胞丢失，且临床表现已经非常严重。反对将 CAA 作为个体正常衰老表现的依据是：许多年龄超过 80 岁的个体未发现 CAA 及 Aβ 淀粉样蛋白沉积。

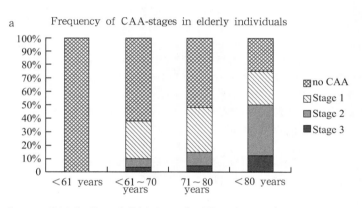

a　Frequency of CAA-stages in elderly individuals

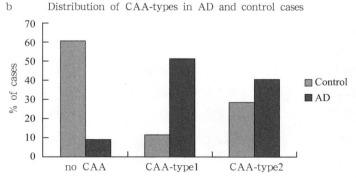

b　Distribution of CAA-types in AD and control cases

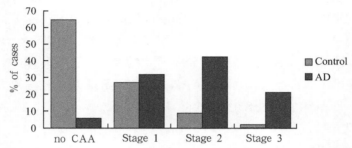

c   Distribution of CAA-stages in AD and control cases

a：＜ 61 岁、61 ～ 70 岁、71 ～ 80 岁和＞ 80 岁的 19 个 AD 和 69 个对照老年
人尸检样本，年龄与 CAA 分级的关系。将每个年龄组没有 CAA 的病例及所
有 CAA 分级的病例的百分比进行比较，CAA 在大脑的扩展与年龄有很强的
相关性（$P <$ 0.001）。b：分析 312 例尸检样本中的 CAA 类型，CAA-1 型占
AD 病例的 51%，而对照组只占 11%（Fisher 精确检验：$P <$ 0.001）。c：与
a 图相同的样本，AD 病例表现出较高的 CAA 分级，而 AD 组仅 5% 病例没有
CAA。另一方面，非痴呆对照者中 64% 无 CAA。CAA 分级与 AD 相关（logistic
回归分析，校正年龄和性别后，OR 值为 4.633，95%CI 为 2.007 ～ 10.695，
$P <$ 0.001）。

图 10-4   CAA 分级、类型与年龄和 AD 的关系

图片来源：THAL D R，GRIFFIN W S，D E VOS R A，et al. Cerebral amyloid
angiopathy and its relationship to Alzheimer's disease. Acta Neuropathol，2008，
115（6）：599-609.

　　众所周知，脑出血和梗死是 CAA 的临床并发症。CAA 是
老年人和携带 *APP*、*PS1* 和 *PS2* 突变基因的患者脑出血的常见
原因。即使在初次诊断 2 年后，这些患者并不总是有认知功能
的下降。另一方面，人类大脑中 AD 相关病理改变往往进展超
过 20 年才出现认知症状（图 10-5）。

　　超过 80% 的 AD 患者表现出 CAA。与非痴呆患者相比，
AD 患者的 CAA 通常波及的范围更广，波及小脑、杏仁核甚至

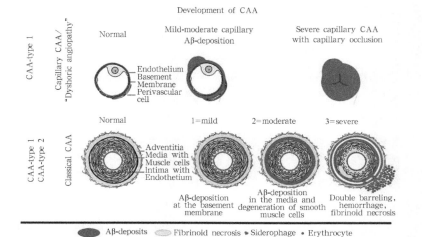

图 10-5　CAA 的发展（彩图见彩插 9）

CAA 分为毛细血管型 CAA/ "dyshoricangiopathy"（又称 CAA–1 型）和累及大皮质动脉和静脉的 "经典" 型 CAA（见于 CAA–1 型和 CAA–2 型病例中）。毛细血管型 CAA 始于毛细血管外基底膜的 Aβ 沉积，斑块状病变通常附着在毛细血管基底膜上。严重的毛细血管 CAA 会导致毛细血管阻塞，随后脑血流紊乱。累及皮层和软脑膜动脉和静脉的经典 CAA 在病变开始时，也伴有外基底膜相关 Aβ 的沉积（轻度 CAA = 1）。接着，Aβ 的沉积发生在平滑肌细胞层内（中等 CAA = 2），此时，平滑肌细胞开始发生退行性病变。严重 CAA 的特征是血管壁变性，导致血管出现 "双管征"，由包含 Aβ 沉积物的增厚基膜和广泛退化的平滑肌细胞层组成。在这些血管中常常可以观察到纤维蛋白样坏死及出血的迹象，如血管周围可见红细胞（急性出血）或吞噬红细胞后的含铁巨噬细胞。

图片来源：THAL D R，GRIFFIN W S，DE VOS R A，et al. Cerebral amyloid angiopathy and its relationship to Alzheimer's disease. Acta Neuropathol，2008，115（6）：599–609.

基底核区；而大多数非痴呆患者的 CAA 仅波及皮质区。因此，AD 和非痴呆老年人之间 CAA 的分级和分布是不同的。与对照组相比，AD 患者表现出更高分级的 CAA 病理学改变，这也表明 CAA 是 AD 的病理标志。此外，毛细血管型 CAA（CAA–1 型）

在 AD 患者中比毛细血管不受累的 CAA-2 型更常见。毛细血管型 CAA 导致人脑中的毛细血管阻塞，这种情况也出现在 AD 的模型小鼠中。成像研究也发现，毛细血管阻塞可解释为何 AD 患者脑内会出现低灌注。在动物模型中，毛细血管闭塞会导致各区域脑血流紊乱。有趣的是，毛细血管阻塞与梗死无关，毛细血管长期阻塞也可能使得局部神经纤维适应了低灌注。此外，CAA 导致的血管变化，降低了血管受刺激后扩张或收缩的效率。因此，根据这些新发现推测，CAA 通过引起脑血流紊乱，进而导致神经元变性的发生是有一定说服力的。小鼠实验研究指出，负责接收和处理感觉传入的丘脑腹后内侧核与腹后外侧核出现严重毛细血管闭塞型 CAA 后，其皮质对刺激小鼠爪子而产生的反应减弱。因此，从这个模型小鼠的实验可以推测，CAA 能够改变神经元的功能。

由于这些患者出现认知症状、癫痫发作、头痛，且 MRI 中出现 T_2 高信号病灶，故 CAA 相关炎症也具有重要的临床意义。肉芽肿性血管炎的病理改变与 *ApoEε4/4* 基因型这是种变异型 CAA 的特点，仅在个别病例中可见。在 APP 过表达的 AD 模型动物中也观察到了这种病理变化，但在同窝野生型动物中没有类似发现。这一发现提示的确是 CAA 引发了这种类型的血管炎。因此，CAA 触发血管炎的患者需要诊断出来，因为抗炎治疗有效。

第五节 结论与展望

本章节中的资料表明，CAA 除了可导致老年患者脑出血外，它也是 AD 病理改变的一个组成部分。如在小鼠大脑中所见，毛细血管型 CAA（CAA-1 型）导致毛细血管闭塞、血流紊乱，促进痴呆的发展，特别是在 AD 病例中。除了直接的神经毒性，

CAA 诱导的毛细血管闭塞以及伴随而来的脑血流紊乱，是 Aβ毒性参与 AD 的第二个机制。

（程　曦　蔡志友）

参考文献

1. NIELSEN R B，PARBO P，ISMAIL R，et al. Impaired perfusion and capillary dysfunction in prodromal Alzheimer's disease. Alzheimer's & dementia，2020，12（1）：e12032.

2. KISLER K，NIKOLAKOPOULOU A M，SWEENEY M D，et al. Acute ablation of cortical pericytes leads to rapid neurovascular uncoupling. Frontiers in cellular neuroscience，2020，14：27.

3. CHANTRAN Y，CAPRON J，ALAMOWITCH S，et al. Anti-Aβ antibodies and cerebral amyloid angiopathy complications. Frontiers in immunology，2019，10：1534.

4. CANNISTRARO R J，BADI M，EIDELMAN B H，et al. CNS small vessel disease：A clinical review. Neurology，2019，92（24）：1146-1156.

5. BOURASSA P，TREMBLAY C，SCHNEIDER J A，et al. Beta-amyloid pathology in human brain microvessel extracts from the parietal cortex：relation with cerebral amyloid angiopathy and Alzheimer's disease. Acta neuropathologica，2019，137（5）：801-823.

6. MAGAKI S，TANG Z，TUNG S，et al. The effects of cerebral amyloid angiopathy on integrity of the blood-brain barrier. Neurobiology of aging，2018，70：70-77.

7. HONDIUS D C，EIGENHUIS K N，MORREMA T H J，et al. Proteomics analysis identifies new markers associated with capillary

cerebral amyloid angiopathy in Alzheimer's disease. Acta neuropathologica communications, 2018, 6（1）: 46.

8. GERTH J, KUMAR S, RIJAL UPADHAYA A, et al. Modified amyloid variants in pathological subgroups of β-amyloidosis. Annals of clinical and translational neurology, 2018, 5（7）: 815–831.

9. PANKIEWICZ J E, BAQUERO-BUITRAGO J, SANCHEZ S, et al. APOE genotypedifferentially modulates effects of Anti-Aβ, passive immunization in APP transgenic mice. Molecular neurodegeneration, 2017, 12（1）: 12.

10. FERN á NDEZ-DE-RETANA S, CANO-SARABIA M, MARAZUELA P, et al. Characterization of ApoJ-reconstituted high-density lipoprotein（rHDL）nanodisc for the potential treatment of cerebral β-amyloidosis. Scientific reports, 2017, 7（1）: 14637.

11. KOVACS G G. Molecular pathological classification of neurodegenerative diseases: turning towards precision medicine. International journal of molecular sciences, 2016, 17（2）: 189.

12. TARASOFF-CONWAY J M, CARARE R O, OSORIO R S, et al. Clearance systems in the brain-implications for Alzheimer disease. Nature reviews Neurology, 2015, 11（8）: 457–470.

13. BRENOWITZ W D, NELSON P T, BESSER L M, et al. Cerebral amyloid angiopathy and its co-occurrence with Alzheimer's disease and other cerebrovascular neuropathologic changes. Neurobiology of aging, 2015, 36（10）: 2702–2708.

14. KLOHS J, RUDIN M, SHIMSHEK D R, et al. Imaging of cerebrovascular pathology in animal models of Alzheimer's disease. Frontiers in aging neuroscience, 2014, 6: 32.

15. ATTEMS J, JELLINGER K A. The overlap between vascular

disease and Alzheimer's disease--lessons from pathology. BMC medicine, 2014, 12: 206.

16. ZHU H, BHADELIA R A, LIU Z, et al. The association between small vessel infarcts and the activities of amyloid-β peptide degrading proteases in apolipoprotein E4 allele carriers. Angiology, 2013, 64（8）: 614-620.

17. KANEKIYO T, LIU C C, SHINOHARA M, et al. LRP1 in brain vascular smooth muscle cells mediates local clearance of Alzheimer's amyloid-β. The Journal of neuroscience, 2012, 32（46）: 16458-16465.

18. YAMADA M, IHARA M, OKAMOTO Y, et al. The influence of chronic cerebral hypoperfusion on cognitive function and amyloid β metabolism in APP overexpressing mice. PloS one, 2011, 6（1）: e16567.

19. MERLINI M, MEYER E P, ULMANN-SCHULER A, et al. Vascular β-amyloid and early astrocyte alterations impair cerebrovascular function and cerebral metabolism in transgenic arcAβ mice. Acta neuropathologica, 2011, 122（3）: 293-311.

20. WELLER R O, PRESTON S D, SUBASH M, et al. Cerebral amyloid angiopathy in the aetiology and immunotherapy of Alzheimer disease. Alzheimer's research & therapy, 2009, 1（2）: 6.

21. THAL D R, GRIFFIN W S, DE VOS R A, et al. Cerebral amyloid angiopathy and its relationship to Alzheimer's disease. Acta neuropathologica, 2008, 115（6）: 599-609.

22. KOVARI E, HERRMANN F R, HOF P R, et al. The relationship between cerebral amyloid angiopathy and cortical microinfarcts in brain ageing and Alzheimer's disease. Neuropathol Appl Neurobiol, 2013, 39（5）: 498-509.

23. VAN HELMOND Z, MINERS J S, KEHOE P G, et al. Oligomeric Abeta in Alzheimer's disease: relationship to plaque and tangle pathology, APOE genotype and cerebral amyloid angiopathy. Brain Pathol, 2010, 20（2）: 468–480.

24. ATTEMS J, LAUDA F, JELLINGER K A. Unexpectedly low prevalence of intracerebral hemorrhages in sporadic cerebral amyloid angiopathy– An autopsy study. Journal of Neurology, 2008, 255（1）: 70–76.

25. BACSKAI B J, FROSCH M P, FREEMAN S H, et al. Molecular imaging with Pittsburgh compound B confirmed at autopsy – A case report. Archives Of Neurology, 2007, 64（3）: 431–434.

26. ATTEMS J, LINTNER F, JELLINGER K A. Amyloid beta peptide 1–42 highly correlates with capillary cerebral amyloid angiopathy and Alzheimer disease pathology. Acta neuropathologica, 2004, 107（4）: 283–291.

27. CHRISTIE R, YAMADA M, MOSKOWITZ M, et al. Structural and functional disruption of vascular smooth muscle cells in a transgenic mouse model of amyloid angiopathy. American Journal Of Pathology, 2001, 158（3）: 1065–1071.

28. GREENBERG S M, VONSATTEL J P G. Diagnosis of cerebral amyloid angiopathy – Sensitivity and specificity of cortical biopsy. Stroke, 1997, 28（7）: 1418–1422.

29. GHETTI B, PICCARDO P, SPILLANTINI M G, et al. Vascular variant of prion protein cerebral amyloidosis with tau-positive neurofibrillary tangles: The phenotype of the stop codon 145 mutation in PRNP. Proceedings of the National Academy of Sciences of the United States of America, 1996, 93（2）: 744–748.

第十一章

乙二醛酶系统与阿尔茨海默病

越来越多的研究表明，乙二醛酶系统与 AD 的发生和发展有关。目前可知，糖基化与 AD 的发生、发展密切相关，AGEs 是还原糖或其他活性羰基和蛋白质交联的最终产物，会促进淀粉样变性的形成。AGEs 可与 β 淀粉样蛋白交联，而这些聚合蛋白由于构象的改变和翻译后的修饰，如过度磷酸化和糖基化，具有很强的抗蛋白酶水解作用。作为细胞质中最有效的防御系统，MG 二醛酶系统可以清除 α– 羰基和 MG，乙二醛酶 1（glyoxalase 1，GLO1）以还原型谷胱甘肽为辅因子催化 MG 转化为 s–D– 乳酸基谷胱甘肽；乙二醛酶 2（glyoxalase 2，GLO2）可催化 S–D– 乳酰基谷胱甘肽生成谷胱甘肽（glutathione，GSH）和 D– 乳酸。越来越多的研究报道了 GLO1 的单核苷酸多态性与各种疾病易感性的关联；同时，GLO2 也有一个极其罕见的多态位点。在 AD、糖尿病等年龄相关疾病的病理条件下，乙二醛酶系统的活性和表达均下降。乙二醛酶系统的碳水化合物、脂肪的产生和氨基酸的代谢或降解的不平衡是由 MG 的积累造成的。而 MG 对神经细胞或脑组织有直接或间接的作用。本章节将详细总结乙二醛酶系统与 AD 的关系。

第一节　概述

乙二醛酶系统是一组能将 α– 酮醛化合物催化成 α– 羟基酸

的酶系统，该酶系统广泛分布于真核生物的各种组织和细胞中。乙二醛酶系统包括 GLO1 和 GLO2，最早于 1913 年被发现。最近在大肠杆菌中发现了乙二醛酶 3（glyoxalase 3，GLO3）。人体内乙二醛酶系统的天然底物是 α- 酮醛或二羰基化合物，包括脂类代谢的乙二醛、MG 和糖代谢的 3- 脱氧葡萄糖。MG 作为 AGEs 的活性前体，可与游离氨基和侧链残基（如赖氨酸和精氨酸）发生反应。此外，MG 分子可能与核酸和氨基磷脂内的半胱氨酸中的 SH 基团反应生成 AGEs。研究发现，AD 和糖尿病，与乙二醛酶醛酶系统的功能障碍或 MG 水平升高有关。

一、乙二醛酶 1

GLO1 以还原型谷胱甘肽为辅因子催化 MG 转化为 s–D–乳酸基谷胱甘肽，该过程主要发生于细胞质中。人类 GLO1 编码基因位于着丝粒与 HLA–DR 基因之间的染色体 6P21 上，全长约 12 kb，包含 5 个外显子和 4 个内含子。启动子区域长约 982 bp，含有数个重要的调控元件，它们在调控 GLO1 的转录和表达中起着重要的作用。这些元件主要包括金属应答元件、胰岛素应答元件、糖皮质激素应答元件、早期基因 2 同种型因子 4、激活增强子结合蛋白 2α、抗氧化反应元件，以及包括负调节元件、NF–κβ、AP–1 和 CAAT 序列在内的其他共有位点。GLO1 有两个等位基因，编码两个大小相同、结构相似的类似于二聚体的亚基。这两个亚基之间唯一的区别在于第 111 个氨基酸，一个是谷氨酸而另一个是缬氨酸。这 2 个亚基可组成 3 种同工酶，即 GLO1–1、GLO1–2 和 GLO2–2，其分子量为 46 kD（凝胶过滤）或 42 kD（测序）。

二、乙二醛酶 2

GLO2 主要是一种硫酯酶，可催化 S–D- 乳酸谷胱甘肽转化为 GSH 和 D- 乳酸；虽然单核 Zn^{2+}– 重组酶也显示存在一定活动，但人类 GLO2 被证明含有一个混合的双核中心，其中存在 Zn^{2+} 和 Fe^{2+}。GLO2 由 GLX2 基因编码，称为 HAGH。人类 GLX2 位于染色体 16p13.3 上，具有 1 个极其罕见的多态位点。该基因包含 10 个外显子，可以转录成两种不同的 mRNA 形式，即细胞的转录包含 9 个外显子，而线粒体的转录包含 10 个外显子。不同的转录具有广泛的底物特异性。

三、乙二醛酶 3

在大肠杆菌中，GLO3 已被鉴定为一种酶，它可以在没有 GSH 或任何其他辅助因子的情况下催化 MG 转化为 D- 乳酸。

第二节　乙二醛酶系统的活性和表达与阿尔茨海默病

乙二醛酶酶系统存在于包括人脑细胞在内的所有哺乳动物细胞中。免疫组织化学显示该酶系统在软膜下区域，如神经元、锥体细胞和星形胶质细胞中均有表达，而大多数主要在锥体细胞中表达。Belanger 发现 GLO1 和 GLO2 酶在原代培养的小鼠的星形胶质细胞中的表达高于神经元中的，因此星形胶质细胞对 MG 的毒性具有很强的抵抗力。这可能是因为星形胶质细胞中的谷胱甘肽水平更高。Dafre 等人发现低浓度 MG 对 GLO2 有强烈的诱导作用，而高浓度 MG 则可抑制 GLO1 并使 GLO2 下调。这与许多其他研究的结果是一致的。还有研究表明，GLO1 在人类星形胶质细胞和神经元中的表达在 55 岁之前正常增加，在

55 岁之后逐渐减少。不仅如此，根据一项集中于 AD 中 GLO1 表达的研究，GLO1 通常在 AD 的早期上调，但在 AD 的中期和晚期逐渐下调。多项研究均提示 GLO1 早期的增加，这种早期调控可能是一种代偿机制；然而，GLO1 mRNA 水平并没有升高，而蛋白对基因启动子中存在的胰岛素和 Zn^{2+} 的发生响应而上调。研究表明，胰岛素、胰岛素受体、Zn^{2+} 和 NF-κB 在 AD 大脑的颞叶皮质中显著升高，这可能是氧化应激和氮化应激增加的结果。在 AD 的晚期，大脑的 GLO1 mRNA 和蛋白水平降低，这归因于转录受损或转录因子丢失。过度的氧化应激可导致谷胱甘肽耗竭，从而导致酶活性下降。Kuhla 等人发现 GLO1 活性抑制剂对溴苄基谷胱甘肽环戊基双酯（PBrBzGSCp2）可增加 MG 的浓度，从而导致类似于神经变性的轴突回缩和细胞凋亡。Jang 等人研究发现，GLO1 基因敲除的小鼠表现出轻微的大脑表型，如类似焦虑行为的减少和类似抑郁行为的增多。此外，一些研究表明，用 ψ-GSH 提高乙二醛酶活性可以改善 APP/PS1 小鼠的认知功能。另外，有实验结果表明下调 GLO2 将引起 S-D-乳酸基谷胱甘肽蓄积，GSH 耗竭，GLO1 活性降低，最终导致 MG 毒性。

第三节　乙二醛酶系统及其底物

一、GLO1 的主要底物

MG，又称 2- 氧丙醛，是 GLO1 的主要底物之一，它在正常和病理条件下均可产生。MG 是一种反应性的二羰基化合物，羰基为该化合物的有机官能团（—C=O—）。MG 是在碳水化合物、脂质、氨基酸代谢过程中形成的。这个反应途径既可以是酶促反应，也可以是非酶促反应。①酶促反应是由磷酸丙糖异构酶和糖代谢糖酵解生成的 MG 合成酶催化的。磷酸丙糖异构酶在硝基树脂化后产生大量的 MG。此外，MG 还来源于脂质代谢。细胞色素 P450 2E1 催化丙酮和丙醇反应生成 MG，酮体分解后，苏氨酸、甘氨酸和部分酪氨酸等氨基酸的分解代谢也可通过氨基丙酮中间体生成 MG。②非酶促反应包括磷酸二羟丙酮的自发分解、美拉德反应（Maillard reaction）、丙醇氧化和脂质过氧化。乙二醛酶系统是 MG 降解的主要途径，当该系统出现问题时可导致 MG 水平升高。除 GLO1 外，还有少量的依赖 NADPH 的醛糖还原酶、乙醛脱氢酶（ALDH）、2- 乙醛脱氢酶和羰基还原酶在 MG 降解中起着作用。这些酶在人体内分布较少。醛糖还原酶和 ALDH 可以在大脑皮层中表达。已经发现，在 AD 患者的颞叶皮层中，ALDH 活性高于对照组，尽管醛糖还原酶的活性增加并不明显。Morgenstern 发现，醛糖还原酶可以通过 CRISPR/Cas9 敲除 GLO1 基因来补偿施万细胞中 MG 的解毒作用。

GLO1 的另一种底物是乙二醛，它主要来自脂质过氧化、单糖或糖衍生物的降解和糖化蛋白。Kuhla 等人发现 AD 组和对照组之间的 CSF 样本中的乙二醛浓度没有差异，AD 组中的游离 MG 平均值与对照组相比有所增加。乙二醛和 MG 均可糖化蛋白质和核酸，其中核酸可在乙二醛和 MG 的作用下永久糖化。但就糖化交联而言，乙二醛的效力远低于 MG。

二、MG 对神经元和脑组织的直接毒性作用

在生理条件下，由中间代谢（脂类、碳水化合物或蛋白质）衍生的 MG 被乙二醛酶系统解毒成 D- 乳酸。在某些种病理情况下，如在神经退行性疾病、高血糖和尿毒症患者中，可观察到 MG 的积聚。MG 的积聚会导致对细胞的急性或慢性损伤，

导致血管内皮胰岛素抵抗，降低线粒体膜电位，激活 Bax 和 caspase-3，引起 TP 敏感性钾通道损伤等。在体外实验中，MG 引起了细胞突起的形态变化，导致神经细胞中的轴突缩短、变性，甚至消失。神经细胞中 MG 的存在破坏了细胞线粒体的完整性，从而导致其功能障碍，影响线粒体膜电位并导致 ATP 耗竭。体内和体外实验均表明，随着 MG 浓度增加，可在一定程度上降低神经细胞的活力。MG 的增多还可导致细胞死亡率增加和凋亡蛋白的过度表达。在检测 MG 对神经元的生殖细胞和海马神经元细胞影响的试验中，细胞存活率降低，而凋亡率、细胞内 ROS 水平和 ERK 表达均升高。这些结果表明 MG 可能通过氧化应激激活 ERK 通路，从而导致海马神经元细胞的凋亡和坏死，影响突触连接，损害学习和记忆等认知功能。相关的研究表明，脑室内注射 MG 后 1、3 和 6 天可以导致大鼠不同程度的认知损害和大鼠脑内的神经化学改变。此外，MG 可增加氧化酶活性，降低抗氧化酶活性，尤其是谷胱甘肽，导致进一步氧化应激，激活 MAPK 信号通路，促进细胞凋亡（图 11-1）。

最近，流行病学研究提出了一个引人瞩目的观点，即糖尿病是 AD，特别是血管性痴呆的重要危险因素。此外，有研究表明，胰岛素可以同时影响 Aβ 的产生和降解。不仅如此，胰岛素信号通路还被认为在 tau 蛋白的磷酸化中起着关键作用，而 tau 蛋白磷酸化是 AD 神经变性的重要过程。近期不断有研究提出胰岛素抵抗与 AD 的进展有关联。Chu 等人已报道 MG 可以破坏星形胶质细胞的胰岛素信号通路，导致其激酶和多聚 ADP 核糖聚合酶的裂解，触发下一步的凋亡过程。Ngro 等人的研究发现，在体外和体内实验中，MG 还通过阻止胰岛素依赖的 IRS1/ 蛋白激酶 AKT/ 内皮—氧化氮合酶（endothelial nitric oxide synthase，eNOS）途径的激活，损害内皮胰岛素的敏感性。

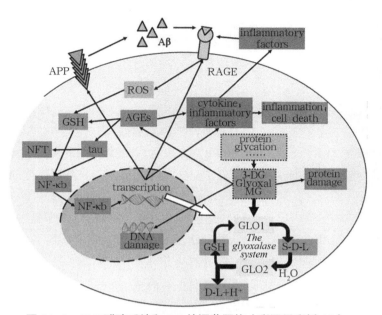

图 11-1　乙二醛酶系统和 AD 的调节网络（彩图见彩插 10）

图片来源：JIANG L，WANG J，WANG Z，et al. Role of the glyoxalase system in Alzheimer's disease. J Alzheimers Dis，2018，66（3）：887-899.

三、MG 参与 AGE 和 tau 蛋白的形成

MG 可与蛋白质、核酸和脂质反应；它的羰基与赖氨酸、精氨酸和蛋白质的半胱氨酸残基可进行快速的美拉德反应。在美拉德反应的早期阶段，亲核化合物，如氨基酸和胺与羰基化合物发生亲核反应，形成一种完全可逆的亚胺化合物，即席夫碱。这种反应在几小时后达到动态平衡。接下来，席夫碱经历特殊的分子内重整反应，以产生化学稳定的酮胺化合物，该化合物经过缓慢的分子后排列、脱水和缩合，形成 AGEs 与蛋白质或含胺底物的不可逆结合。在 AGEs 前体中，MG 是一种活性很高

的 α- 羰基醛，能从 3- 磷酸三糖裂解而连续生成。这表明 MG 可能是 AGE 的主要底物。MG 能与蛋白上的氨基酸残基反应形成 AGEs，AGE 的产生速度比还原糖快 2 万倍。Mg 能与蛋白质中的精氨酸残基反应生成环咪唑啉酮化合物（MG-H），随后可反应生成 Nε-（1- 羧乙基）- L- 赖氨酸（CEL）和 Nε-（1- 羧甲基）-L- 赖氨酸（CML）加合物和赖氨酸二聚体 1, 3- 二（Nε- 赖氨基）-4- 甲基咪唑（MOLD）。它与半胱氨酸残基形成可逆的半硫代乙酸加合物。此外，MG 可以与色氨酸残基反应生成碳啉衍生物。在以前的研究中发现，MG 与氨基酸残基（如 CEL 和 MOLD）反应形成的这些化合物可以在 NFTs 和 CSF 中检测到。紧接着，由此产生的化合物经历了一系列的反应，导致了 AGEs 的形成。正常细胞和组织中含有一定水平的 AGEs。随着身体年龄的增长，AGE 在细胞和组织中不断积累，特别是在 AD 患者中。研究表明，在 AD 患者的淀粉样蛋白和帕金森病患者的路易小体中都可以发现大量的 AGEs。AGEs 在细胞内和细胞外均有累积。免疫组织化学发现 AGE 与特异性 AGE 抗体共定位于 NFTs 中，而在不同皮质区域的细胞外淀粉样蛋白斑块中可检测到大量 AGEs。

AGEs 可以与 RAGE 结合，导致一系列氧化应激反应。RAGE 是细胞表面受体中免疫球蛋白（Ig）超家族的成员。配体结合到 RAGE，可通过多条细胞内信号通路引起炎症反应的传播，从而快速和持续地激活细胞。实际上，近期的研究表明，阻止 RAGE 和 Aβ 的相互作用或者 RAGE 与其配体相互作用具有预防炎症级联反应的潜力。此外，AGEs 还可以与 Aβ 蛋白相关联而增加不溶性和蛋白酶水解的抗性，从而诱导 tau 蛋白磷酸化。Fica Contreras 等发现 Aβ 可以与两个具有代表性的糖——核糖 5 磷酸和 MG 反应，并显示 Lys-16 和 Arg-5 是主要糖基化位点。

AD 大脑中的 Aβ 淀粉样蛋白会被还原糖修饰，从而改变了大脑中糖基化淀粉样蛋白（Aβ–AGE）的二级结构。Aβ–AGE 结构的改变使其能更紧密地与 RAGE 受体结合并更容易沉积。而在体外实验发现，AD 患者体内的 Aβ 的半衰期出现了延长。相关文献表明，Aβ–AGE 引起的炎症反应比 Aβ 更明显。Aβ–AGE 比 Aβ 毒性大，与脑内直接灌注 Aβ 相比，脑内直接灌注 Aβ–AGE 可显著加速大鼠认知功能障碍发生的速度，降低突触密度，下调突触蛋白表达。此外，细胞膜受体 RAGE 的表达上调，可通过激活 GSK–3 及其下游信号通路途径发挥作用。相关文献还表明，AGEs 结合 RAGE 会诱导氧化应激，消耗细胞内 GSH 水平，从而刺激将 P21 丝裂原激活的原蛋白激酶和核转录因子 NF–κB 转移到细胞核内的过程，增强 RAGE mRNA 转录。这一过程还促进了促炎细胞因子（如 M–CSF、IL–6、IL–1 等）的释放，从而加剧了 AD 病理的神经炎症（图 11–1）。

tau 磷酸化是由 tau 磷酸和 tau 激酶共同协调的活性所控制的。MG 被发现可通过抑制 AKT、激活 GSK–3β 和 p38MAPKA 通路来诱导 tau 蛋白磷酸化，同时使用利拉鲁肽抑制 GSK–3β 可限制 MG 诱导的 tau 磷酸化。

四、乙二醛酶系统和 miRNA

LV 等人发现 miR–137 可下调黑色素瘤细胞中 GLO1 的表达，并导致 MG 浓度的升高。Wang 等人采用微阵列技术和定量 PCR 技术，对 $Aβ_{1-42}$ 诱导的 AD 模型大鼠海马组织进行定量 PCR 检测，鉴定出了 4 个 miRNAs，包括 rno–miR–181a–2–3p、rno–miR–124–3p、rno–miR–136–3p 和 rno–miR–206–3p。许等人发现氧化应激改变了海马神经元 miRNA 的表达谱，17 个 miRNAs 改变了 1.5 倍以上，其中 12 个 miRNAs 上调，5 个 miRNAs 下调。此外，许多其他 miRNAs 被筛选出与周围神经损伤、Aβ 沉积、tau 磷酸化相关。然而，到目前为止，只有少数 miRNAs 没有被报道以乙二醛酶系统为目标。但是对于研究人员来说，破译 miRNAs 在与乙二醛酶系统相关的复杂调控过程中的确切作用是一个巨大的挑战。因此，对 miRNA 的深入研究将为进一步了解乙二醛酶系统的调控机制提供新的策略，并为开发 AD 的新诊断和治疗方法做出贡献。

第四节　GLO1 多态性与神经系统疾病

GLO1 基因位于人类基因组中的 6p21.3–p21.1，有数百个多态位点。已有研究报道了 *GLO1* 单核苷酸多态性与疾病易感性的关联。Peculis 等人分析了 201 例糖尿病患者（包括 101 例 T1DM 和 100 例 T2DM）和 125 例健康对照者 *GLO1* 基因的 3 个常见 SNP 位点，即 rs2736654（A111E）、rs1130534（G124G）和 rs1049346（5'–UTR）。他们发现 SNP 等位基因（rs1130534 和 rs1049346）与 GLO1 活性降低之间存在显著的关联。此外，Wu 等人提出在 T2DM 患者中，与 SNP rs1049346 的 T 等位基因相比，*GLO1* 启动子的 C 等位基因活性降低。在神经精神疾病的研究中，几个杂志已经报道了 *GLO1* 中的 SNP rs2736654（也称为 rs4746 或 A111E）与自闭症的关联，但在其他疾病的人群中并没有得出确切的结论。邦格尔等人分析了乙二醛酶系统（*GLO1* 和 *GLO2*）的常见遗传变异（在人类的精神分裂症中由基因 *GLO1* 和 HAGH 编码的），并报道了 HAGH 的变异 rs11859266 和 rs3743852 在等位基因和基因型水平上与男性精神分裂症有显著的相关性。然而，用死后大脑中的样本和对照样本之间或性别特异性进行比较时发现，两个基因的 mRNA

转录的表达没有改变。在对 379 例癫痫患者和 480 例对照组的 SNP，包括 rs1130534、rs4746（rs2736654）和 rs1049346，进行分析后，陶等人证明了 SNP rs1049346 与晚发性癫痫和抗药性癫痫显著相关。然而，到目前为止，关于 *GLO1* 基因多态性和 AD 易感性的研究还很少。Chen 等发现编码 SNP 的 rs2736654 与男性患 AD 的风险中等相关（图 11-2）。然而，在其他的样本中，这一观察结果没有得到证实，并且也未能与最初的关联一致。此外，他们还发现，编码的 SNP 在年轻人和老年人中都明显偏离了 Hardy–Weinberg 平衡。他们怀疑这种偏离可能暗示着仍然有未知的选择存在。在瑞士、俄罗斯和希腊的专门记忆诊所招募的 926 名受试者中，对 *GLO* 基因型与 AD 的相关性进行了遗传学研究，但在亚洲种族中还没有这样的研究报告。未来需要更多来自不同群体的个体来明确 *GLO1* 基因多态性与 AD 易感性之间的关联。

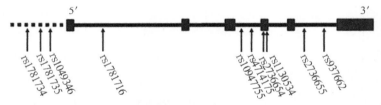

图 11-2　乙二醛酶 1 编码基因的单核苷酸多态性

图片来源：JIANG L，WANG J，WANG Z，et al. Role of the glyoxalase system in Alzheimer's disease.J Alzheimers Dis，2018，66（3）：887–899.

第五节　乙二醛酶系统和阿尔茨海默病治疗

一、GLO1 活性的恢复或增强

谷胱甘肽耗竭引起的乙二醛酶系统解毒不足可能与 AD 发

病有关。Lloret 等人研究发现，AD 患者的 GSSG/GSH 比值与疾病的严重程度有关，ψ-GSH 可以激活自身的保护酶 - 乙二醛酶系统。还有人发现 ψ- 谷胱甘肽可以通过减少淀粉样蛋白在大脑中的沉积和改善认知功能来影响 AD 小鼠。此外，据报道，Nrf2 可通过与 *GLO1* 基因启动子中的抗氧化反应元件结合，增强抗氧化蛋白的表达，上调 GLO1 mRNA 和蛋白水平，增加 GLO1 活性。另外，萝卜硫素可同时增加 GLO1 的表达和活性，抑制 caspase-3 酶的毒性并抵抗 MG，其有可能成为治疗 AD 的潜在药物。

二、MG 毒性反应的抑制

研究表明，木犀草素能有效抑制 MG 诱导 PC12 细胞凋亡的 mTOR/4E-BP1 通路。人参皂苷可抑制 MG 对星形胶质细胞 caspase 的半胱氨酸蛋白酶多聚 ADP 核糖聚合酶的热解作用，从而纠正受损的胰岛素信号途径并减少对细胞的凋亡作用。利拉鲁肽或类似稳定的胰高血糖素样肽 -1 类似物在体内或体外均是一种有前途的治疗方法。丹参酮 Ⅱ A 可防止 MG 诱导的毒性；类黄酮通过乙二醛酶途径调节的多种机制参与了氧化应激的调节；长期稳定的 Ghrelin 类似物可保护 SH-SY5Y 细胞免受 MG 诱导的神经毒性和凋亡，如 Dpr3 ghrelin（Dpr3 ghr）。此外，麦角硫氨酸和组氨酸对 NF-κB 转录途径发挥作用，可防止高血糖损害，这些可能为 AD 提供一些有前途的治疗方法。

三、AGE 抑制剂

有文献报道了一些具有 AD 治疗潜能的 AGE 抑制剂，如 AGE 裂解抑制剂（PTB、ALT711）和 AGE 形成抑制剂（氨基胍、替尼西坦、吡哆胺）。Sung 等人研究发现，西地那非治疗可以上调 HO-1，并保护 HT-22 海马神经元细胞免受年龄引起的线粒体完整性恶化的影响。氨基胍（AG）是一种羰基清除剂，是一种小分子、亲核、肼类化合物，它能与 β- 二羰基中间体通过最后的氨基组结合生成三嗪类化合物，再与 MG 反应生成 3- 氨基 -1，2，4- 三嗪衍生物。由于 AG 在人体中有不良作用，其他 AGE 抑制剂，如 OPB-9195 和吡哆胺已被开发为无毒的替代品。此外，替尼西坦还能有效地阻止针对 MG 解毒的美拉德反应，从而抑制 AGE 形成。然而，在临床试验中发现氨基胍会引起不良反应，因此不可能应用于临床。另外，纳米氧化锌（ZnONP）成为了一种有效的抗糖化剂，可抑制 AGE 形成，并保护蛋白质结构。尽管有不同的作用机制，但利拉鲁肽、吡哆胺和替尼西坦都能显著降低 MG 和 AGEs 的细胞毒性，有望成为治疗 AD 的潜在药物。

四、RAGE 拮抗剂

RAGE 是 AGE 和 Aβ 的受体，关于抑制 RAGE 在 AD 中的治疗作用已进行了大量研究。Srikanth 等人发现靶向 RAGE 的药物，如 RAGE 拮抗剂、RAGE 抗体、可溶性 RAGE，甚至膜透性抗炎抗氧化剂在 AD 中都有一定的疗效。蔡等人发现一种特异性的高亲和力 RAGE 抑制剂（APDTKTQ，又名 RP-1）可以有效地控制 Aβ 肽介导的脑部疾病的进展，它可能具有作为 AD 疾病改良剂的潜力。Walker 等人的研究显示 RAGE 抑制剂（TTP448）可能作为治疗 AD 的新方法，最近的 Ⅱ 期研究证实了 TTP448 具有良好的安全性和耐受性，一些证据表明了 TTP448 在较低剂量下对 AD 治疗的益处。汉等人开发了一种新型的治疗 AD 的 RAGE 抑制剂，设计了许多吡唑 -5- 羧酰胺类化合物。Galasko 等人对 AD 中 RAGE 和 Aβ 之间的相互作用进

行了临床试验。这项研究提供了 I 级证据，表明在 AD 患者中，
大剂量 PF-04494700 在 6 个月时加速了认知能力的下降，而IV
级证据表明，小剂量 PF-04494700 在 18 个月时减缓了认知能力
下降。

五、具有抗糖基化活性的天然产物

在文献中可以找到一些具有抗糖基化活性的天然产物。
Harris 等人发现野生浆果提取物对 AGE 有抑制作用。Sun 等人
报道，微藻提取物也具有抗糖基化活性。有实验表明，莲房原
花青素具有显著的抗血糖活性，并能有效缓解 AD。芪附饮和人
参可通过 RAGE/NF-κB 通路减轻 AGE 诱导的 AD 样病理生理
改变。

六、抗糖尿病药物

许多研究表明二甲双胍是一种治疗 AD 的有前途的药物。
Ou 等人研究发现二甲双胍可通过调节 HIP 后的 AMPK/mTOR/
S6K/BACE1 和 AMPK/P65NF-κB 信号通路而触发神经生成和抗
炎介质产生，从而改善 APP/PS1 小鼠的记忆功能。

七、乙二醛酶系统相关 miRNA

越来越多的研究证实 miRNAs 的功能障碍是神经变性的主
要原因之一。高表达的 GLO1 可以阻止 AGEs 的影响，与对照
组相比，高表达 GLO1 的秀丽线虫的寿命延长了。此外，鼻腔
输送 miRNA 模拟或抑制剂，可以绕过 BBB 将药物输送到大脑，
这种方式已被用于神经疾病的治疗。虽然 miR-137 与神经退行
性疾病之间的联系尚不清楚，但抑制 miR-137 可能成为未来治
疗 AD 的一种手段。关于 miRNAs 之前的研究已经确定 miRNAs

非常稳定，并且存在于体液中的量能被检测到，如在血液、唾液和脑脊液中。Sørensen 等人分析了 AD 患者脑脊液和血液中 miRNAs 的表达谱，发现与对照组相比，AD 患者血液中 miR-590-5p 和 miR-142-5p 水平显著上调，而 miR-194-5p 表达水平下调。贾等人发现与对照组相比，AD 患者血清 miR-519 升高。通过对 miRNA.org 数据库的分析发现，miR-590-5P 和 miR-519 可以与 GLO1mRNA 结合，这与 GLO1 在 AD 阶段的表达变化相一致。抑制这些相关 miRNAs 的功能可能是一个非常有希望的治疗 AD 的方法。

第六节　结论与展望

乙二醛酶系统是体内最重要的酶系统之一，对 α-酮醛或包括 MG 和乙二醛在内的二羰基化合物具有解毒作用。MG 作为体内持续产生的物质，可通过产生氧化应激直接诱导细胞凋亡。此外，据报道，MG 也参与了 AD 中 Aβ 和 NFTs 的形成。此外，AD 患者认知功能下降与 MG 水平及乙二醛酶系统水平或活性的改变密切相关。另外，已有研究证实 GLO1 的多态性可能影响其活性。然而，GLO1 基因多态性与 AD 易感性之间的关系仍需要来自更多人群的个体的进一步验证。结果表明，恢复或提高GLO1 活性可为 AD 的治疗提供新的契机。除此之外，针对 MG 或 AGEs 毒性反应的药物在缓解 AD 方面也是有效的。最近对miRNAs 的使用可能成为 AD 治疗中的一种新选择。靶向 GLO1 的 miRNAs，如 miR137、miR-590-5P 和 miR-519，可能为 AD 的治疗提供新的潜在靶点。综上所述，虽然乙二醛酶系统在 AD 发病机制中的确切作用机制和某些假说尚需进一步研究，但我们认为乙二醛酶系统在 AD 的发生、发展中起重要作用。对于乙二醛酶系统的深入研究将有助于我们更好地理解 AD 的发病机制并寻找治疗 AD 的新疗法。

（袁明皓）

参考文献

1. ARNOLD S E，ARVANITAKIS Z，MACAULEY-RAMBACH S L，et al. Brain insulin resistance in type 2 diabetes and Alzheimer disease：concepts and conundrums. Nat Rev Neurol，2018，14（3）：168-181.

2. BENEDICT C，GRILLO C A. Insulin resistance as a therapeutic target in the treatment of Alzheimer's disease：A state-of-the-art review. Front Neurosci，2018，12：215.

3. CHUN H J，LEE Y，KIM A H，et al. Methylglyoxal causes cell death in neural progenitor cells and impairs adult hippocampal neurogenesis. Neurotox Res，2016，29（3）：419-431.

4. DAFRE A L，GOLDBERG J，WANG T，et al. Methylglyoxal, the foe and friend of glyoxalase and Trx/TrxR systems in HT22 nerve cells. Free Radic Biol Med，2015，89：8-19.

5. DIEHL T，MULLINS R，KAPOGIANNIS D. Insulin resistance in Alzheimer's disease. Transl Res，2017，183：26-40.

6. FICA-CONTRERAS S M，SHUSTER S O，DURFEE N D，et al. Glycation of Lys-16 and Arg-5 in amyloid-beta and the presence of Cu（2+）play a major role in the oxidative stress mechanism of Alzheimer's disease. J Biol Inorg Chem，2017，22（8）：1211-1122.

7. GUPTA P，BHATTACHARJEE S，SHARMA A R，et al. miRNAs in Alzheimer disease – A therapeutic perspective. Curr Alzheimer

Res, 2017, 14（11）: 1198-1206.

8. HANSEN F, PANDOLFO P, GALLAND F, et al. Methylglyoxal can mediate behavioral and neurochemical alterations in rat brain. Physiol Behav, 2016, 164（Pt A）: 93-101.

9. HONEK J F. Glyoxalase biochemistry. Biomol Concepts, 2015, 6（5/6）: 401-414.

10. HYMAN B T, GROWDON J H, ALBERS M W, et al. Massachusetts Alzheimer's disease research center: progress and challenges. Alzheimers Dement, 2015, 11（10）: 1241-1245.

11. JANG S, KWON D M, KWON K, et al. Generation and characterization of mouse knockout for glyoxalase 1. Biochem Biophys Res Commun, 2017, 490（2）: 460-465.

12. KAUR C, SHARMA S, HASAN M R, et al. Characteristic variations and similarities in biochemical, molecular, and functional properties of glyoxalases across prokaryotes and eukaryotes. Int J Mol Sci, 2017, 18（4）: 250.

13. LIU Y, HUANG J, ZHENG X, et al. Luteolin, a natural flavonoid, inhibits methylglyoxal induced apoptosis via the mTOR/4E-BP1 signaling pathway. Sci Rep, 2017, 7（1）: 7877.

14. LV N, HAO S, LUO C, et al. miR-137 inhibits melanoma cell proliferation through downregulation of GLO1. Sci China Life Sci, 2018, 61（5）: 541-549.

15. MAESSEN D E, STEHOUWER C D, SCHALKWIJK C G. The role of methylglyoxal and the glyoxalase system in diabetes and other age-related diseases. Clin Sci（Lond）, 2015, 128（12）: 839-861.

16. MARKOWICZ-PIASECKA M, SIKORA J, SZYDLOWSKA A, et al. Metformin – a future therapy for neurodegenerative diseases:

theme: drug discovery, development and delivery in Alzheimer's disease Guest Editor: Davide Brambilla. Pharm Res, 2017, 34（12）: 2614–2627.

17. MORGENSTERN J, FLEMING T, SCHUMACHER D, et al. Loss of glyoxalase 1 induces compensatory mechanism to achieve dicarbonyl detoxification in mammalian Schwann cells. J Biol Chem, 2017, 292（8）: 3224–3238.

18. NIGRO C, LEONE A, RACITI G A, et al. Methylglyoxal-glyoxalase 1 balance: the root of vascular damage. Int J Mol Sci, 2017, 18（1）: 188.

19. OU Z, KONG X, SUN X, et al. Metformin treatment prevents amyloid plaque deposition and memory impairment in APP/PS1 mice. Brain Behav Immun, 2018, 69: 351–363.

20. POPELOVA A, KAKONOVA A, HRUBA L, et al. Potential neuroprotective and anti-apoptotic properties of a long-lasting stable analog of ghrelin: an in vitro study using SH-SY5Y cells. Physiol Res, 2018, 67（2）: 339–346.

21. SALA FRIGERIO C, DE STROOPER B. Alzheimer's disease mechanisms and emerging roads to novel therapeutics. Annu Rev Neurosci, 2016, 39: 57–79.

22. TAO H, SI L, ZHOU X, et al. Role of glyoxalase I gene polymorphisms in late-onset epilepsy and drug-resistant epilepsy. J Neurol Sci, 2016, 363: 200–206.

23. TAO H, ZHOU X, ZHAO B, et al. Conflicting effects of methylglyoxal and potential significance of miRNAs for seizure treatment. Front Mol Neurosci, 2018, 11: 70.

24. VICENTE MIRANDA H, EL-AGNAF O M, OUTEIRO T F.

Glycation in Parkinson's disease and Alzheimer's disease. Mov Disord, 2016, 31（6）：782-790.

25. WANG Z, XU P, CHEN B, et al. Identifying circRNA-associated-ceRNA networks in the hippocampus of Abeta1-42-induced Alzheimer's disease-like rats using microarray analysis. Aging（Albany NY）, 2018, 10（4）：775-788.

26. ZHANG J, LIU Y, LU L. Emerging role of MicroRNAs in peripheral nerve system. Life Sci, 2018, 207：227-233.

27. ZHAO J, YUE D, ZHOU Y, et al. The role of MicroRNAs in Abeta deposition and tau phosphorylation in Alzheimer's disease. Front Neurol, 2017, 8：342.

28. JIANG L, WANG J, WANG Z, et al. Role of the glyoxalase system in Alzheimer's disease.J Alzheimers Dis, 2018, 66（3）：887-899.

第十二章

晚期糖基化终末产物受体与阿尔茨海默病

晚期糖基化终末产物（advanced glycation end products，AGEs）是无功能的糖化蛋白或脂质，在接触糖后发生糖化。AGEs 在糖尿病的血管系统中普遍存在，并参与动脉粥样硬化的发展。过去 30 年的研究表明，年龄与衰老和神经退行性疾病有关，包括 AD。有研究发现，AD 患者的大脑与正常大脑相比，其脑内的 AGEs 浓度更高。另外的研究表明，AGEs 早在 AD 发病的早期便形成了。晚期糖基化终末产物受体（receptor of advanced glycation endproducts，RAGE）是免疫球蛋白超家族细胞表面分子的多配体受体。AGEs–RAGE 的参与将短暂的细胞激活脉冲转化为持续的细胞功能障碍和组织破坏。在慢性疾病小鼠模型中，受体诱饵，如可溶性 RAGE（soluble formRAGE，sRAGE）、RAGE 中和抗体或显性 – 阴性形式的受体已被证明参与慢性病的病理生理过程。有研究表明，神经元和小胶质细胞膜上 RAGE 的高表达与 AD 中神经元的功能障碍和死亡机制有关。从流行病学研究、影像学数据及人类和转基因小鼠的研究中均可看出，RAGE 在介导 AD 神经变性中的作用变得越来越明显。

本章就 RAGE 参与多种 AD 相关病理过程的文献进行详细介绍，主要涉及 RAGE 介导的 Aβ 向脑内转运、sRAGE 通过与 Aβ 的相互作用抑制 Aβ 聚集、神经炎症和氧化应激。同时，对 AGEs–RAGE 在 AD 认知损害中的作用机制进行了阐述。最后，

270

对 RAGE 抑制剂的临床试验进行了讨论。

第一节　AGEs 和 RAGE

AGEs 是蛋白质和脂质在没有酶参与的条件下，自发地与葡萄糖或其他还原单糖反应所生成的。AGEs 是一系列涉及糖基化反应的化学反应的产物。AGEs 主要有两个来源：饮食摄入和体内自产。AGEs 的半衰期大约是细胞平均寿命的 2 倍，尽管身体能够缓慢地应对 AGEs，但仍意味着损伤可能会持续相当长的一段时间，特别是在像神经细胞和脑细胞这样的长寿细胞中。AGEs 的病理生理功能与包括 AD、帕金森病、动脉粥样硬化相关疾病（心血管疾病和脑卒中）在内的与年龄相关的疾病的进展有关。AGEs 的作用机制是通过一个称为交联的过程导致细胞内损伤和凋亡。AGEs 分子普遍存在于以氧化应激、甲氧基物种产生、糖尿病中发现的血糖增加为标志的病理条件下。越来越多的数据指出，AGEs 通过使 RAGE 与 ECM 基底膜中的分子接触而促进衰老、神经退化过程，引发各种血管并发症。

RAGE 是免疫球蛋白超家族的一种 35kD 的跨膜受体，最初被鉴定为具有结合 AGEs 的能力并有与不同病理过程相关的多种配体，如 AGEs、AD 中的 Aβ、高迁移率族蛋白 b1（HMGB1，两性霉素）、S100、Mac-1 和磷脂酰丝氨酸。RAGE 与配体的相互作用会导致多种信号通路的激活，包括氧化应激、NF-κB 和随后促炎反应的激活。AGEs 与 RAGE 结合后，进一步激活了氨基己糖途径、多元醇途径，导致脂代谢紊乱、蛋白激酶 C 活化、氧化应激和炎症反应等，而这些机制均参与了糖尿病、衰老和神经退行性疾病的发生、发展。RAGE 主要以两种异构体存在：全长膜结合型（membrane-bound formRAGE，mRAGE）

和 sRAGE，而 sRAGE 缺乏 mRAGE 中发现的跨膜和胞液结构域。此外，sRAGE 有两种亚型：通过蛋白水解的裂解 RAGE（csRAGE）和通过外显子 9 剪接的内源性分泌型 RAGE（esRAGE）。这两种 sRAGE 异构体都有与 mRAGE 相同的配体。因此，有人提出 sRAGE 可作为诱饵受体，阻止 mRAGE 与其配体的相互作用。越来越多的研究证据表明，RAGE 与以下慢性疾病有关，如动脉粥样硬化、外周血管疾病、心血管疾病、糖尿病神经病变及神经退行性疾病。几种可能导致慢性病的机制已经被提了出来。RAGE 与 AGEs 的结合会诱导氧化应激，随后导致增生、炎症和纤维化反应在各种细胞中发生。据推测，发病机制包括配体结合以激活 RAGE 信号并触发炎症反应。多个研究均认为 RAGE 在慢性炎症和氧化应激中扮演中心角色。这种慢性过程会改变微血管系统，导致血管和器官损伤甚至器官衰竭。RAGE 促进循环 Aβ 跨 BBB 流入脑内，而 LRP-1 介导的 Aβ 外流可拮抗 RAGE 的作用。通过神经炎症对 RAGE 的过度调节可能会增加 BBB 上 Aβ 向脑内的通量，减少 Aβ 从脑内向血液的通量，最终导致脑内 Aβ 的水平升高。RAGE 拮抗剂在保护脑组织免受脂质过氧化损伤、调节 Aβ 清除和沉积的病理生理方面可能是起作用的。RAGE 在 AD 中的作用机制可能与其跟 Aβ 的相互作用、Aβ 过量驱动的正反馈机制及 RAGE 的持续表达有关。

第二节　RAGE 和 Aβ 病理

AD 的典型病理特征是淀粉样斑块，它被认为是 Aβ 的过度产生和清除失败及 Aβ 的沉积所致。在 AD 中，Aβ 从脑中清除主要是 Aβ 从脑内引流至血管中。研究表明，RAGE 在 Aβ 产生和清除失败的致病机制中起着关键作用。

一、RAGE：Aβ 清除失败的最重要因素

近年来，针对 Aβ 清除机制的研究越来越多。从分子层面上看，AD 可能是由于脑内 Aβ 清除失败所致。此外，Aβ 的产生和清除之间的平衡将决定其在 AD 中的生理或病理作用。低效率的 Aβ 清除可能使机体更易患 AD，而低的 Aβ 清除率有可能成为 AD 诊断的预测指标。Aβ 的稳态水平取决于生产和清除之间的平衡。多项研究已经提出了几种从脑中清除 Aβ 的机制，包括间质液体排出、小胶质细胞吞噬及 Aβ 通过 BBB 进入循环。这主要是由 RAGE 和内皮细胞上的 LRP-1 介导的（图 12-1）。研究表明，RAGE 通过调节循环中的 Aβ 进入脑内而发挥重要的转运蛋白作用，而脑内的 Aβ 通过 BBB 的外流是由 LRP-1 和 P-糖蛋白介导实现的。此外，VEGF 和 eNOS 可能影响 Aβ 的跨 BBB 的转运。一项体外的 BBB 模型的试验结果证明，在低浓度下，可溶性 Aβ 的混合物破坏内皮细胞的完整性和自身的运输。此外，RAGE 介导的 Aβ 对脑微血管内皮细胞的细胞毒作用会导致 BBB 结构完整性受损。Aβ 和 RAGE 相互作用可通过 Ca^{2+}-钙调神经磷酸酶（Ca^{2+}-calcineurin，CaN）途径破坏紧密连接蛋白并导致 BBB 完整性的破坏，而破坏的微血管与 Aβ 斑块沉积、表达升高的 RAGE、增强的 MMPs 分泌同时存在于 AD 模型 5XFAD 小鼠的脑内，这提示着 Aβ-RAGE 诱导的 BBB 完整性破坏可能是一条潜在的分子途径。RAGE 活性的降低可抑制 Aβ 在脑血管内沉积，防止 Aβ 的神经毒性。

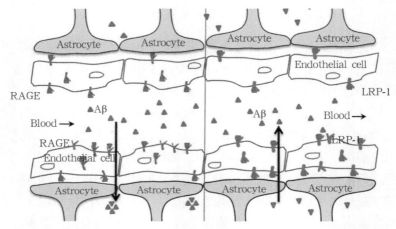

Astrocyte：星形胶质细胞；Endothelialcell：上皮细胞；LRP-1：低密度脂蛋白
相关受体 1；RAGE：晚期糖基化终末产物受体。

图 12-1　RAGE 介导的抗体跨 BBB 的流入和 LRP 介导的抗体流出
（彩图见彩插 11）

图片来源：CAI Z，LIU N，WANG C，et al. Role of RAGE in Alzheimer's
disease. Cell Mol Neurobiol，2016，36（4）：483-495.

二、RAGE：Aβ 产生的重要因素

现有的科学证据支持 RAGE 是介导抗体细胞毒作用的主要
因素。有一种假说认为，在 BBB 或脑细胞内 RAGE 的正反馈机
制是：Aβ-RAGE 相互作用刺激促炎细胞因子的激活和 ROS 的
释放，从而导致进一步的 Aβ 细胞毒性、RAGE 活性和 BBB 功
能障碍。不同形式的 Aβ（单体、寡聚物或纤维）与 RAGE 结合
会导致不同的结合效率，RAGE 和寡聚体或纤维 Aβ 之间的结合
会导致炎症和氧化应激的发生，而 RAGE 和单体 Aβ 之间的结
合则没有此类效果。单体 Aβ 和 RAGE 在神经元分化中可能有
新的生理作用。Aβ 由 β 分泌酶和 γ 分泌酶连续切割而成。AD
患者脑内 RAGE 的表达增加，提示它可能通过增强 β 分泌酶或

γ 分泌酶的活性而参与 Aβ 的生成。

在过去的十年里，大量研究表明，氧化应激出现在 AD 病理标志——NFTs 和 SP 形成之前。当分子机制被充分阐明后，越来越多的证据表明，氧化应激是 AD 的启动和进展中的重要因素，这优先于它在神经纤维斑块和 SP 块中所起的病理作用。因此，RAGE 作为氧化应激的重要递质，很可能促进 Aβ 的产生和 SP 的发生。研究表明，炎症会促进 Aβ 的产生，这在 AD 的病理生理过程中发挥重要作用。RAGE 在炎症反应中起着关键作用，可导致淀粉样蛋白病变、炎症和细胞应激及神经元损伤的恶性循环。因此，RAGE 在促进 Aβ 产生的基础上加速了 AD 的发病进程。

三、sRAGE 与 Aβ 的相互作用可抑制 Aβ 神经毒性

sRAGE 有两种亚型：csRAGE 和 esRAGE，这两种可溶性异构体均与 mRAGE 有相同的受体。因此，sRAGE 可以阻止配体与全长膜型 RAGE 结合，并能减轻配体与 mRAGE 相互作用带来的不利作用，如促进炎症进展和细胞应激。在 AD 患者中，血浆 sRAGE 水平低于正常老年人并与认知恶化有关，这暗示着通过诱导 mRAGE 脱落来增加 sRAGE 水平可能会阻止 RAGE 介导的致病机制的发展。此外，mRAGE 与 Aβ 的结合激活了几个细胞内的信号通路，包括与氧化应激相关的促分裂素原活化蛋白激酶和 NF-κB 信号通路，以及一些炎症因子的释放，如白细胞介素 -1b（IL-1b）、TNF-α、ROS、血管细胞黏附分子 -1、细胞间黏附分子 -1、纤溶酶原激活物抑制物 -1。sRAGE 作为 Aβ 的诱饵受体，可以抑制 Aβ 与 mRAGE 的结合，延缓 AD 的炎症细胞应激的进展。此外，Aβ 与 sRAGE 的结合有利于 Aβ 在肝脏等脏器的血液循环中的清除。Sugihara 等的研究表明，当

Aβ$_{1-42}$ 在免疫球蛋白 V 型区域与 sRAGE 相互作用时，sRAGE 能显著抑制 Aβ$_{1-42}$ 进入小鼠脑内标记的脑室、大脑皮层、海马，尤其是 CA1 和 CA3 区、壳核和丘脑。梁等报道称，血浆 sLRP 和 sRAGE 水平降低在 AD 的临床诊断中具有重要意义。

第三节　RAGE 在 tau 过度磷酸化中起着介导作用？

AD 的明确诊断需要死后病理检测到淀粉样斑块和 NFTs。作为 AD 的标志之一，NFTs 最终会占据新皮质、海马、脑干和间脑中某些类别细胞的整个细胞体。在死后组织学中可以看到，这些缠结的数量与痴呆程度有关。一些研究表明，缠结抗原在正常衰老人群和 AD 患者中都会渗入到体循环。NFTs 是中微管相关蛋白 tau 以丝状聚集体形式的存在。tau 蛋白是一种主要表达于神经元的微管相关蛋白，在神经元细胞骨架稳定中发挥重要作用。tau 在神经元内聚集以形成 NFTs，这似乎涉及一系列有序的过程。在该过程中，tau 蛋白多次改变空间结构和构象，并在其氨基和羧基末端逐渐截断。tau 蛋白的结构主要包括四个区域：N-末端的酸性区域，富含脯氨酸的区域，负责与含有四个重复结构域 R1、R2、R3 和 R4 的微管结合的区域，也称为微管结合域，以及 C-末端区域。AD 的发病与 tau 的高数量磷酸化位点密切相关。在 85 个磷酸化位点中，至少有 28 个 tau 磷酸化位点在 AD 中被完全磷酸化，同时，16 个位点在 AD 和其他 tau 相关疾病中都被磷酸化，31 个在生理条件下被磷酸化，10 个可能的磷酸化位点没有确定的激酶。

研究表明，AGEs 可引起 tau 的过度磷酸化，使认知功能减退、突触蛋白减少、LTP 受损。最近的研究证明，tau 磷酸化增加和 RAGE 并存于大脑中，并参与神经退变过程。N2a（Neuro-2a）

细胞在维持正常细胞活力的情况下，丙酮醛（Methylglyoxal，MG）引发了多个 AD 相关位点的 tau 的过度磷酸化。MG 干预可增加 AGEs 和 RAGE 的生成，激活 GSK-3β 和 p38-MAPK。此外，抑制 GSK-3β 或 p38-MAPK 可减缓 MG 诱导的 tau 过度磷酸化，氨基胍抑制 AGEs 的形成可有效缓解相应的 tau 过度磷酸化。这些结果表明，通过 AGEs 形成的 tau 过度磷酸化参与了 RAGE 的上调及 GSK-3β 或 p38-MAPK 的激活。

同时，许多 RAGE 配体已被证明以 RAGE 依赖的方式刺激 tau 磷酸化，这是通过激活 JNK 和随后的 Wnt 途径介导的，这涉及通过 Dickopff-1 上调的 GSK-3β 和 β-catenin。在 *PPARbβ/δ* 基因敲除小鼠的皮层中也检测到过度磷酸化的 tau 和 RAGE 水平的增高。因此，抑制 RAGE 有望给 AD 患者带来良好的治疗效果。

第四节　AGEs 与 RAGE：阿尔茨海默病认知障碍的关键因素

众所周知，AD 的早期临床表现以认知障碍为特征，包括丧失高级推理能力、健忘、学习障碍、注意力难以集中、智力下降和其他精神功能下降，并逐渐发展为痴呆。流行病学和分子生物学证据显示，随着年龄的增长，身体机能和智力的下降与精神运动、知觉和认知能力有关。随着老龄化进展，认知功能障碍和 AD 的发病率将急剧增加。目前关于衰老的大部分理论都集中在氧化应激引起的自由基损伤上。值得注意的是，大多数 AGEs 是在相似的氧化条件下形成的。蛋白质和糖之间的这种交联似乎是年龄相关性 AD 发生和发展的主要因素。因此，AGEs-RAGE 引发认知损害的一个重要机制是通过加速衰老过程和氧化应激反应实现的（图 12-2）。

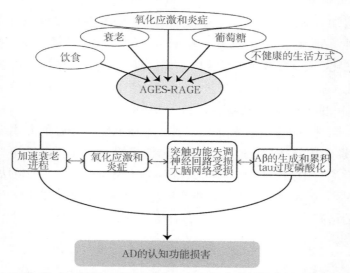

图 12-2　AGEs-RAGE 在 AD 认知损害中的潜在作用示意

　　大脑是基础代谢消耗葡萄糖最高的器官。大脑中大部分葡
萄糖氧化产生的能量被用来维持与突触传递相关的突触前和突
触后的离子梯度，其余的用于维持神经元的静息电位。越来越
多的文献提到，AD 基本上是一种代谢性疾病，具有与糖尿病和
其他外周胰岛素抵抗障碍相对应的分子和生化特征。大量的证
据表明，能量代谢紊乱在 AD 的发病机制中起决定性作用，这
决定了 AD 的临床特征和病理改变。各种临床和实验的结果表明，
大脑葡萄糖代谢降低可能先于临床的认知功能下降，并促成神
经病理级联反应，如突触功能障碍、神经元微电路和脑网络功
能障碍、Aβ 的产生和沉积及 tau 的过度磷酸化，这些都会导致
AD 的认知功能下降。从分子生物学的角度看，AGEs 是 AD 脑

内能量代谢紊乱的重要生物标志物。在此基础上，我们总结了AGEs-RAGE 在 AD 认知损害中作用，具体机制如下：

（1）AGEs-RAGE 能加速衰老过程，因为衰老与认知能力下降有关。

（2）AGEs-RAGE 参与能量代谢和线粒体功能障碍，影响认知功能和相应的病理过程。

（3）AGEs-RAGE 是氧化应激和炎症的重要递质，两者都能促进认知损害的进展。

（4）AGEs-RAGE 是突触功能障碍和神经元回路功能障碍的促进因素，是认知的物质结构，也是认知的生理和病理基础。

（5）AGEs-RAGE 是 Aβ 和 tau 过度磷酸化的触发因素，二者均参与认知损害过程。

第五节　AGEs-RAGE：氧化应激的综合诱因

越来越多的证据表明，人脑内氧化应激的增加是 AD 的关键致病因素。糖代谢异常通过诱导多种致病因素，如氧化应激、线粒体功能障碍等，在 AD 的病理生理改变中起关键作用。

显然，AGEs 促进了神经退行性蛋白的异常沉积和积累，而这反过来又触发了氧化应激和炎症反应的发生，最终导致了以蛋白质的异常沉积或聚集为特征的神经退行性疾病，如 AD、帕金森病和亨廷顿病。因此，AGEs 的形成和氧化损伤在 AD 相关的淀粉样斑块和 NFTs 的形成中具有重要意义。有证据表明，AD 患者的脑组织在疾病过程中被氧化应激所包围。AGEs 是由葡萄糖与长寿命蛋白沉积的非酶反应形成的，对细胞有潜在的毒性，它存在于 AD 脑内的斑块中，其在 AD 细胞外的积累可能是由糖化蛋白的加速氧化引起的。AGEs 水平的增加决定了 AD

的神经病理和生化特征，如广泛的蛋白质交联（Aβ 和 MAP-tau）、氧化应激和神经细胞死亡。氧化应激和 AGEs 启动了一个正反馈循环，在此循环中，正常与年龄相关的变化发展为一种神经退化过程中的病理生理级联。糖化 tau 蛋白在 AD 中是氧化应激机制诱导的重要结果。越来越多的证据表明，AGEs 与 RAGE 的相互作用引起 ROS 的产生和氧化应激，这促成了 AD 的病理变化。AD 患者的细胞损伤可能通过一种依赖于 RAGE 的机制而显著增加，这种机制可能促进氧化应激恶性循环的产生，这就可以解释患者的两种病理同时持续进展，导致细胞因子基因表达和释放 Aβ 和 tau 过度磷酸化。

第六节 RAGE 通过激活神经炎症参与阿尔茨海默病发病

体内和体外的研究均表明，慢性神经炎症参与了许多大脑疾病的进程，因为它是一种长期的、自我持续的炎症反应，在大脑最初损伤之后会持续很长时间。最新研究指出，神经炎症是 AD 发病机制的一个促进因素，甚至在 Aβ 的产生（淀粉样斑块的形成）和 tau 的异常过度磷酸化（神经纤维的形成）之前。

RAGE 是免疫球蛋白超家族的跨膜受体，它结合各种配体并介导对细胞损伤和应激条件的反应。众所周知，RAGE 与配体的相互作用触发了一系列细胞信号转导级联反应，导致慢性炎症和细胞应激。糖基化可能通过 RAGE 导致氧化应激，通过形成 ROS 物种和诱导 NF-κB 引起炎症反应。还有相关数据表明，RAGE 与配体的相互作用可以增加炎性细胞因子的表达激活 NF-κB 转录因子，这有助于慢性炎症和细胞应激。此外，RAGE 和 Aβ 的相互作用诱导 NF-κB 转录因子的激活，促进持续的慢性神经炎症。因此，RAGE 信号和下游通路参与了广泛的炎症相关疾病，包括心血管疾病、动脉硬化、糖尿病、脑卒中及 AD。

多项研究已经证明，AD 以慢性炎症为特征，这与其两个经典的组织病理学特征（淀粉样斑块和 NFTs）密切相关。而 AGEs 在炎症反应中扮演着关键角色，从以下几个方面加重了 AD 的发病机制。第一，RAGE 促进 Aβ（淀粉样斑块的形成）和 tau 的异常过度磷酸化（NFTs 的形成）的产生；第二，它激活小胶质细胞和星形胶质细胞进入反应和炎症状态，从而通过炎症和细胞应激的恶性循环加速 AD 的发病进展；第三，它增加了神经退化和神经元丢失，并加速了与蛋白质运输和处理系统故障有关的认知衰退；此外，淀粉样斑块和 NFTs 将进一步激活小胶质细胞和星形胶质细胞进入反应和炎症状态。最终，RAGE 在淀粉样斑块和 NFTs、炎症和细胞应激及神经元损伤的恶性循环中起着重要作用。

第七节　RAGE 参与阿尔茨海默病的几个信号通路

RAGE 诱导的 AD 的发病可能涉及几个信号通路，如 RAGE/CaMKKβ–AMPK、RAGE/ERK1/2、RAGE/GSK–3β、RAGE/NF–κB 信号转导通路，这些都与 tau 异常磷酸化的调控和 Aβ 病理有关。

一、RAGE/CaMKKβ–AMPK 信号通路

越来越多的研究表明，AMPK 信号通路通过调节 tau 蛋白的过度磷酸化和 Aβ 病理而与 AD 的主要标志物密切相关。研究表明，钙调蛋白依赖性蛋白激酶–β（calmodulin dependent protein kinase kinase β，CaMKKβ）是一种由钙激活的激酶，也参与了包括

AMPK 在内的许多信号转导通路，是 AD 认知功能障碍的重要调节因子。同时，相关研究文献已证明胞质 Ca^{2+} 水平升高是 AMPK 信号的主要激活剂，CaMKKβ–AMPK 信号调节不当与 AD 的发病机制有关，如慢性神经炎症、氧化应激、tau 异常过度磷酸化和 Aβ 病理。值得注意的是，Aβ 诱导的病理性自噬空泡的聚集是由 RAGE–CaMKKβ–AMPK 信号介导的。这些表明，RAGE 的抑制减弱了病理性自噬空泡的积聚和 AMPK 信号，而 RAGE 的过度表达加重了自噬的诱导。

二、RAGE/ERK1/2 信号通路

细胞外信号调节激酶 1/2（ERK1/2）通路的失调被认为可能在 AD 中起作用。在 AD 早期，脑白质内的星形胶质细胞中 ERK 的广泛激活与认知能力评分和 AD 神经病理的严重程度密切相关，这表明星形胶质细胞 ERK 的激活可能是 AD 发生的重要的早期病理反应标志。体外实验发现 ERK1/2 磷酸化通过促进 RAGE 与其配体 S100B 或 AGEs 的结合来激活 RAGE 信号，作为胶质细胞中 Aβ 诱导的信号转导。进一步的研究发现，tau 在 Ser199 上的过度磷酸化和 PHF–tau 水平的提高与 tau 激酶 CDK5 和磷酸化 ERK1/2 水平的增加相关。

三、RAGE/GSK–3β 信号通路

来自体内和体外分子生物学的证据表明，GSK–3 在 AD 的发病机制中起着关键作用，如 Aβ 的产生和积聚、NFTs 的形成和神经元的变性。胰高血糖素样肽 –1 可通过 GSK–3β 抑制剂氯化锂干预来降低高糖诱导的细胞 tau 磷酸化。同时，Aβ 蓄积可通过 Aβ 介导的神经炎症和氧化应激诱导 GSK–3 活化。在 SK–NS–H 细胞中可观察到 AGEs 处理后 RAGE 上调和 GSK–3 活化。

在大鼠中，抑制 RAGE 可减弱 GSK-3 的激活、tau 蛋白的过度磷酸化和记忆缺陷。因此，AGEs 能通过 RAGE 介导的 GSK-3 的激活加强 tau 的磷酸化，同时靶向 RAGE/GSK-3 通路可有效改善 AD 样组织的病理改变和记忆衰退。

四、RAGE/NF-κB 信号通路

NF-κB 是一个重要的转录因子家族，在生理和病理条件下发挥着多种重要作用。大量的神经化学、神经病理学和分子生物学证据表明，NF-κB 既是炎症递质，又是氧化应激的关键诱导者，参与了推动 AD 过程的潜在病理途径。几项研究证实 RAGE/NF-κB 信号通路参与了 AGEs 诱导的 AD 样病理生理变化。最近的研究表明，链脲佐菌素诱导的糖尿病通过调节 AGEs/RAGE/NF-κB 通路增加 AD 转基因小鼠中 Aβ 的沉积。

第八节 结论和展望

RAGE 在 AD 的发病机制中起重要作用，可通过能量代谢紊乱、线粒体功能障碍、氧化应激和炎症等途径，加速 AD 的衰老进程，促进突触功能障碍和神经元回路功能障碍，触发 Aβ 和 tau 蛋白的过度磷酸化。多个实验的结果均表明，RAGE 是 AD 的一个关键的细胞靶点和潜在的治疗靶点。因此，RAGE 和配体相互作用的结构与功能关系及 RAGE 均已作为可开发的 AD 治疗的潜在靶点被投入基础实验和临床试验的探索。但到目前为止，还没有针对 AD 患者的临床 RAGE 抑制剂。因此，进一步详细的研究和试验是必需的，这样才能确保使用新的 RAGE 拮抗剂对 AD 患者进行慢性治疗的安全性和有效性。

（袁明皓　孙后超）

参考文献

1. GASPAROTTO J, SENGER M R, KUNZLER A, et al. Increased tau phosphorylation and receptor for advanced glycation endproducts (RAGE) in the brain of mice infected with Leishmania amazonensis. Brain Behav Immun, 2015, 43: 37–45.

2. HEILMANN R M, OTONI C C, JERGENS A E, et al. Systemic levels of the anti-inflammatory decoy receptor soluble RAGE (receptor for advanced glycation end products) are decreased in dogs with inflammatory bowel disease. Vet Immunol Immunopathol, 2014, 161 (3/4): 184–192.

3. KOSENKO E A, SOLOMADIN I N, TIKHONOVA L A, et al. Pathogenesis of Alzheimer disease: role of oxidative stress, amyloid-beta peptides, systemic ammonia and erythrocyte energy metabolism. CNS Neurol Disord Drug Targets, 2014, 13 (1): 112–119.

4. KVARTSBERG H, DUITS F H, INGELSSON M, et al. Cerebrospinal fluid levels of the synaptic protein neurogranin correlates with cognitive decline in prodromal Alzheimer's disease. Alzheimers Dement, 2015, 11 (10): 1180–1190.

5. LIU R, LI J Z, SONG J K, et al. Pinocembrin improves cognition and protects the neurovascular unit in Alzheimer related deficits. Neurobiol Aging, 2014, 35 (6): 1275–1285.

6. LV C, WANG L, LIU X, et al. Multi-faced neuroprotective effects of geniposide depending on the RAGE-mediated signaling in an Alzheimer mouse model. Neuropharmacology, 2015, 89: 175–184.

7. MORIYA S, YAMAZAKI M, MURAKAMI H, et al. Two soluble isoforms of receptors for advanced glycation end products(RAGE)

in carotid atherosclerosis: the difference of soluble and endogenous secretory RAGE. J Stroke Cerebrovasc Dis, 2014, 23（10）: 2540–2546.

8. PERRONE L, GRANT W B. Observational and ecological studies of dietary advanced glycation end products in national diets and Alzheimer's disease incidence and prevalence. J Alzheimers Dis, 2015, 45（3）: 965–979.

9. PROVIAS J, JEYNES B. The role of the blood-brain barrier in the pathogenesis of senile plaques in Alzheimer's disease. Int J Alzheimers Dis, 2014, 2014: 191863.

10. SALAHUDDIN P, RABBANI G, KHAN R H. The role of advanced glycation end products in various types of neurodegenerative disease: a therapeutic approach. Cell Mol Biol Lett, 2014, 19（3）: 407–437.

11. SHIN S, KIM J H, CHO J H, et al. Mild cognitive impairment due to alzheimer disease is less likely under the age of 65. Alzheimer Dis Assoc Disord, 2015, 29（1）: 26–31.

12. TANCHAROEN S, TENGRUNGSUN T, SUDDHASTHIRA T, et al. Overexpression of receptor for advanced glycation end products and high-mobility group box 1 in human dental pulp inflammation. Mediators Inflamm, 2014, 2014: 754069.

13. WAN W, CAO L, LIU L, et al. Abeta（1–42）oligomer-induced leakage in an in vitro blood-brain barrier model is associated with up-regulation of RAGE and metalloproteinases, and down-regulation of tight junction scaffold proteins. J Neurochem, 2015, 134（2）: 382–393.

14. YAMAGISHI S, FUKAMI K, MATSUI T. Crosstalk between advanced glycation end products（AGEs）–receptor RAGE axis and

dipeptidyl peptidase-4-incretin system in diabetic vascular complications. Cardiovasc Diabetol, 2015, 14: 2.

15. YU S L, WONG C K, SZETO C C, et al. Members of the receptor for advanced glycation end products axis as potential therapeutic targets in patients with lupus nephritis. Lupus, 2015, 24（7）: 675-686.

16. ZHOU W W, LU S, SU Y J, et al. Decreasing oxidative stress and neuroinflammation with a multifunctional peptide rescues memory deficits in mice with Alzheimer disease. Free Radic Biol Med, 2014, 74: 50-63.

17. ALVES J, MAGALHAES R, ARANTES M, et al. Cognitive rehabilitation in a visual variant of Alzheimer's disease. Appl Neuropsychol Adult, 2015, 22（1）: 73-78.

18. CHEN S, AN F M, YIN L, et al. Glucagon-like peptide-1 protects hippocampal neurons against advanced glycation end product-induced tau hyperphosphorylation. Neuroscience, 2014, 256: 137-146.

19. DAI Y, KAMAL M A. Fighting Alzheimer's disease and type 2 diabetes: pathological links and treatment strategies. CNS Neurol Disord Drug Targets, 2014, 13（2）: 271-282.

20. DAR T A, SHEIKH I A, GANIE S A, et al. Molecular linkages between diabetes and Alzheimer's disease: current scenario and future prospects. CNS Neurol Disord Drug Targets, 2014, 13（2）: 290-298.

21. DE L A MONTE S M, TONG M. Brain metabolic dysfunction at the core of Alzheimer's disease. Biochem Pharmacol, 2014, 88（4）: 548-559.

22. DI B B, LI H W, LI W P, et al. Pioglitazone inhibits high glucose-induced expression of receptor for advanced glycation end products in coronary artery smooth muscle cells. Mol Med Rep, 2015, 11（4）:

2601–2607.

23. FADEN A I, LOANE D J. Chronic neurodegeneration after traumatic brain injury: Alzheimer disease, chronic traumatic encephalopathy, or persistent neuroinflammation ? Neurotherapeutics, 2015, 12 (1): 143–150.

24. FARMER D G, EWART M A, MAIR K M, et al. Soluble receptor for advanced glycation end products (sRAGE) attenuates haemodynamic changes to chronic hypoxia in the mouse. Pulm Pharmacol Ther, 2014, 29 (1): 7–14.

25. FRANKO B, BRAULT J, JOUVE T, et al. Differential impact of glucose levels and advanced glycation end-products on tubular cell viability and pro-inflammatory/profibrotic functions. Biochem Biophys Res Commun, 2014, 451 (4): 627–631.

26. GALASKO D, BELL J, MANCUSO J Y, et al. Clinical trial of an inhibitor of RAGE-Abeta interactions in Alzheimer disease. Neurology, 2014, 82 (17): 1536–1542.

27. CAI Z, LIU N, WANG C, et al. Role of RAGE in Alzheimer's Disease.Cell Mol Neurobiol, 2016, 36 (4): 483–495.

中英文对照表

^{18}F–deoxyglucose positron emission tomography，^{18}FDG–PET	^{18}F– 脱氧核糖葡萄糖正电子扫描
^{18}F–FDDNP	1–{6–[（2–^{18}F– 氟乙基）– 甲氨基]–2– 萘基 }– 亚乙基丙二氰
Alzheimer's disease，AD	阿尔茨海默病
a disintegrin and metalloproteinase，ADAM	去整合素金属蛋白酶
acetylcholine，ACh	乙酰胆碱
acetylcholinesterase inhibitors，AChEI	乙酰胆碱酯酶抑制剂
Adenosine 5'–monophosphate（AMP）– activated protein kinase，AMPK	AMP 激活蛋白激酶
advanced glycation end products，AGEs	晚期糖基化终末产物
American Psychiatric Association，APA	美国精神病学会
amyloid precursor protein，APP	淀粉样前体蛋白
angiotensin converting enzyme，ACE	血管紧张素转换酶
Angiotensin Ⅱ，Ang Ⅱ	血管紧张素 Ⅱ
APP intracellular domain，AICD	APP 胞内域
AquaporinProtein–4，AQP4	水通道蛋白 4

arterial spin labeling，ASL	动脉自旋标记
arteriole	微动脉
astrocyte	星形胶质细胞
astrocyte endfeet	星形胶质细胞终足
atherosclerosis，AS	动脉粥样硬化
ATP-binding cassette，ABC	ATP 结合盒
basement membrane	基膜
B-cell lymphoma-2，Bcl-2	B 淋巴细胞瘤 -2 因子
Behavioural and Psychological Symptoms of Dementia，BPSD	精神行为症状
blood oxygen level dependent，BOLD	血氧水平依赖性
Ca^{2+}-calcineurin，CaN calmodulin dependent protein kinase kinase β，CaMKKβ	Ca^{2+}- 钙调神经磷酸酶 钙调蛋白依赖性蛋白激酶 -β
cAMP-response element binding protein，CREB	环磷腺苷效应元件结合蛋白
capillary	毛细血管
catalase，CAT	过氧化氢酶
cerebral amyloid angiopathy，CAA	脑淀粉样血管病
cerebral blood flow，CBF	脑血流量
cerebral small vessel disease，CSVD	脑小血管病
cerebrospinal fluid，CSF	脑脊液
c-Jun N-termfinal kinases，JNK	c-Jun 氨基末端激酶

cognitive impairment	认知功能障碍
The Cohen-Mansfield Agitation Inventory，CMAI	Cohen-Mansfield 激越问卷
coma	昏迷
computed tomography，CT	计算机断层扫描
Cornell scale for depression in dementia，CSDD	Cornell 痴呆抑郁量表
C-reactive protein，CRP	C- 反应蛋白
Creutzfeldt-Jakob disease，CJD	克 - 雅病
Cyclooxygenase-2，COX-2	环氧化酶 -2
delirium	谵妄
dementia with Lewybody，DLB	路易体痴呆
diastolic blood pressure，DBP	舒张压
drowsiness	嗜睡
DSM-IV-R	美国精神疾病诊断和统计手册修订第Ⅳ版
dynamic contrast enhancement，DCE	动态对比增强
early-onset dominantly inherited AD，EODI-AD	早发性显性遗传性 AD
endothelial cell	上皮细胞
epidermal growth factor-like domain-2，EGFL2 endothelial nitric oxide synthase，eNOS	表皮生长因子样结构域 2 内皮型一氧化氮合酶

European Federation of Neurological Societies，EFNS	欧洲神经病学联盟
extracellular matrix，ECM	细胞外基质
fibroblast growth factor，FGF	成纤维细胞生长因子
flow-mediated dilation，FMD	血流介导的舒张
free fatty acid，FFA	游离脂肪酸
Frontotemporal Dementia，FTD	额颞叶痴呆
glial fibrillary acidic protein，GFAP	胶质纤维酸性蛋白
glucose synthase kinase-3β，GSK-3β	糖原合酶激酶 3β
glucose transports，GLUTs	葡萄糖转运体
glucose-6-phosphate dehydrogenase，G6PD	6- 磷酸葡萄糖脱氢酶
glutathione peroxidase，GSH-Px	谷胱甘肽过氧化物酶
glutathione，GSH	谷胱甘肽
glycated hemoglobin，HbA1c	糖化血红蛋白
glyoxalase 1，GLO1	乙二醛酶 1
glyoxalase 2，GLO2	乙二醛酶 2
glyoxalase 3，GLO3	乙二醛酶 3
hyperhomocysteinemia，HHcy	高同型半胱氨酸血症
hypoxia-inducible factor，HIF	缺氧诱导因子
hypoxia-inducible factor-1α，HIF-1α	缺氧诱导因子 1α
inducible nitric oxide synthase，iNOS	诱导型一氧化氮合酶

续表

inhibitor of nuclear factor kappa-B Kinase，IKKβ	核因子 κB 激酶抑制蛋白
Insulin degrading enzyme，IDE	胰岛素降解酶
insulin-like growth factor，IGF	胰岛素样生长因子
interneuron	中间神经元
lactone ring	内酯环
laser doppler perfusion imaging，LDPI	激光多普勒灌注成像
late-onset sporadic Alzheimer's disease，LOSAD	迟发性散发性 AD
lipoprotein related protein，LRP	低密度脂蛋白受体相关蛋白
long-term potentiation，LTP	长时程增强
LRP-1	低密度脂蛋白受体相关蛋白 1
magnetic resonance imaging，MRI	磁共振成像
Maillard reaction	美拉德反应
mammalian target of rapamycin，mTOR	西罗莫司哺乳动物靶标
matrix metalloproteinase，MMPs	基质金属蛋白酶
methylglyoxal，MG	甲基乙二醛，丙酮醛
mevalonate	甲羟戊酸
microglia	小胶质细胞
Mild cognitive impairment，MCI	轻度认知障碍
mini-mental state examination，MMSE	简易精神状态量表

续表

mitogen-activated protein kinases, MAPK	促分裂素原活化蛋白激酶
motor proteins	马达蛋白
myocardin, MYCD	心肌素
neurofibrillary tangles, NFTs	神经纤维缠结
neuroinflammation	神经炎症
neuron	神经元
neuronal projection	神经元投射
neuropil	神经毡
non-steroidal anti-inflammatory drugs, NSAIDs	非甾体抗炎药
neuropsychiatric inventory, NPI	神经精神症状问卷
neurovascular coupling	神经血管耦合
neurovascular unit, NVN	神经血管单元
nicastrin, NCT	呆蛋白
nicotinamide adenine dinucleotide phosphate, NADPH	烟酰胺腺嘌呤二核苷酸磷酸氢
N-methyl-D-aspartate, NMDA	N-甲基-D-天冬氨酸
normal pressure hydrocephalus, NPH	正常颅压脑积水
nuclear factor kappa B, NF-κB	核因子-κB
O-GlcNActransferase, OGT	O-GlcNAc 糖基化转移酶
paired helical filament, PHF	成对螺旋状结构

续表

paraoxonase 1，PON1	对氧磷酶 –1
Parkinson's disease with dementia，PDD	帕金森病痴呆
penetrating artery	穿透动脉
pentose phosphate pathway，PPP	戊糖磷酸途径
pericyte	周细胞
peroxisome proliferator–activated receptors，PPARs	过氧化物酶增殖体活化受体
peroxisome proliferator–activated receptor gamma，PPAR–γ	过氧化物酶体增殖体激活受体 –γ
peroxisome proliferatoractivated receptor–γ coactivator 1，PGC–1	PPARγ 辅助激活物 1
phosphoinositide 3– kinase，PI3K	磷脂酰肌醇 –3 激酶
phosphorylated α subunit of eukaryotic initiation factor 2，P–eIF2α	磷酸化 α 亚基的真核起始因子 2
PIB	淀粉样蛋白示踪物匹兹堡化合物 B
platelet–derived growth factor receptor–β，PDGFR–β platelet–derived growth factor–BB，PDGF–BB	血小板衍生生长因子受体 β 血小板衍生生长因子 BB
positron emission computed tomography，PET	脑正电子发射断层成像
PPAR response element，PPRE	PPAR 反应元件
presenilin，PS	早老素
protein kinase B，PKB/AKT	蛋白激酶 B

protein kinase RNA-activated，PKR	dsRNA- 依赖的蛋白激酶
protein phosphatase 2A，PP2A	蛋白磷酸酶 2A
reactive nitrogen species，RNS	活性氮
reactive oxygen species，ROS	活性氧
receptor for advanced glycation end-products，RAGEs	晚期糖基化终末产物受体
senile plaques，SP	老年斑
serum reaction factor，SRF	血清反应因子
single nucleotide polymorphism，SNP	单核苷酸多态性
sortilin-related receptor 1 gene，SORL1	分拣蛋白相关受体 1 基因
stalk cell	柄细胞
straight filament，SF	束状细丝
stress-activated protein kinase，SAPK/JNK	应激活化蛋白激酶
stupor	昏迷
superoxide dismutase，SOD	超氧化物歧化酶
Synaptophysin，SYN	突触体素
systolic blood pressure，SBP	收缩压
the Action to Control Cardiovascular Risk in Diabetes，ACCORD	控制糖尿病心血管患者风险行动
the Cardiovascular Risk Factors，Aging，and Dementia study，CAIDE	心血管危险因素与老化和老年痴呆研究

the Honolulu-Asia Aging study，HAAS	檀香山 – 亚洲老化研究
the National Institute of Neurological and Communicative Disorders and Stroke and the Alzheimer's Disease and Related Disorders Association，NINCDS-ADRDA	美国国立神经病语言障碍、卒中研究所和阿尔茨海默病及相关疾病学会
the rating scale of the behavioral pathology in Alzheimer's disease，BEHAVE-AD	阿尔茨海默病行为病理评定量表
tip cell	尖端细胞
transforming growth factor-β，TGF-β	转化生长因子 β
tricarboxylic acid，TCA	三羧酸
tumor necrosis factor‐α，TNF-α	肿瘤坏死因子 –α
tumour necrosis factor-α convertase，TACE	肿瘤坏死因子 –α 转换酶
type 1 diabetes mellitus，T1DM	1 型糖尿病
type 2 diabetes mellitus，T2DM	2 型糖尿病
ubiqultin	泛蛋白
variable side chain	可变侧链
vascular endothelial growth factor，VEGF	血管内皮生长因子
vascular smooth muscle cells，VSMC	血管平滑肌细胞
white matter hyperintensities，WMHs	白质高信号
white matter，WM	脑室周围白质

β-amyloid oligomers，AβOs	Aβ 寡聚体
β-N-acetyl glucosmine，GlcNAc	β-N- 乙酰氨基葡萄糖
β-site APP cleaving enzyme，BACE	β 分泌酶

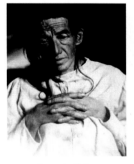
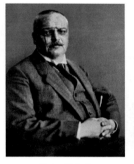
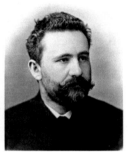

Auguste Deter　　　　　Alois Alzheimer　　　　Emil Kraepelin

彩插 1　AD 第一例患者、发现者及命名者
（https：//www.wikipedia.org/ ）（见正文第 2 页）

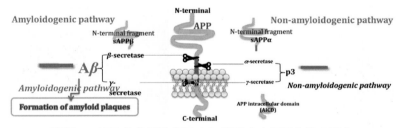

彩插 2　APP 的代谢途径及 Aβ 的形成（见正文第 9 页）

图片来源：CAI Z Y，XIAO M，CHANG L Y，et al. Role of insulin resistance in Alzheimer's disease. Metab Brain Dis，2015，30（4）：839–851.

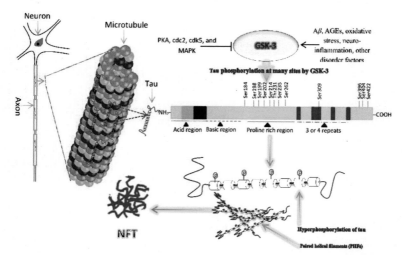

GSK-3：glycogen synthesis kinase-3，糖原合成激酶-3。tau 蛋白磷酸化，磷酸化的 tau 蛋白从微管中分解分离，从而导致 tau 蛋白聚集为 PHF，最终形成 NFTs。GSK-3 参与了富含脯氨酸区域和羧基末端区域的 tau 蛋白磷酸化。

彩插 3　GSK-3 调节 tau 蛋白磷酸化示意（见正文第 14 页）

图片来源：CAI Z Y，ZHAO Y，ZHAO B. Roles of glycogen synthase kinase 3 in Alzheimer's disease. Curr Alzheimer Res，2012，9（7）：864-879.

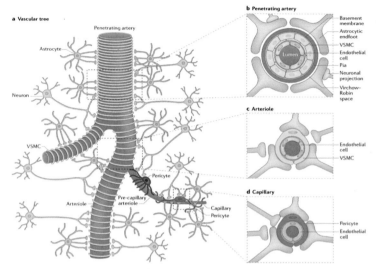

NVU 的不同类型细胞沿着血管树分布，并调节不同水平 CBF。NVU 的不同细胞类型，包括神经元（Neuron）、星形胶质细胞（Astrocyte）、VSMC、周细胞（Pericyte）和内皮细胞（Endothelial cell）。a：血管树示意图。b：穿透动脉（Penetrating artery）水平，NVU 由构成血管壁内层的内皮细胞组成，被薄的细胞外基底膜（basement membrane）覆盖，并被一层到三层的 VSMC 环绕，并由软膜（pia）包围，其包含 CSF 的 Virchow–Robin 间隙位于软膜和由星形胶质细胞末梢形成的胶质界膜之间。VSMC 和星形胶质细胞均由局部神经元投射（neuronal projection）支配。c：微动脉（arteriole）只有一层 VSMC，星形胶质细胞覆盖和血管壁及内皮内层的神经支配分别在微动脉上级穿通动脉和下级毛细血管水平，具有连续性。d：在毛细血管（capillary）水平，NVU 由内皮细胞组成，内皮细胞与周细胞共享基底膜。周细胞沿着毛细血管和毛细血管周围延伸，并与内皮细胞形成直接互相交错对插或者"插座状"的接触。周细胞和内皮细胞被星形胶质细胞突起覆盖。

彩插 4　NVU 示意（见正文第 123 页）

（图片来源：KISLERK，NELSON AR，MONTAGNE A，et al. Cerebral blood flow regulation and neurovascular dysfunction in Alzheimer disease. Nat Rev Neurosci. 2017，18（7）：419–434.）

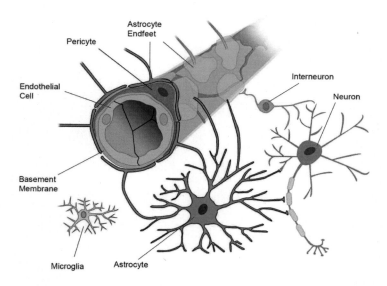

Astrocyte Endfeet：星形胶质细胞末端足突；Pericyte：周细胞；Endothelial
Cell：内皮细胞；Basement Membrane：基膜；Microglia：小胶质细胞；
Astrocyte：星形胶质细胞；Neuron：神经元；Interneuron：中间神经元。
彩插 5　BBB 的结构（见正文第 162 页）

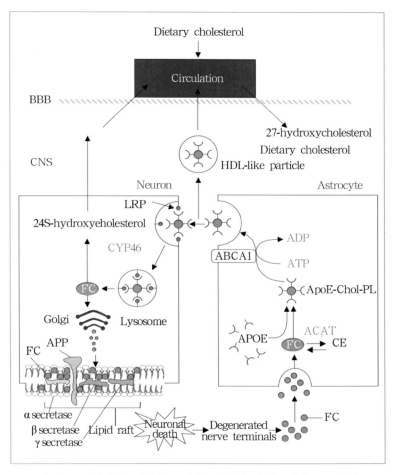

彩插 6　中枢神经系统胆固醇代谢和转运（见正文第 211 页）

图片来源：LEILA A，GING-YUEK R，HOWARD H. Cholesterol in Alzheimer's disease. Lancet Neurol，2005，4（12）：841-852.

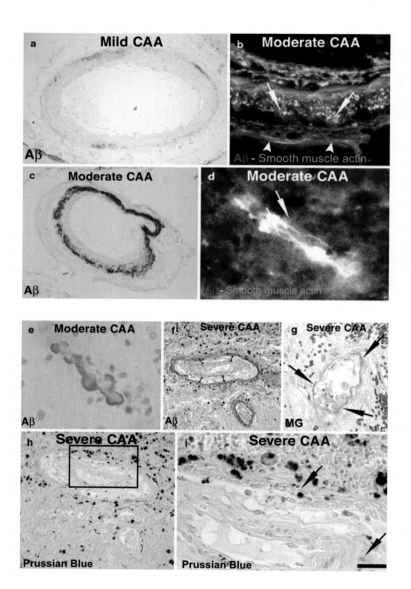

根据 Vonsattel 等人的观点，CAA 的严重程度可分三个等级。a：轻度 CAA =Aβ 沉积主要限于血管外部基底膜，而血管壁中没有平滑肌细胞丢失；b-e：中度 CAA =Aβ 沉积物（标记为红色）沉积在血管外部基膜（b 中箭头指向处）和 VSMC 之间（b 中箭头指向处）。用针对平滑肌细胞肌动蛋白的抗体对平滑肌细胞（在 b 中以绿色标记）进行染色。通常情况下，与轻度 CAA（a）的动脉相比，中度 CAA 血管壁平滑肌细胞层存在额外的细胞变性（c），β 染色可见平滑肌细胞层的变薄。毛细血管型 CAA 的病理切片中可见 Aβ 沿血管壁沉积（d 中箭头所指处）。当对 $Aβ_{1-40}$（红色）和平滑肌肌动蛋白（绿色）进行双染色标记时发现，毛细血管型 CAA 的特点是直径小于 15μm（小动脉和小静脉的直径可能大于 20μm），血管平滑肌缺失，斑块样淀粉样蛋白沉积物通常附着在毛细血管基底膜上，在切片上表现出特征性的 "dyshoric plaques" 或 "dyshoricangiopathy"（e）。f-i：严重 CAA = 血管壁的广泛的 Aβ 沉积和局灶性血管壁破裂，在切片中，血管表现为嵌套管样图像（如 f 中双箭头所指处）、纤维素样坏死（g 中箭头所示处，MG、Masson-Goldner 染色后，表现为红色）、出血象征（h、i 中所示，为普鲁士蓝染色）。i 箭头所指示处为普鲁士蓝染色阳性的巨噬细胞出现在血管壁中。标尺：a、f、h 为 200 μm；b、g 为 45 μm；c 为 85 μm；d、e 为 15 μm；i 为 60 μm。

彩插 7　CAA 的分级（见正文第 236 页）

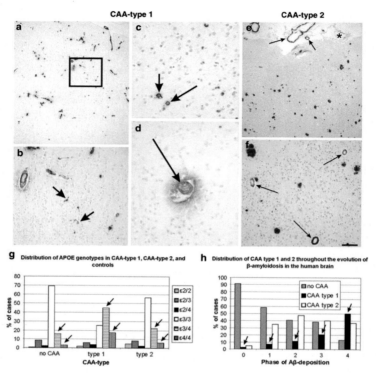

a–d. 毛细血管型 CAA（CAA–1 型）的血管特征（Aβ 沉积于动脉和皮质毛细血管）。
b 是 a 中方框区域的放大图像。许多毛细血管（c 中箭头所指）和单动脉（d 中
箭头所指）血管腔闭塞。e、f：CAA 无毛细血管受累（CAA–type 2），在软脑
膜和皮质动脉（e 和 f 中箭头所指）和静脉（e 中 * 号表示）内 Aβ 沉积，毛细
血管不受影响，毛细血管未见阻塞。g、h：在 266 例非选择性尸检病例样本中
CAA–1 型、CAA–2 型、无 CAA 与 ApoE 基因型（g）和 β 淀粉样沉积分期的关系。
ApoE 基因型的分布显示，与 CAA–2 型和非 CAA 病例相比，ApoEε4⁻ 等位基
因携带者在 CAA–1 型的中比例更大（g 箭头所指，经 Mann‑Whitney U–test
和多重检验校正，$P < 0.001$）。在 Aβ 沉积的分期中（h），两种类型的 CAA
都可以被看到。然而，Aβ 沉积的晚期表现为 Aβ 在脑内的完全沉积，此现象在
CAA–1 型病例中比在 CAA–2 型或非 CAA 型病例中更常见（h 箭头所指；通过
Mann‑Whitney U–test 和多重检验校正，$P < 0.001$）。标尺：a、e 为 325 μm；b、
f 为 80 μm；c、d 为 40 μm。

彩插 8   CAA 的类型（见正文第 237 页）

图片来源：THAL D R，GRIFFIN W S，DE VOS R A，et al. Cerebral amyloid
angiopathy and its relationship to Alzheimer's disease. Acta Neuropathol，2008，
115（6）：599–609.

CAA 分为毛细血管型 CAA/"dyshoricangiopathy"（又称 CAA-1 型）和累及大皮质动脉和静脉的"经典"型 CAA（见于 CAA-1 型和 CAA-2 型病例中）。毛细血管型 CAA 始于毛细血管外基底膜的 Aβ 沉积，斑块状病变通常附着在毛细血管基底膜上。严重的毛细血管 CAA 会导致毛细血管阻塞，随后脑血流紊乱。

累及皮层和软脑膜动脉和静脉的经典 CAA 在病变开始时，也伴有外基底膜相关 Aβ 的沉积（轻度 CAA = 1）。接着，Aβ 的沉积发生在平滑肌细胞层内（中等 CAA = 2），此时，平滑肌细胞开始发生退行性病变。严重 CAA 的特征是血管壁变性，导致血管出现"双管征"，由包含 Aβ 沉积物的增厚基膜和广泛退化的平滑肌细胞层组成。在这些血管中常常可以观察到纤维蛋白样坏死及出血的迹象，如血管周围可见红细胞（急性出血）或吞噬红细胞后的含铁巨噬细胞。

彩插 9　CAA 的发展（见正文第 245 页）

图片来源：THAL DR，GRIFFIN WS，DE VOS RA，et al. Cerebral amyloid angiopathy and its relationship to Alzheimer's disease. Acta Neuropathol，2008，115（6）：599-609.

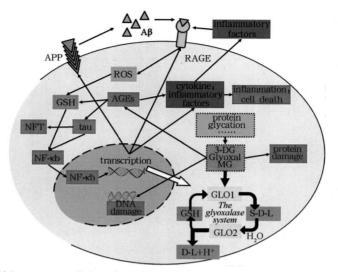

彩插 10　乙二醛酶系统和 AD 的调节网络（见正文第 257 页）

图片来源：JIANG L，WANG J，WANG Z，et al. Role of the glyoxalase system in Alzheimer's disease. J Alzheimers Dis，2018，66（3）：887–899.

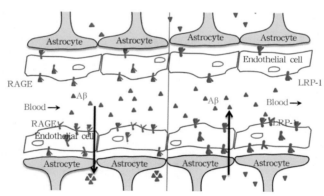

Astrocyte：星形胶质细胞；Endothelialcell：上皮细胞；LRP-1：低密度脂蛋白相关受体 1；RAGE：晚期糖基化终末产物受体。

**彩插 11　RAGE 介导的抗体跨 BBB 的流入和 LRP 介导的抗体流出
（见正文第 274 页）**

图片来源：CAI Z，LIU N，WANG C，et al. Role of RAGE in Alzheimer's disease. Cell Mol Neurobiol，2016，36（4）：483–495.